肿瘤瘀毒理论

主编 张光霁 朱爱松

科学出版社

北京

内 容 简 介

本书是一部系统介绍肿瘤瘀毒中医病机理论的专著，共分三章，第一章就肿瘤的中西医基础知识进行了介绍；第二章着重阐述了"瘀毒"病机理论的中医学术内涵；第三章阐发了"瘀毒"病机理论的现代科学内涵。在结合前人理论基础和临床经验之上，本书较为详尽地论述了"瘀毒"病机理论的源流、发展，瘀毒证的临床辨识诊断，瘀毒同治的有效方药，"瘀毒"的分子生物学基础，瘀毒同治药物的起效机制等相关问题，系统构建了基于"瘀毒"病机理论的中医恶性肿瘤临床辨治新体系。

本书的编纂，为现代背景下中医药防治肿瘤研究提供了新的思路，对广大临床及科研工作者具有重要参考价值。

图书在版编目（CIP）数据

肿瘤瘀毒理论 / 张光霁，朱爱松主编. —北京：科学出版社，2024.6
ISBN 978-7-03-078596-1

Ⅰ. ①肿… Ⅱ. ①张… ②朱… Ⅲ. ①肿瘤－中医治疗法 Ⅳ. ①R273

中国国家版本馆 CIP 数据核字（2024）第 106195 号

责任编辑：李 媛 鲍 燕 / 责任校对：刘 芳
责任印制：徐晓晨 / 封面设计：陈 敬

科 学 出 版 社 出版
北京东黄城根北街 16 号
邮政编码：100717
http://www.sciencep.com
固安县铭成印刷有限公司印刷
科学出版社发行 各地新华书店经销
*
2024 年 6 月第 一 版 开本：787×1092 1/16
2024 年 6 月第一次印刷 印张：9
字数：208 000
定价：58.00 元
（如有印装质量问题，我社负责调换）

编 委 会

自　序

　　中国古籍中关于肿瘤最早的记载距今约有 3500 年历史，商代甲骨文中出现"瘤"字之时，即赋予了这一类疾病"血聚为瘤，留聚不去"的内在含义。据世界卫生组织（WHO）报告，恶性肿瘤在近半个世纪以来，发病率和死亡率一直呈上升趋势，与心脑血管病一并成为引发死亡的两类主要疾病。根据国际癌症研究机构发布的 GLOBOCAN 2020 的开源数据以及 2023 年中国国家癌症中心发布的报告显示，我国每年新发癌症的病例数约 406.4 万例，并有 241.4 万人死于癌症。在癌症的诊断中，居发病率前 3 位的为肺癌、结直肠癌、胃癌，居致死率前 3 位的是肺癌、肝癌、胃癌。在我国，肺癌、结直肠癌、胃癌、肝癌和乳腺癌居癌症发病率前 5 位，肺癌、肝癌、胃癌、食管癌和结直肠癌居癌症死亡率前 5 位，男性中最常见的癌症是肺癌，女性中最常见的癌症是乳腺癌。截至 2022 年，肺癌已成为男性和女性最大的死亡原因。恶性肿瘤临床治疗发展至今，手术、放疗、化疗仍是临床治疗的主要手段，而其他治疗如热物理治疗、冷冻治疗、免疫治疗及光治疗的效果在整个学科层面尚有待以充足的资料来评价。虽然人类在抗击癌症方面取得了可喜的成就，但要战胜癌症还有很长的路要走。

　　囿于以往科技的发展，目前尚未对肿瘤病因病机形成统一的理论认识。我和我的团队在前人理论基础上，结合大量临床经验，独辟蹊径，从中医理论的视角提出了恶性肿瘤"瘀毒"理论，认为"瘀毒互结"是肿瘤发生的主要原因之一，气虚、气滞、血寒、血热等一些原因导致血瘀，瘀久蕴毒，因毒生变，瘀毒互结，恶性循环，最终导致肿瘤的发生。本书从肿瘤概述、肿瘤"瘀毒"理论、肿瘤"瘀毒"理论的现代分子生物学研究三个方面来展开论述，丰富了治疗恶性肿瘤的理论体系，旨在推广"瘀毒"病机理论的应用，也为临床治疗恶性肿瘤提供一定的参考。参与本书编写的所有同志都热爱肿瘤的医学理论研究，有的从事基础研究，有的从事临床研究，有的从事理论研究，善于创新性开展工作，数年来精勤不倦，并不断总结与创新。本书内容翔实，条理清楚，条目井然，便于读者阅读与查阅，于医于民于科研工作者，均有裨益。本书是一部具有理论价值、研究价值、实用价值和文献价值的中医肿瘤学研究专著。

　　有鉴于此，故为之序。

张光霁

2023 年 8 月

前　　言

恶性肿瘤是严重威胁人类健康和社会发展的疾病。根据 2022 年世界卫生组织下属的国际癌症研究机构（IARC）报告统计数据显示：至 2020 年，全球恶性肿瘤新发病例约 1929 万，死亡病例约 996 万。近年来，恶性肿瘤发病率在全球范围内总体呈增长趋势。全球新发病例数前十的癌症分别是乳腺癌、肺癌、结直肠癌、前列腺癌、胃癌、肝癌、宫颈癌、食管癌、甲状腺癌和膀胱癌。

纵览古今，人类与恶性肿瘤的斗争从未停止，中医存世古籍中记载着浩如烟海的与恶性肿瘤"因、机、证、治"类似的论述。随着疾病谱的变化，古老的中医理论发展顺应时代需求焕发了全新的活力，与恶性肿瘤相关的中医创新理论犹如雨后春笋般应运而生。不可否认，当代中医恶性肿瘤创新理论存在着许多亟须探索的问题，中医学理论的提出与发展是必然的，是曲折的，恶性肿瘤的中医创新理论应当秉承开放包容的态度，以深刻的中医理论思想进行构建，以合理的中医临床进行验证，以严谨的现代科学进行诠释，这是当代中医理论发展的挑战。

主编张光霁（二级教授、博士生导师），师从国医大师王琦院士和葛琳仪教授、全国名中医连建伟教授和陈意教授，是享受国务院政府特殊津贴专家，担任中华中医药学会中医基础理论分会主任委员，中国抗癌协会中西整合胃癌专业委员会主任委员，长期从事中医药基础理论和抗肿瘤创新药物研究，是国家重点研发计划首席科学家，也是国家中医药管理局重点学科中医基础理论学科带头人。根据长期临床、中医文献的探索和理论的升华，认为瘀毒的关系为瘀可致毒，毒可致变，最终瘀毒互结实为肿瘤的共性病因病机，并在此基础上，提出了恶性肿瘤"瘀毒同治"的治疗大法。其率领团队获批浙江省中医"瘀毒"证重点实验室，对"瘀毒"的文献基础、理论建构、产生来源、病理属性、致病特性、致病机制、演变规律等方面进行了深入探究。团队开展中医肿瘤瘀毒病机理论创建研究，诠释"瘀毒互结"病机理论的中医学术内涵，总结以瘀毒为核心的恶性肿瘤发生、发展的病机演变规律，初步构建了基于瘀毒理论的中医恶性肿瘤临床辨治新体系。肿瘤瘀毒理论是近年来中医肿瘤病机理论的重要创新之一。在团队的不懈努力下，编者凝练团队的学术成果，编撰本书，以期总结从瘀毒理论辨治常见肿瘤的临床思路与论治方法，阐发肿瘤瘀毒理论的科学内涵。本书由肿瘤概述、肿瘤"瘀毒"理论和肿瘤"瘀毒"理论的现代分子生物学研究三部分组成。

肿瘤概述是本书的先导部分，着重阐述肿瘤的基本概念，归纳肿瘤的中西医病因特点、分析肿瘤的流行病学规律、梳理肿瘤中西医治疗的发展脉络。

肿瘤"瘀毒"理论是本书的主干部分。第一节中，分别从古代医学文献与现代医家观点两个方面探讨了肿瘤瘀毒理论的形成与发展。第二节中，以瘀毒理论为指导，分别对胃癌、肝癌、肺癌等 8 个常见肿瘤病种的中医临床辨治进行了系统阐述。每一个病种，从临床背景、病机概要、诊断标准、治疗要点、案例举隅、辨证分型 6 个方面勾勒出"瘀毒互结"病机辨证的框架。第三节中，为突出临床实用性，论述了治疗"瘀毒互结"证的治疗大法，枚举了"瘀毒互结"证的治疗药物及代表方剂。

肿瘤"瘀毒"理论的现代分子生物学研究，从现代研究角度，介绍"瘀毒"理论的分子生物学基础，揭示"瘀毒"理论指导下的药物起效分子生物学机制，阐明瘀毒同治抗肿瘤实践——丹参联合三氧化二砷的起效机制。

临床是中医药发展的生命之源，理论是中医药发展的核心动力，科学研究是中医药发展的必由之路。本书秉承着"理论指导临床、临床验证理论、科学完善理论"的中心观点，旨在推广应用肿瘤瘀毒理论，为中医药防治肿瘤提供新的临床辨治思路，发挥中医药优势和特色，以进一步提高中医药防治肿瘤的临床疗效。

值此书稿付梓之际，谨向诸位良师、同道和团队参与编写成员表示衷心的感谢。由于编者水平有限，若有不足之处，恳请前辈、同仁、广大读者提出宝贵意见和建议，以便再版时修订提高。

编者

2023 年 8 月

目　　录

第一章 肿瘤概述

中国记载肿瘤最早的文献距今约有 3500 年历史，殷墟甲骨文中首次出现"瘤"这一字，该字由"疒"及"留"共同组成，说明彼时的人们对于此类疾病已有了"留聚不去"的认识。据世界卫生组织（World Health Organization，WHO）报告显示，恶性肿瘤在近半个世纪以来，发病率和死亡率一直呈上升趋势，与心脑血管病一并成为引起人类死亡的两大重要疾病。根据国际癌症研究机构发布的 GLOBOCAN 2020 的开源数据以及 2023 中国国家癌症中心（National Cancer Center，NCC）发布的报告显示，我国每年新发癌症的病例数约 406.4 万例，并有 241.4 万人死于癌症。在所有被诊断的癌症病例中，居发病率前 3 位的为肺癌、结直肠癌以及胃癌，居死亡率前 3 位的是肺癌、肝癌及胃癌。根据近年统计结果显示，我国男性最常见的癌症是肺癌，女性最常见的癌症是乳腺癌，截至 2022 年，肺癌已成为男性和女性死亡率最高的恶性肿瘤。时至今日，手术、放疗、化疗仍是恶性肿瘤临床治疗的主要手段，而其他治疗如物理治疗、冷冻治疗、免疫治疗及光治疗的疗效仍有待更充足的数据与资料来评估。虽然人类在抗击癌症方面取得了可喜的成就，但要战胜癌症还有很长的路要走。

第一节 肿瘤基本概念

肿瘤是指在各种致瘤因子作用下，机体局部组织细胞增生所形成的新生物。因为这种新生物多呈占位性块状突起，故也称赘生物。根据新生物的细胞特性及对机体危害性的程度，可将肿瘤分为良性肿瘤和恶性肿瘤两大类。恶性肿瘤可分为癌和肉瘤，癌是指来源于上皮组织的恶性肿瘤，肉瘤是指包括纤维结缔组织、脂肪、肌肉、脉管、骨和软骨组织等在内的间叶组织所发生的恶性肿瘤。如由大肠黏膜上皮形成的恶性肿瘤称为大肠黏膜上皮癌，简称大肠癌，由皮肤上皮形成的恶性肿瘤称为皮肤癌等。良性肿瘤是指机体内某些组织的细胞发生异常增殖，呈膨胀性生长，似吹气球样逐渐膨大，生长比较缓慢，对机体影响较小的肿瘤。由于瘤体不断增大，可挤压周围组织，但并不侵入邻近的正常组织内，瘤体多呈球形、结节状，周围常形成包膜，因此与正常组织分界明显，用手触摸，推之可移动，手术时容易切除干净，摘除后不转移，很少有复发。恶性肿瘤生长迅速，极易与周围组织粘连，呈侵袭性生长的特点，摸之不能移动，边界不清，易发生转移，治疗后易复发。

恶性肿瘤患者早期表现可不明显，或仅表现为低热、食欲差、体重下降，至晚期可出现严重消瘦、贫血、发热等恶病质，患者生存期短，预后不佳。良性肿瘤的特点是生长缓慢、有包膜、膨胀性生长、摸之可滑动、边界清楚、不转移，预后一般良好，有局部压迫症状，一般无全身症状，通常不会引起患者死亡。

一、肿瘤的概念

人体近乎所有组织器官均可产生肿瘤。肿瘤细胞与正常细胞的不同之处在于，一是生长迅速不受控制；二是对邻近组织及器官有侵犯性，并可向远处转移。

从病理学角度来讲，肿瘤本身是从正常细胞突变而来，是结构、功能、代谢发生改变的异型增生，其增生能力超出正常水平，与整体增生速度不协调；非肿瘤性增生常由刺激引起，增生与速度均在一定程度内，刺激因素消除后，增生便会停止而后消除。

从分子生物学角度而言，肿瘤作为遗传性疾病，其细胞遗传特性的转变是肿瘤形成的关键。多种多样的核苷酸组成不同的序列，序列又构成基因，根据基因而产生有特定功能的蛋白质。在多种内、外因素作用下，如放射线、致癌物刺激等，细胞内的部分基因受到外来刺激发生突变，突变后，其产生的蛋白质也根据基因的变化而发生功能和数量的改变。细胞内一般具有两套基因：一套基因主要与生长代谢有关，调节增殖与分化，如原癌基因（proto oncogene）。原癌基因激活后，很可能变为癌基因，部分癌基因可使生长因子增多，加快细胞的增殖。另一套基因则起抑制增殖作用，如肿瘤抑制基因（tumor suppressor gene）。若此基因发生突变，抑制细胞增殖作用消失，细胞则进入无限制生长增殖状态。肿瘤细胞的增殖还与细胞内部及细胞之间的信号转导有很大关系。细胞正常状态下具有自己的生命阶段，当此阶段进行完毕，便进入凋亡程序，而癌细胞则可一直增殖下去。凋亡同样与基因层面有关。染色体的每次复制和细胞分裂都会引起染色体上的端粒缩短，当端粒缩短到一定长度时，细胞进入衰老状态。而癌细胞可以通过特殊的基因产生独特的端粒酶。通过补充端粒，癌细胞不会进入衰老状态，从而无限增殖。随着时间的推移，这些独特的基因层面的变化会使极少部分正常细胞转化为高侵袭性的癌细胞。

2022年Hanahan和Weinberg提出了癌症的十四个主要征兆：持续的增殖信号、逃避生长抑制信号、抵抗细胞死亡、无限复制的潜力、诱导血管生成、侵袭和远处转移、基因组不稳定和突变、炎症促发肿瘤、代谢重编程、免疫逃逸、解锁表型可塑性、非突变的表观遗传重编程、多态性微生物群、衰老细胞。有学者认为与肿瘤相关炎性微环境应属其中，因炎性微环境对肿瘤转移侵袭的影响同样巨大。肿瘤的发展是一个复杂的、渐进性的过程，涉及多个影响因素和基因，可分为多个阶段，其中不仅有外在因素，还有内在的本体论因素，如遗传和免疫状态。最初遗传特性改变时，细胞未必会发生异常变化，但随着改变的不断增多，会进展为过度增生，而后发展为异型增生，最终发展为原位癌。随着时间的推移，原位癌发展为侵袭癌。侵袭加深，侵袭破坏正常组织器官，影响机体正常生理功能，最终导致机体的破坏和患者的死亡。当前我们正面临癌症研究的新纪元，从分子水平看癌症，将改进癌的早期发现、癌的分类、癌的监测和治疗水平，为此需要更深入地从生物学角度了解癌并将发现应用到临床。

二、遗传与肿瘤

近年来，随着人类在肿瘤遗传基因方面研究的不断加深，肿瘤遗传学传统研究方法也有了众多创新。更多研究证明肿瘤是遗传性疾病的一种，可亲子遗传，细胞同样可以相互传递。本章将从常见的肿瘤遗传现象、遗传机制和肿瘤遗传学研究方法等方面探讨遗传与肿瘤的关系。

研究表明，在人群中，直系亲属中有恶性肿瘤病史的患者，其罹患肿瘤的风险高于无病史的人。造成这种情况的可能性有三种，一是家族中，遗传特征相近；二是两者均处于相近的环境中；三是以上两个因素交互作用的效果。

一些肿瘤是按孟德尔定律遗传的，亦即由单个基因的异常决定的。它们通常以常染色体显性方式遗传，并有不同程度的恶变倾向，故也称为遗传性癌前改变。现举例如下。家族性结肠息肉病（familial polyposis coli，FPC）又称为家族性腺瘤样息肉症，在人群中的发病率为 1∶100 000。表现为青少年时结肠和直肠已有多发性息肉，其中一些早晚将恶变。90% 未经治疗的患者将死于结肠癌。FPC 的基因现定位于 5q21。Ⅰ 型神经纤维瘤（neurofibromatosis type 1，NF1）患者沿躯干的外周神经有多发的神经纤维瘤，皮肤上则可见多个浅棕色的"牛奶咖啡斑"，腋窝有广泛的雀斑，少数患者肿瘤还有恶变倾向。现知与 NF1 发生密切相关的是一个肿瘤抑制基因，称为 NF1 基因，它定位于 17q11.2，并已分离克隆。此外，基底细胞痣综合征、恶性黑色素瘤等属于遗传性肿瘤。

还有一些肿瘤既有遗传的，也有散发的。前者临床上按常染色体显性方式遗传，属遗传型，常为双侧性或多发性，发病早于散发型病例。这些肿瘤大多来源于神经或胚胎组织，虽然比较罕见，但在肿瘤病因研究中具有重要意义，故择要介绍如下。

（一）视网膜母细胞瘤

视网膜母细胞瘤（retinoblastoma），为眼球视网膜的恶性肿瘤，多见于幼儿，大部分患者（70%）2 岁前就诊，发病率为 1∶（15 000～28 000）。该肿瘤的恶性程度很高，可随血循环转移，也能直接侵入颅内。视网膜母细胞瘤分为遗传型和散发型，约 40% 的病例属遗传型，即由于父母患病或携带有突变基因，或父母的生殖细胞发生突变，在患儿出生时全身细胞已有一次视网膜母细胞瘤基因 1（Retinoblastoma gene 1，Rb1）的突变。另约 60% 则是患者本人 Rb1 基因两次体细胞突变的结果，属非遗传型。遗传型患者常为双侧或多发肿瘤，平均发病年龄也较散发型者为早（15～30 个月）。双侧性患者中还有少数患者可见一条 13 号染色体异常，主要是其长臂 1 区 4 带的缺失。13 号长臂的这一区带正是 Rb1 所在之处。

（二）神经母细胞瘤

神经母细胞瘤（neuroblastoma）也是一种常见于儿童的恶性胚胎瘤，起源于神经嵴，活婴中的发病率为 1∶10 000。约 75% 的神经母细胞瘤患者发生在 5 岁之前。大多数神经母细胞瘤是自发的，但 1%～2% 呈现遗传性。神经母细胞瘤为常染色体显性遗传性肿瘤。有的神经母细胞瘤还合并有来源于神经嵴的其他肿瘤，如多发性神经纤维瘤、节神经瘤、嗜铬细胞瘤等。一些生物标志物（例如，v-MYC 髓细胞组织增生病毒相关癌基因扩增、DNA 指数、节段性染色体畸变、组织病理学）与肿瘤的进展和预后相关。v-MYC 髓细胞组织增生病毒相关癌基因扩增发生在约 20% 的神经母细胞瘤病例中，并且与疾病晚期和不良生物学表现有关。

（三）Wilms 瘤

Wilms 瘤即肾母细胞瘤（nephroblastoma），是一种婴幼儿肾的恶性胚胎性肿瘤，约占全部肾肿瘤的 6%，活婴中的发病率约为 1∶10 000，3/4 的患者均在 4 岁以前发病。该病分为遗传型（38%）和非遗传型（62%）两类，前者双侧性肿瘤较多，发病年龄较早，呈常染色体显性遗传，有明显的家族聚集现象。患者可伴有无虹膜、半侧肥大、假两性畸形以及智力低下等。

一些易患 Wilms 瘤的无虹膜病患者有 11 号染色体短臂 1 区（11p13）缺失，而在 Wilms 瘤细胞患者中也曾发现 11p13 缺失。现在认为 11p13 和 11p15 上有 2 个与肿瘤有关的基因，它们的异常都可能与 Wilms 瘤的发生有关。

三、免疫与肿瘤

生物体内的细胞新陈代谢处于动态平衡状态，细胞既保持相对有限的存活时间，又保持一定数量的存在，这样的稳定状态受到免疫系统的监控，正常情况下发生凋亡的细胞，将通过若干免疫受体被巨噬细胞等摄取和清除，同时促进相应干细胞增殖、分化予以补充；而当体内有细胞发生突变时，免疫系统便会迅速启动免疫程序应答，清除变异细胞，防止突变肿瘤的形成，保持体内平衡稳定。肿瘤的发生、发展十分复杂，包括照射、毒物等外界因素对细胞的诱变；其本质是原癌基因与抑癌基因功能的失常，失去控制细胞正常生长发育的能力。人体在正常状态下，具有较强的免疫监视能力，可及时发现突变细胞，予以清除，但当监视功能失常时，便失去对肿瘤细胞的及时清除能力，使肿瘤细胞不断生长发育；肿瘤的转移与免疫有关，其中包括趋化因子对器官特异性肿瘤转移的调控、肿瘤相关巨噬细胞及树突状细胞分泌的多种细胞因子对血管发生及肿瘤侵袭转移的促进作用、调节性 T 细胞对肿瘤浸润淋巴细胞杀伤功能的抑制等。可以说，肿瘤的发生、发展、侵袭、转移各个阶段都离不开机体的免疫应答和免疫调节功能。

免疫，是机体本身为维持内部环境的稳定，免除危险因素的影响，避免机体损伤，促使免疫系统长期发挥免疫监视、识别、应答、清除危险物的功能。人工免疫生物治疗有助于肿瘤患者消除已浸润生长的肿瘤细胞、抑制其转移。

阐明肿瘤发生、发展的关键免疫机制，是根据这些机制设计相应免疫防治策略、有效防治肿瘤的重要前提。然而，尽管肿瘤免疫学在过去的几十年中已取得突飞猛进的发展，多种免疫治疗手段及新型肿瘤疫苗被设计应用于动物实验，甚至已进入临床试验，但令人遗憾的是，目前除了黑色素瘤的免疫防治外，其他尚无突破性进展。认识肿瘤的发生机制及机体抗肿瘤免疫机制仍然是一个漫长的过程。

目前对于成功的抗肿瘤免疫机制已有了长足的总体认识，主要包括以下几个方面。

（一）非特异性免疫刺激

非特异性免疫刺激包括淋巴因子激活的杀伤细胞（lymphokine activated killer cell，LAK）疗法和细胞因子诱导的杀伤细胞（cytokine-induced killer cell，CIK）疗法。LAK 疗法是利用白细胞介素-2（IL-2）刺激外周血淋巴细胞免疫活性细胞，这些细胞主要是由很多种淋巴细胞组成的混合体，包括自然杀伤细胞和 T 细胞，在体外对肿瘤具有人类白细胞抗原非依赖型的杀伤作用，LAK 杀伤靶细胞的机制与自然杀伤细胞类似，可以通过细胞与细胞接触识别靶细胞表面结构，也可以通过分泌细胞因子参与杀伤肿瘤细胞。它对肾细胞癌、恶性黑色素瘤、鼻咽癌、非霍奇金淋巴瘤疗效较好，对控制微小残留灶及治疗恶性胸腹水效果显著。由于 CIK 来源于患者或健康人的外周血，培养扩增相对容易，目前已经进行了大量临床试验用于治疗多种肿瘤，如肾癌、霍奇金淋巴瘤和非霍奇金淋巴瘤、白血病以及肝癌等。与 LAK 相比，CIK 具有增殖速度更快，杀瘤活性更高，杀瘤谱更广，且对多重耐药肿瘤细胞同样敏感，对正常骨髓造血前体细胞毒性小，能抵抗肿瘤细胞引发的效应细胞 Fas-FasL 凋亡等特点，被广泛用于肿瘤的辅助治疗。

（二）免疫检查点单抗

免疫抑制细胞因子和生物活性分子均可抑制 T 细胞功能。T 细胞、肿瘤细胞与肿瘤微环境中的其他细胞之间的相互作用可激活免疫检查点，肿瘤利用免疫检查点通路进行免疫逃避。

T 细胞的激活需要两个信号：即主要组织相容性复合体（MHC）-多肽信号和共刺激分子信号。共刺激分子的信号主要有正向共刺激因子 CD27、CD28 和 CD137 通路，以及避免 T 细胞被过度刺激的负向共刺激因子细胞毒 T 细胞相关抗原 4（CTLA-4）通路和程序性死亡分子 1（PD1）/程序性死亡分子 1 配体（PD-L1）通路。这种抑制通路会被肿瘤劫持用来对抗免疫系统，因此采用正向共刺激因子激动剂或负向共刺激因子拮抗剂可以提高对肿瘤的免疫杀伤作用。一段时间以来，CTLA-4 被用作靶向免疫治疗。

CTLA-4 单抗 Ipilimumab 是最先被美国 FDA 批准上市的免疫检查点抑制剂。该抗体可使恶性黑色素瘤患者显著生存获益，于 2011 年在美国批准上市。另一个 CTLA-4 单抗曲美木单抗（Tremelimumab）也是由 Medarex 公司发现，经辉瑞开发，现又转让给阿斯利康继续开发。PD1/PD-L1 单抗比 CTLA-4 单抗有更强的抗肿瘤作用。百时美施贵宝与默沙东的两款 PD-1 抗体[纳武单抗（Nivolumab）和派姆单抗（Pembrolizumab）]在 2014 年底相继获批上市。2016 年罗氏的阿替利珠单抗（Atezolizumab）作为第一个 PD-L1 单抗获批上市。2017 年辉瑞和默克生产的阿维鲁单抗（Avelumab）和阿斯利康生产的德瓦鲁单抗（Durvalumab）相继获批上市。2018 年百时美施贵宝与默沙东的两款 PD-1 抗体（Nivolumab 和 Pembrolizumab）在中国获批上市，君实生物的特瑞普利单抗和信达生物的信迪利单抗两款国产 PD-1 单抗也陆续获批上市。

（三）肿瘤疫苗

肿瘤疫苗是一种主动免疫疫苗，来源于自体或异体肿瘤细胞或其粗提取物，带有肿瘤特异性抗原或肿瘤相关抗原的肿瘤细胞碎片或片段。进入人体后，这些细胞碎片可激活人体自身免疫功能，诱发特异性免疫反应来攻击肿瘤细胞，克服肿瘤产物所引起的免疫抑制状态，增强肿瘤相关抗原的免疫原性，提高对特定肿瘤的抵抗，增强自身免疫力来消灭肿瘤。根据肿瘤疫苗的来源，可将其分为肿瘤细胞疫苗、基因疫苗、多肽疫苗和树突状细胞疫苗等。根据其用途不同，一般将其分为两类：一类是预防性肿瘤疫苗，接种此类疫苗可降低或消除肿瘤发生的概率，如人乳头瘤病毒（human papilloma virus，HPV）疫苗，预防宫颈癌；另一类是治疗性肿瘤疫苗，主要以肿瘤抗原为基础，用于放化疗或手术切除后的辅助治疗，如树突状细胞疫苗普罗文哥（Provenge，sipuleucel-T）。肿瘤疫苗开发的基本原理是，通过靶向肿瘤相关抗原或肿瘤特异抗原，提升免疫系统对含特定抗原的肿瘤细胞的识别与杀伤能力。肿瘤疫苗中效果最好的，是针对由病毒感染引发的癌症，现有的疫苗基本上都是预防性疫苗。肝癌患者中54%是由乙肝病毒（hepatitis B virus，HBV）感染导致的，针对HBV开发的疫苗能够降低肝癌患病概率。针对HPV开发的疫苗，可以预防几乎所有宫颈癌，以及部分喉癌、阴道癌。针对幽门螺杆菌的疫苗也在研发当中，幽门螺杆菌和60%的胃癌发生直接相关。

（四）过继性免疫细胞疗法

过继性免疫细胞疗法（adoptive cell transfer therapy，ACT），包括肿瘤浸润性淋巴细胞（TIL）治疗、T细胞受体嵌合型T细胞（TCR-T）疗法、嵌合抗原受体T（CAR-T）细胞治疗。TIL疗法是从肿瘤附近组织中分离出TIL细胞，加入生长因子IL-2进行体外大量扩增，再回输到患者体内，从而扩大免疫应答，治疗原发肿瘤或继发肿瘤的方法。目前TIL疗法主要致力于提高T细胞的质量和表征，以及能简化获得肿瘤特异性T细胞的方法。TCR-T疗法是将患者体内的普通T细胞分离出来，利用基因工程技术引入新的基因，使转基因T细胞表达能够识别癌细胞的TCR-T，回输到患者体内从而杀死肿瘤细胞的治疗方法。TCR-T疗法和TIL治疗中T细胞的激活依赖于外部共刺激和通过MHC-Ⅰ类复合物呈递靶向新表位，而MHC-Ⅰ类复合物在癌细胞中通常被下调，所以可以通过CAR修饰T细胞，CAR-T无须MHC-Ⅰ类复合物的呈递，扩大了T细胞的激活信号。嵌合抗原受体（CAR）是CAR-T的核心部件，通常由scFV细胞外结构域和提供TCR激活信号的细胞内信号转导结构域组成。由于CAR-T细胞的抗原识别基于scFV结合肿瘤表面抗原，因此赋予T细胞非依赖式识别肿瘤抗原的能力。非特异性免疫刺激和免疫检查点单抗都是通过增强已有的免疫系统来发挥抗肿瘤作用，不能促使免疫细胞攻击肿瘤；肿瘤疫苗通过激发特异性免疫功能来攻击肿瘤细胞，但是治疗效果并不是特别显著；过继性免疫效应细胞治疗，是指从肿瘤患者中分离免疫活性细胞，在体外进行扩增和功能鉴定，然后向患者体内传输，增强了杀伤肿瘤的免疫细胞数量，从而直接杀伤肿瘤细胞或激发机体的免疫应答杀伤肿瘤细胞。治疗的特异性和靶向性是目前研究的重点和未来的发展方向，因TCR-T和CAR-T能够表达特异性受体，靶向识别特异性的肿瘤细胞，受到广泛的关注，而从最开始的基础免疫研究转变为临床应用研究。

四、肿瘤基因组学

人类基因组学是绘制人类基因图谱、分析核苷酸序列、绘制和分析基因功能的科学。癌症基因组研究的兴起是近十年来肿瘤学研究最重要的变革。因为人类基因组中各种基因的作用是紧密相连和统一的，通过相互分工和合作，将基因组作为癌症研究的目标将有助于克服以往研究模式的片面性或局限性。

与人类基因组学不同的是，肿瘤基因组学是研究肿瘤的发生发展、基因结构、功能改变及其规律的学科。目前肿瘤基因组学研究的重点主要有肿瘤遗传不稳定性和肿瘤基因组不稳定性，肿瘤易感基因的筛查和鉴定，肿瘤相关基因与肿瘤的分子分型、预后和治疗方案的关系，应用相应的技术手段发现和鉴定肿瘤标志物、药物治疗的分子靶标等。

基因组不稳定性是肿瘤细胞的主要特征之一。不稳定性涉及单核苷酸、染色体、基因等结构；表现出各种类型的异常改变，如突变、染色体畸变、端粒异常、微卫星不稳定性等。另外，在某些和病毒密切相关的肿瘤中，肿瘤基因组中还可能整合有外源的 DNA，如 EB 病毒、HBV 等的 DNA 序列。

随着乳腺癌、结肠癌和卵巢癌早期蛋白质基因组学研究的发布，一系列针对各种肿瘤类型的蛋白质基因组学图谱研究已经发表。这些研究系统地分析和整合了基因组、转录组、蛋白质组和翻译后修饰（post-translational modifications，PTM），以进一步了解疾病的发病机制并确定每种肿瘤类型的治疗靶点。通过建立通用的统计方法来改进对肿瘤亚型的认识，探索免疫微环境，推断新抗原库，检测 DNA、RNA、蛋白质和 PTM 水平的协调调节，以及蛋白质组特异性或 PTM 特异性调节，并确定肿瘤驱动因素和治疗靶点。这些已发表的蛋白质组学研究对肿瘤的新维度认知主要包括以下几个层面：

（一）疾病机制的深度探索

一组中国结直肠癌（colorectal cancer，CRC）患者（70 例转移性和 76 例非转移性）肿瘤组织的蛋白质基因组学分析结果显示，原发性肿瘤和转移性肿瘤之间基因突变谱高度一致，但蛋白质组水平有着明显区分，激酶-底物网络互作分析进一步预测了转移性肿瘤的药物敏感性，为精准治疗提供了新靶点。

同时，蛋白质基因组学数据还提供了识别最常见驱动基因 TP53 和 PIK3CA 突变的下游信号转导效应的可能。例如，对携带这两个突变基因的乳腺癌（BRCA）患者的肿瘤组织进行蛋白质组学和代谢组学表征发现，在正常样肿瘤的导管原位癌区域发现表皮生长因子受体（EGFR）和 MET 的蛋白质共表达，为定义这种不明确的亚型提供了新的组织病理学标志物和可能的治疗方法的开发方向，突出了蛋白质基因组学特征对理解肿瘤生物学的重要性。

（二）蛋白质组学和磷酸化蛋白质组学揭示新的潜在治疗靶点

前期一些研究证明，肿瘤中蛋白质组学和磷酸化蛋白质组学变化在揭示新的治疗靶点上具有独特优势。通过对来自 110 名结直肠癌患者配对肿瘤组织和邻近正常组织的蛋白质组学及磷酸化蛋白质组学进行分析，确定了结直肠癌相关蛋白、磷酸位点和激酶活性，包括已知和新鉴定的生物标志物、药物靶点和肿瘤抗原。此外，蛋白质组学数据还将糖酵解增加与 CD8 阳性 T 细胞减少相关联，提示抑制糖酵解可能使结直肠癌对免疫检查点阻断（ICB）疗法更加敏感。磷酸蛋白质组学数据还揭示了视网膜母细胞瘤基因 1 过度磷酸化在促进结肠癌细胞增殖和抑制细胞凋亡方面的双重作用，突出了通过细胞周期蛋白依赖性激酶 2 抑制来靶向视网膜母细胞瘤基因 1 过度磷酸化在该疾病中的独特功效。

（三）患者预后的预测

多项研究数据均表明，蛋白质组学数据比其他数据类型能更好地预测肿瘤患者的生存率。例如，在胶质母细胞瘤患者中，与 RNA 测序数据相比，蛋白质组学数据与患者生存的相关性更显著；同样在食管癌的诊断中，蛋白质组学相较于影像学检查或内镜检查，减轻了患者的不适感。同时通过研究整体蛋白质间的网络调控，对食管癌等消化系统肿瘤的早期诊断、寻找新标志物等方面具有重要意义。在另一项前列腺癌的队列研究中，蛋白质组数据能够比任何其他数据类型更好地预测患者的复发风险，并且能够结合基因组或表观基因组特征进一步提高预测性能。

（四）肿瘤免疫景观的蛋白质基因组学评估

免疫蛋白质组学分析可揭示肿瘤中广泛的免疫细胞浸润水平，其中多个免疫检查点蛋白的一致上调可以解释对抗 PD1 单一疗法的中等反应率，并为研究高水平免疫细胞浸润肿瘤中的联合检查点阻断提供了基本原理。

利用蛋白质基因组学的方法，可以广泛描述对肿瘤的免疫景观，并确定许多潜在的治疗局限，其中包括在免疫浸润水平高的肿瘤中使用抗 CTLA-4 治疗和吲哚胺 2，3-双加氧酶 1 抑制。在一项肺腺癌研究中，研究人员强调 STK11 突变与低水平免疫细胞浸润的特殊关联，提示中性粒细胞脱颗粒是肺腺癌 STK11 突变体中一种潜在的免疫抑制机制，而这种机制仅在蛋白质组学分析中才会显现。在对转移性肺腺癌病变组织进行分析时，研究人员发现干扰素通路与载脂蛋白 B mRNA 编辑酶的催化多肽诱变以及肿瘤异质性相关，表明免疫微环境可能会改变肿瘤的突变模式。

（五）多组学重新定义和表征肿瘤亚型

当前，肿瘤亚型主要是使用临床、基因组或转录组学特征进行定义，而多组学方法可以根据潜在的生物学或预后进一步细化或重新定义肿瘤亚型，这种更精细的分型是当前肿瘤研究的一大热点，在未来临床中可能用于定制个性化治疗和疗效评估。

在一项肺鳞状细胞癌的研究中，研究人员确定了五个不同的蛋白质组群，其中两个由氧化还原生物学主导，两个由免疫特征主导，此外还发现了一种新的上皮间质转化亚型。进一步分析发现这种亚型肿瘤可能具有更大的转移潜力，基于其蛋白质组学特征发现，血小板衍生生长因子受体和类细胞因子酪氨酸转移酶孤儿细胞因子 2 驱动的分子途径可以作为其治疗靶点。另一项头颈部鳞状细胞癌的多组学分析则将肿瘤分为三个亚型，分别以高染色体不稳定性、基质标志物和免疫标志物为特征，信号通路富集分析分别将三个亚型与周期蛋白依赖性激酶抑制剂、表皮生长因子受体单抗和免疫疗法的高反应性相关联。

总之，肿瘤蛋白质组学研究在解析肿瘤本质上有着独特的见解，尤其是 PTM 在描绘肿瘤生物学和确定潜在治疗靶点方面有着关键作用。当前的肿瘤临床实践几乎完全由基因组学驱动，蛋白质组学数据是比较欠缺的。目前，人们越来越多地认识到蛋白质组学的临床转化潜力，并在大力推动其在小鼠实验模型系统和临床试验中的应用。蛋白质基因组学的兴起可为肿瘤的治疗增添新维度的信息，在解决与发病机制、药物反应和耐药性有关的问题层面独具优势。

五、肿瘤蛋白质组学

随着人类基因组计划的完成，人们发现人类蛋白编码基因仅是秀丽隐杆线虫的 1.5 倍。同时，我们发现相同的蛋白质具有"蛋白质组"的二维凝胶电泳（2-DE）表达，这表明 PTM 作为其重要形式之一的重要性。

糖基化是在酶的控制下，蛋白质或脂质附加上糖类的过程，起始于内质网，结束于高尔基体。在糖基转移酶作用下将糖转移至蛋白质，与蛋白质上的氨基酸残基形成糖苷键。蛋白质经过糖基化作用，形成糖蛋白。糖基化是对蛋白的重要的修饰，有调节蛋白质、帮助蛋白质折叠的功能。糖蛋白糖链可分为 N-糖链、O-糖链和糖磷脂酰肌醇蛋白。其合成受糖基转移酶的调节。作为信息分子，糖链影响蛋白质的构象、聚合、降解和功能表达。同时，它还参与糖蛋白分类、传递、分子细胞识别和功能表达；并在控制细胞的分裂和分化、调节生长和衰老、肿瘤生长和转移等病理过程中发挥作用。

蛋白质磷酸化是蛋白质翻译后共价修饰的重要途径之一，几乎涵盖了所有的生命过程，包括细胞增殖和分化、细胞凋亡、骨重排、肌肉收缩、神经活动、代谢和肿瘤发生等，在调节细胞信号转导中起着极其重要的作用。蛋白质的磷酸化和去磷酸化是由蛋白激酶和磷酸酶控制的可逆过程。在哺乳动物细胞中，超过 1/3 的蛋白质可以被磷酸化。在脊椎动物基因组中，5%的基因编码蛋白激酶和磷酸酶。体内近 1000 种蛋白激酶和磷酸酶控制蛋白质磷酸化。真核细胞中的蛋白质磷酸化位点主要发生在丝氨酸、酪氨酸残基和苏氨酸的侧链羟基上。虽然没有统一的模式，但结构序列是规则的。

泛素（ubiquitin）是一种含有 76 个氨基酸的多肽，仅存在于真核细胞中。其主要功能是通过泛素蛋白酶体途径介导蛋白质降解。泛素化在调节细胞周期、细胞增殖分化、信号转导等方面起着重要作用。泛素化修饰的主要功能是降解 26S 蛋白酶体介导的泛素标志蛋白，这也是细胞调控环境刺激和蛋白水平的基本途径。其次，泛素化也可以像磷酸化一样分布在细胞中，底物蛋白广泛存在于细胞中，可以改变修饰蛋白的活性和功能。

六、肿瘤分子生物学

肿瘤细胞生物学特征为异常增殖与低分化，其分子机制至今仍是肿瘤基础与应用研究的关键问题。众多原因可引起肿瘤细胞发生、发展直至转移，其中重要原因是癌基因与抑癌基因的表达和调控异常。已知，维持细胞正常增殖与分化的必要条件通常是癌基因与抑癌基因表达的交互作用，然而一旦癌基因与抑癌基因表达与调控失去平衡，便会使肿瘤细胞彻底失去生长控制，而变为无限增殖的突变癌细胞。

如果癌基因与抑癌基因表达和调控失衡是由细胞自身原因引起的，那么微环境对肿瘤细胞发生、发展乃至转移的影响将成为细胞外部的一个重要因素。近年来，该领域的研究受到广泛关注。肿瘤细胞微环境涉及广泛，包括肿瘤微血管、免疫细胞及其分泌因子、肿瘤细胞外基质成分等。此外，细胞接触抑制的丧失也是肿瘤细胞异常增殖的重要原因。其本质是肿瘤细胞与细胞基质的异常黏附。整合素是它们之间黏附的重要分子。它们通过信号转导影响细胞周期、细胞生长和分化，在肿瘤细胞异常增殖和低分化中起重要作用。

细胞增殖和死亡是相反的过程。在成人中，细胞增殖和死亡是平衡的，这一过程受到多种调控因子相互作用的精确调控。癌症被认为是由调节体细胞增殖的基因突变引起的。随着突变的积累，正常细胞逐渐改变其形态和生物学行为，并最终成为癌细胞。分子生物学的最新进展已经确定了 3 个主要参与癌症发生、发展的基因，即癌基因和抑癌基因及 DNA 修复基因。癌基因产物的转导具有正向自我调控作用：促进细胞生长，最终抑制细胞分化。抑癌基因在调节细胞生长、促进细胞分化、成熟和凋亡等方面起着负性作用。DNA 修复基因具有多样性，其产物在 DNA 复制过程中修复损伤和碱基错配。它们影响大多数基因，维持基因稳定性。癌基因的激活和抑癌基因、DNA 修复基因的失活将导致正常细胞的异常增殖，最终引发癌症。

七、肿瘤与中医体质

中医体质是指在先天遗传和后天获得的基础上表现的形态结构、生理功能和心理状态方面，综合的、相对稳定的特质，决定了发病过程中对某些致病因素的易患性和病理过程中疾病发展的倾向性。目前主流的中医体质分类方法主要是王琦教授提出的"九种体质"分类方法，即阴虚质、阳虚质、气虚质、痰湿质、湿热质、血瘀质、气郁质、异禀质和平和质。此外，还有三阴三阳分类法、《黄帝内经》五行分类法等。由于体质决定了对某些疾病发生的倾向性，因此，特定的体质罹患肿瘤的风险就会更大，下面将详细述之。

（一）恶性肿瘤与体质分布

在 1083 例患者中，气虚质占比最高，为 19.11%；其中气郁质中乳腺癌患者占比最高，为 24.66%；血瘀质中宫颈癌患者占比最高，为 35.71%；湿热质中肝癌患者占比最高，为 18.75%；痰湿质中肾癌患者占比最高，为 21.43%；阴虚质中鼻咽癌患者占比最高，为 28.57%；阳虚质中胃癌患者占比最高，为 40.00%；气虚质中肺癌患者占比最高，为 45.45%。

112 例恶性肿瘤患者的高发年龄为 60～69 岁。体质类型中，平和质为 15 例（13.39%），偏颇体质为 97 例（86.61%），偏颇体质中以阳虚质最多（30 例，26.79%），气虚质其次（23 例，20.54%），再次为痰湿质和血瘀质（均为 13 例，11.61%）。男性患者主要体质类型分布占比由高到低依次为阳虚质、平和质、气虚质、痰湿质、血瘀质、阴虚质、湿热质、气郁质、异禀质，女性患者主要体质类型分布占比由高到低依次为气虚质、阳虚质、气郁质、血瘀质、痰湿质、平和质、阴虚质、异禀质、湿热质。

调查显示，528 例大肠癌患者最常见的中医体质类型为气虚质，占据了 25.76%，其次为湿热质与气郁质，分别占据了 20.08%、17.99%，其中女性患者的湿热质比例显著低于男性患者，气郁质比例显著高于男性患者（$P<0.05$）；不同肿瘤分期的中医体质类型分布差异较大，肿瘤分期为Ⅰ期、Ⅱ期的患者中医体质以湿热质为主，分别占据了 3.41%、6.33%，显著高于同期其他体质类型（$P<0.05$）；肿瘤分期为Ⅲ期、Ⅳ期的患者中医体质类型以气虚质为主，显著高于同期其他体质类型。

选取 2014 年 9 月至 2017 年 12 月威海地区肿瘤标志物筛查阳性受检者 245 例为观察组，肿瘤标志物筛查正常受检者 300 例为对照组，采用现场问卷方式进行中医体质和生活方式调查。结果显示观察组中，平和质比例显著低于对照组，差异有统计学意义（$\chi^2=207.483$，$P<0.001$），痰湿质、血瘀质、气虚质、气郁质比例明显高于对照组，差异有统计学意义（$P<0.05$）。两组作息不规律、大量饮酒、经常吸烟、缺乏运动、饮食不规律和存在偏食的人群比较，差异有统计学意义（$P<0.05$）。观察组肿瘤标志物阳性指标癌胚抗原常见于痰湿质(40.43%)和气虚质(22.70%)，糖类抗原 199 常见于气郁质(38.71%)和气虚质(24.19%)，甲胎蛋白常见于血瘀质(38.46%)和气虚质(23.08%)，糖类抗原 125 常见于血瘀质(33.33%)和气郁质（19.05%），细胞角蛋白 19 的可溶性片段常见于痰湿质（54.55%）和气虚质（22.73%），前列腺特异性抗原常见于痰湿质（61.52%）和湿热质（23.08%）。

肺癌患者中医体质与 TNM 分期的研究中，Ⅰ期患者量少，以平和质、气虚质、痰湿质为主，Ⅱ期患者以痰湿质、湿热质为主，Ⅲ期患者以阳虚质为主，其次为气虚质、阴虚质，Ⅳ期患者主要为阴虚质、气虚质和气郁质，通过应用 Fisher 确切概率法检验，中医体质与 TNM 分期之间具有一定的统计学意义（$P<0.05$）；肺癌患者中医辨证分型与 TNM 分期的研究中，Ⅰ期、Ⅱ期患者均以气虚痰湿证为主，Ⅱ期患者其次为阴虚热毒证，Ⅲ期、Ⅳ期患者均以气阴两虚证为主，其次为阴虚热毒证、气血瘀滞证。通过应用 Fisher 确切概率法检验，中医辨证分型与 TNM 分期之间具有一定的统计学意义。

103 例肺癌患者中气虚质 49 例（47.57%）、阴虚质 20 例（19.42%）、气郁质 15 例（14.56%），三者占肺癌中医体质类型的 81.55%。其余分别为血瘀质 9 例、痰湿质 2 例、湿热质 4 例、平和质 3 例、阳虚质 1 例。

84 例晚期卵巢癌患者中，阳虚质 26 例（31.0%）、血瘀质 23 例（27.4%）、气虚质 12 例（14.3%）、气郁质 8 例（9.5%）、痰湿质 8 例（9.5%）和阴虚质 7 例（8.3%）。气郁质和血瘀质与气滞血瘀型呈显著性正相关（$P<0.05$），阳虚质与气滞血瘀型呈正相关（$P<0.05$）；痰湿质与痰湿凝聚型呈显著性正相关（$P<0.05$），气虚质与痰湿凝聚型呈正相关（$P<0.05$）；阳虚质和气虚质与气血亏虚型呈显著性正相关（$P<0.05$）。

123 例肺癌、107 例胃癌、117 例肠癌及 129 例肝癌患者为有效研究对象，进行中医体质类型的相关研究。结果显示肿瘤患者中平和质占 18%，8 种偏颇体质占 82%；肺癌患者中气虚质居多，其次是阳虚质；胃癌患者以阳虚质、气虚质较多见；肠癌患者中以气虚质和阳虚质较多，肝癌患者中血瘀质较多。

（二）易发生肿瘤的偏颇体质

1. 气郁质

（1）气郁质的基本概念：气郁质是指由于人体气机郁滞不畅而出现的一种表现为性格

内向且不稳定，平素不喜言语，敏感多疑，对精神刺激适应力相对较弱，常多烦闷不乐，气郁化火后易出现急躁易怒，平素易胸胁部胀满不适，或走窜性疼痛，善太息，或自觉咽中有异物感，睡眠质量较差，健忘、心悸易惊，对外界环境适应力较差，不喜欢阴雨天，易患郁证、梅核气、瘿病、百合病等疾病的一种体质状态。

（2）气郁质的特征：气郁质的特征可分为三个方面，形体特征、生理特点和心理状态。

形体特征方面，气郁质是由于气机郁滞不通，疏泄失常所致，所以气郁质人群常为形体偏瘦、眉间多有愁容、急躁易怒、舌质红、脉弦滑或沉弦有力。

生理特点方面，气郁质主要表现为郁滞不通、气血运行不畅的状态，主要涉及肝脏，肝失疏泄则易出现气机逆乱；脾气不畅，则水谷不健，清阳不升；心气不畅则心主血脉功能失常，"血不利则为水"，水湿更盛，心主神志功能失常，心失所养，神失所主；肾气不畅则固摄能力下降，易出现生殖、发育失常。

心理状态方面，气郁质主要表现为抑郁、淡漠，或见焦虑、心烦，或多愁善感，或急躁易怒等。

（3）气郁质与肿瘤的形成：《论衡·自然》云："天地合气，万物自生。"意在强调天地间气机相交，进而化生自然界万物。人体与天地相参，人身中有一个小天地，同样具备了天地之气机的升降出入，流转不息，故而耳聪目明，筋骨充盛。正如《素问·六微旨大论》云："出入废则神机化灭，升降息则气立孤危。"若气机闭塞不通，则升降出入失常，则百病丛生。气郁质之人，气机郁滞，日久则气滞血瘀，血液凝滞，变生瘀毒，成为恶性肿瘤发生、发展的关键。从肿瘤的发生、发展全程而言，气郁质之人，多在情志和疾病多因素的影响下，在脏腑气机逆乱、郁而不伸的基础上，与瘀毒相互搏结而化为癌肿。

2. 阳虚质

（1）阳虚质的概念：阳虚质是一种基本的中医体质类型，是指阳气不足，以虚寒表现为主要特征的体质状态。它是个体在形态结构、生理功能和心理特征方面的固有特质。古代医家常将阳虚质称为"阳虚之体"、"阳气素虚"、"阳气素弱"、"阳虚之质"、"阴脏人"、"阴盛阳虚之质"、"阳虚体质"、"素体阳虚"、"阳气素不强"、"阴盛之体"、"阳气素虚之体质"、"中焦阳气素虚之人"。现代体质学说亦称为"迟冷质"、"阳亏质"。

（2）阳虚质的特征：阳虚质的特征可分为三个方面，形体特征、生理特点和心理状态。

形体特征方面，阳虚质表现主要包括形体白胖，肌肉不健壮，性情沉静，平素精神不振，畏冷，面色柔白，手足不温，口不渴少饮，喜热饮食，毛发易落，大便溏薄，小便清长，舌淡胖嫩、边有齿痕、苔润、脉沉迟而弱等特点。

生理特点方面，阳虚质主要表现为阳气温煦功能减退，机体寒冷的状态，主要涉及心、脾、肾三脏，心阳不振易出现心悸气短等症状；脾阳亏虚，则水谷不化，清阳不升，易生飧泄；肾阳不足则四肢冰冷，易出现生殖、泌尿及发育失常等症状。

心理状态方面，临床上长期观察阳虚质之人情志特点主要分为两类：一类是情志较低落，易悲伤、受惊吓，对事物兴趣下降；另一类是情志较易兴奋，兴奋持续时间较短，兴奋过后易产生疲惫感，对事物兴趣维持时间不长。阳虚质之人平素应保持乐观心态，多培养个人兴趣爱好，避免多思虑。

（3）阳虚质与肿瘤的形成：《素问·阴阳应象大论》云："阳化气，阴成形。"旨在说明有形之病邪的形成，多与人体阳气不足有关，又如《难经·五十五难》云："积者，阴气也。"阳虚则阴相对偏盛，阴气盛则易化生有形病邪。阳虚质之人，阳气素虚，阳气虚则气血津液及脏腑功能运行缓慢，最易血液凝滞，化生瘀血，瘀血久停不化，与水谷糟粕相合，酿生毒邪，瘀与毒相合，遂成瘀毒。又阳虚而易生寒，寒性收引凝滞，与瘀毒相互搏结，遂成肿瘤发生、发展的关键。从肿瘤的发生、发展全程而言，阳虚质之人，多因脏腑气化、温煦功能降低所致，在气血津液不行，机体功能持续降低的基础上，与瘀毒相互搏结而化为癌肿。

3. 血瘀质

（1）血瘀质的概念：血瘀质是指有血液在人体内部运行不畅的潜在倾向或者有瘀血内阻的病理基础，主要表现为血瘀状态的一种体质，是临床常见的体质类型之一。

（2）血瘀质的特征：血瘀质的特征可分为三个方面，形体特征、生理特点和心理状态。

形体特征方面，王琦认为血瘀质多表现为瘦人居多，临床体现主要为平时面色晦暗，皮肤偏暗以及色素沉着，容易出现褐色瘀斑，比常人易感疼痛，口唇昏暗或发紫，舌质晦暗有点刺、涌现片状瘀斑，舌下静脉青紫曲张，脉常细涩或结代等，其次常出现眼眶发黑，鼻部发暗，头发容易脱落，肌肤干涩，女性大多出现痛经、闭经，或月经期间有凝滞血块，或月经颜色发紫发黑、崩漏，或有其他出血倾向等，极易患出血、癥瘕、中风、胸痹等疾病，不能耐受风邪、寒邪。

生理特点方面，血瘀质主要表现为机体血液运行不畅的状态，主要涉及全身各脏腑与经脉，血瘀于脏腑，则易导致该脏腑功能失调；其中心、肝、胞宫三脏腑最易受瘀血影响。血瘀于心脏则易使心血运行不畅，造成人体血脉不通之证；血瘀于肝则疏泄失常，致使人体气机失常，情志不遂，甚则影响肝脏，变生他病。血瘀于胞宫，则妇人经水不行，百病丛生。血瘀于经络，经脉气血运行不畅，则易出现肢体关节刺痛。

心理状态方面，血瘀质之人长期受瘀血影响，血瘀而气滞，脏腑气机失常，进而表现出情绪多烦躁、健忘、瘀血导致营卫相贯交接失常，阳难入阴，故易失眠。

（3）血瘀质与肿瘤的形成：《素问·举痛论》云："血气稽留不得行，故宿昔而成积矣。"此积为有形之病邪，现代肿瘤同属于其中，可见，血液停滞于脏腑经络，易形成有形之病。血瘀质之人，素有瘀血，既有在脏腑之中，又有在脏腑之间，抑或在经络之中。瘀血久停，则各脏腑功能失调，人体水谷之糟粕代谢停滞，与瘀血相合，易于酿生毒邪，毒与瘀相合而成瘀毒，成为肿瘤发生、发展的关键。故血瘀质之人，瘀血久而不化，易化生瘀毒，瘀毒致病，可严重损害机体结构和功能。

4. 痰湿质

（1）痰湿质的概念：痰湿质是指人体的阴阳脏腑偏颇，气血津液施化不全，容易蕴生痰湿的体质。

（2）痰湿质的特征：痰湿质的特征可分为三个方面，形体特征、生理特点和心理状态。

形体特征方面，痰湿泛于肌肤，则见体形肥胖，腹部肥满松软，面色黄胖而黯，眼胞微浮，面部皮肤油脂较多，多汗且黏；"肺为贮痰之器"，痰浊停肺，肺失宣降，则胸闷，多痰；"脾为生痰之源"，故痰湿质者多喜食肥甘；痰湿困脾，阻滞气机，困遏清阳，则容易困倦，身重不爽；痰浊不泛于口，则口黏腻或甜；脾湿内阻，运化失健则大便不实，小便微混；水湿不运，则小便不多。舌体胖大，舌苔白腻，脉滑。

生理特点方面，痰湿质表现为痰湿阻滞气机之状态。主要涉及肺、脾二脏。痰湿蕴肺，肺失宣发肃降，则咳喘而多痰；痰湿蕴脾，清阳不升，则肢体倦怠无力，大便不实而黏滞，亦可兼阳虚证，阳虚主要是脾阳不足，运化功能减弱，水谷精微不能正常运化，则聚而为痰。

心理状态方面，痰湿质之人多受痰湿阻遏气机与清阳，其性格急或偏静，似无特异。

（3）痰湿质与肿瘤的形成：《儒门事亲》载："在阳不去者久则化气，在阴不去者久则成形。"痰积日久，久而不化，积聚成形。痰湿质之人，素有痰湿停滞，久而不化，当痰凝形成癥瘕聚块，机体各处气血运行障碍，此时以各种形式侵袭人体的毒邪，便与停留在经络、脏腑、四肢孔窍的痰湿胶结在一起，酿成痰毒。津血同源，津液酿生痰湿，则津液停滞，津液滞而不行，又易津停血瘀，瘀血与痰毒相合，酿生瘀毒，在积块中再次与痰湿聚结，毒邪浸淫，滋养腐肉败血，癌肿形成。

综上所述，虽然好发恶性肿瘤的体质不尽相同，但上述体质类型皆有易产生气郁、痰浊、瘀血的特点，久而酿生瘀毒，进而因毒邪而生变，致使肿瘤形成。

第二节　肿瘤的中西医病因学

一、肿瘤中医学病机

病机即指疾病的发生、发展、变化及其结局的机制，历代医家均十分重视病机。《黄帝内经》言："审察病机，无失气宜"，"谨守病机，各司其属"，将病机提高到"审察"、"谨守"的高度来论述，足见病机在辨证中的意义。从临床上看，肿瘤的治疗自始至终贯穿了"病机中心论"的思想。肿瘤的病机在于内虚的基础上，多种致病因素相互作用，导致机体阴阳的失调，脏腑经络气血功能障碍，引起病理产物聚结而发生质的改变。肿瘤本身为全身性疾病，是一种全身为虚、局部为实的疾病。由于肿瘤的病因复杂，病种不一，临床表现多样，所以其病理变化也非常复杂，综合临床观察，结合前人理论，肿瘤的病机大致体现在以下几个方面。

（一）六淫

中医中六淫指的是风、寒、暑、湿、燥、火这六种外感病邪。在自然界中，风、寒、暑、湿、燥、火这六种正常的气候现象，被称为六气。正常情况下，六气是自然界生长的必要条件。但当气候变化异常，导致六气发生太过或不及，或当时未发而有其气，或者气候变化迅速，人体无法适应，六气就会变成致病因素，侵犯人体从而导致人体发病，称之为"六淫"。六淫之邪不仅引发外感疾病，还会导致肿瘤的发生。

1. 寒邪

六淫之中，导致肿瘤发生的最主要病因为"寒邪"。北宋林亿等在《注解伤寒论·序》曾云："以为百病之急，无急于伤寒。"《灵枢·百病始生》云："积之始生，得寒乃生，厥乃成积也。"寒邪属阴邪，易伤人阳气，无论是外寒还是内寒，均能使人体因阳气损伤而失去正常的温煦作用，温煦作用减弱之后，人体气血津液化生失常，引起筋脉拘急，气血凝滞，从而容易引起局部的形态改变或产生有形之物，即病理产物，而病理产物瘀积体内久久不能排出，最终形成积聚后变生为肿瘤。《素问·举痛论》云："寒气客于小肠膜原之间，络血之中，血泣不得注于大经，血气稽留不得行，故宿昔而成积矣。"《灵枢·刺节真邪》曰："虚邪之入于身也深，寒与热相搏，久留而内著……邪气居其间而不反，发于筋溜……肠溜……昔瘤，以手按之坚。"寒邪致积在后世也有深入研究。寒邪致积的理论对后世影响深远。如《难经·五十五难》云"积者，阴气也。"《诸病源候论·寒疝积聚候》曰："积聚者，由寒气在内所生也。"《景岳全书·积聚》指出"不知饮食之滞，非寒未必成积，而风寒之邪非食未必成形，故必以食遇寒，以寒遇食，或表邪未清，过于饮食，邪食相搏，而积斯成矣"。强调寒邪与食成积。《景岳全书·论证》曰："风寒外之邪，亦能成积。"寒主收引，寒邪侵入人体后会导致气血运行不畅，经脉循行受阻，进而气滞血瘀，日久成积。

2. 风邪

"风为百病之长"，为众人所熟知，但"风邪入里成瘤"却为人所少知。心神不安是风邪入里的内在条件。人处在自然界中，因风气而生长，风与人终生为伍。正如《金匮要略·脏腑经络先后病脉证》讲道："若人能养慎，不令邪风干忤经络。"反之，人不能养生，或多种原因造成的脏腑功能的失常，就是导致邪风入里的重要内在因素。在脏腑功能失常中，最能导致邪风入里的是心神不安。而影响心神的主要因素包括伤心、忧心、劳心、惊心等。《灵枢》中讲："愁忧恐惧则伤心"、"忧思伤心"、"悲哀愁忧则心动，心动则五脏六腑皆摇"。《素问·生气通天论》也讲："故风者，百病之始也，清静则肉腠闭拒，虽有大风苛毒，弗之能害。"清静是关键，肿瘤患者几乎有共同的心理特征，就是操心太久，忧心太过，纠结太多，心急气躁，缺乏宽宏淡定、从容平常的心态。而春冬两季是风邪入里成瘤的主要季节，四季均可受风，但以冬、春两季为最。《小品方》指出"有恶肉病，身中忽有肉如赤豆粒，突出便长，推出不息，如牛马乳，亦如鸡冠状也。不治其为自推出不肯止，亦不痛痒也。此由春冬时受恶风入肌脉中，变成此疾也"，这就非常明确地说明了风邪入里与季节有关。腧穴是风邪入里成瘤的通道，风邪入里成瘤，主要是通过腧穴。《素问·风论》指出"风中五脏六腑之俞，亦为脏腑之风"，风邪从背部的腧穴入侵脏腑，在这个过程中，在背部是可以找到一些结节等病理变化的。所以在某种意义上讲，背部的推拿、按摩、针灸，就是治疗风邪，甚至是治疗肿瘤的一个方法。故多种因素综合是风邪入里成瘤的病机特点。风邪入里成瘤是以风邪为主的多种因素交织纠结所致，并不是单纯的风邪。"风为百病之长"的"长"就体现在风邪常伴有他邪，并不是单独一个。首先，肿瘤的产生，是虚邪之风与身形之风共同作用的结果。《灵枢·百病始生》中早有明言："虚邪之风，与其身形，两虚相得，乃客其形……留而不去，传舍于肠胃之外，募原之间，留着于脉，稽留而不去，息而成积。"其次，风与寒热津液等胶结日久，是形成多种肿瘤的重要特点。《灵枢·刺节真邪》明确指出"虚邪之入于身也深，寒与热相搏，久留而内著，寒胜其热，则骨疼肉枯；热胜其寒，则烂肉腐肌为脓，内伤骨，为骨蚀。有所疾前筋，筋屈不得伸，邪气居其间而不反，发为筋溜"。这体现了肿瘤病因中外因的复杂性，以及主要矛盾，主要矛盾就是风邪。积聚、瘿瘤、恶肉、乳石痈、恶核等，是古代描述恶性肿瘤的病名，也往往是风邪与其他邪气相互胶结而成。《诸病源候论》载："积聚者，由阴阳不和，脏腑虚弱，受于风邪，搏于脏腑之气所为也。"关于瘿瘤的论述，《诸病源候论》提到"凡肿，挟风冷则不消，而结成核也"，其中"恶风所伤，风入肌肉，结瘀血积而生"，明确了风邪与有形的瘀血相合形成肿瘤的情况。乳腺癌，古人也称石乳痈，《诸病源候论》说："为风寒气客之，则血涩结成痈肿。"这些都提示了"风邪入里成瘤"的主要矛盾是风邪，但往往是风邪带领其他邪气相互胶结共同造成的，提示了肿瘤病机的复杂性和多样性。

3. 湿邪

肿瘤患者多湿证或他证夹湿，原因有二：一是因肿瘤患者固有湿邪，缠绵不愈，郁积成瘤。如食管癌患者可因长期饮酒，而致脾虚不运，痰湿内生，叶天士云"酒客里湿素盛"，湿邪长期不化，阻于食管而致噎膈；又如胰腺癌患者可因肥甘厚味而致黄疸、腹泻等湿阻中焦症状。二是因肿瘤者多本虚标实，正气虚则常致津液不行，久而成湿。如结直肠癌及胃癌患者，尤其化疗后常见舌苔厚腻，便烂便溏，胃纳不佳等湿证，此为化疗后药毒损伤脾胃，脾胃虚弱，运化失常而致。湿邪可致癥瘕积聚，然癥瘕积聚又可伤正生湿，此二者常互为因果。湿证应分内外。《灵枢·百病始生》说："风雨寒热，不得虚，邪不能独伤人。卒然逢疾风暴雨而不病者，盖无虚，故邪不能独伤人。此必因虚邪之风，与其身形，两虚相得，乃客其形。"肿瘤患者多为本虚，南方又气候多湿润，"同声相应，同气相求"，故易感外湿。同时内湿脉多滑，外湿脉多缓，盖表邪尚轻，未伤及于里，胃气尚存，正如《脉诀汇辨》曰"缓为胃气"；而邪气阻内，正邪相搏，激扬气血，犹如水击磐石，波澜起伏，故见脉滑。另外，外湿常表现为骨节酸胀疼痛、皮肤瘙痒等症状，而内湿常可见便溏纳差、胸闷头晕等症状。

4. 火邪

火邪所致肿瘤形成病机为正气虚损，气血阴阳失调，外邪乘虚入脏腑，脏腑膹郁，宣降失常，气机失司，津聚为痰，血停为瘀，癌毒积生，致痰气瘀毒胶结，日久积聚成块。正虚多为气虚、阴虚，再加上癌毒本身属热毒，痰气瘀毒胶结，阻滞气道，所以在癌形成过程中极易化火生热。现代研究显示，肿瘤是由信号转导蛋白表达过度，同时负向调节异常，不能终止细胞的过度增殖所致。从中医的阴阳角度来说，阳气具有推动、温煦的作用，肿瘤患者妄火离位导致局部阳气过盛，从而表现出肿瘤细胞周期失控、增殖迅速、凋亡减缓、代谢旺盛的特点。

5. 其他

此外，暑邪、燥热之邪等其他外感邪气亦能导致肿瘤的发生。《诸病源候论》曰："恶核者，肉里忽有核，累累如梅李，小如豆粒……此风邪挟毒所成"，又云："积聚者，由阴阳不和，脏腑虚弱，受于风邪，搏于脏腑之气所为也。"而在《灵枢·九针》中也提到"四时八风之客于经络之中，为瘤病者也"，再如感染湿热毒邪日久不解，也可导致肝癌的发生。

（二）七情内伤

随着人类社会生活方式的改变，情志障碍在各种疾病发生、发展中的作用日渐凸显。大量研究表明，情志异常与肿瘤的发生、发展密切相关。在中医理论里称为七情，包括喜、怒、忧、思、悲、恐、惊，在一般情况下，属于正常的生理活动范围。人的情志活动，以脏腑气血为物质基础。《素问·阴阳应象大论》曰："人有五脏化五气，以生喜怒悲忧恐。"可见，情志活动的物质基础是五脏充沛的精气。由于五脏所藏之精气不同，因此五脏所主精神活动也各不相同，肝在志为怒，心在志为喜，脾在志为思，肺在志为忧，肾在志为恐。

在正常情况下，人的情绪变化属于正常的生理活动，不致病。只有受到超出人体生理活动和耐受范围的突然而强烈的精神创伤或长期持久的精神刺激，才能引起机体气血阴阳的气机紊乱和失调，进而导致疾病的发生，如《素问·举痛论》曰："百病生于气也，怒则气上，喜则气缓，悲则气消，恐则气下……惊则气乱，思则气结。"精神刺激不同，损伤的脏腑也不同，《素问·阴阳应象大论》中说："喜伤心，怒伤肝，忧伤肺，思伤脾，恐伤肾。"

情志失调是导致肿瘤发生的重要病因之一。《素问·通评虚实论》中论述噎膈的病因为"隔塞闭绝，上下不通，则暴忧之病也"。《灵枢·百病始生》曰："卒然外中于寒，若内伤于忧怒，则气上逆，气上逆则六输不通，温气不行，凝血蕴里而不散，津液涩渗，著而不去，而积皆成矣。"情志抑郁，肝气失于条达，气机不得舒，则血行不通畅，进而瘀血、痰浊渐成，日久形成积聚等证。因此，肿瘤发生、发展的关键是以气滞为先导，渐致血瘀、痰凝、湿聚等兼夹为患。《格致余论·乳硬论》曰："忧怒郁闷，朝夕积累，脾气消阻，肝气积滞，遂成隐核……数十年后，方为疮陷，名曰奶岩。"明代王肯堂在《医学津梁·噎膈》中论述"噎膈"时指出"由忧郁不开，思虑太过，忿怒不申，惊恐变故，以致气血并结于上焦，而噎膈之症成矣"，明代陈实功论之更为精确，他强调乳岩因"忧郁伤肝，思虑伤脾，积想在心，所愿不得志者，致使经络痞涩，聚结成核，初如豆大，渐若棋子，半年一年，二载三载，不疼不痒，渐渐而大，始生疼痛……若中年以后，无夫之妇，得此死更尤速"（《证治准绳》）。

情志失调导致肿瘤发生、发展的病因病机主要包括以下几个方面：①情志致癌多始于气血运行紊乱。气血津液运行失常，机体阴阳失衡，气滞、血瘀、痰凝等病理产物蓄积，日久不化，酿生癌毒。②情志过极，皆能化火，火为阳邪，耗伤阴液，炼液为痰，痰瘀互结，久蕴不散，癌毒酿生。③情志郁怒，肝失疏泄，肝郁气滞，气滞血瘀，瘀毒久蕴不解，酿生癌毒。④情志失调可损伤机体正气，使得机体防御外邪的能力减弱，机体易受六淫外邪侵袭，内外合邪，酿生癌毒。⑤情志异常可能通过引发体内宿疾而导致肿瘤的发生、发展，如患者本痰饮、瘀血体质，加之暴怒生风动火，郁怒耗伤阴血，阻碍气血运行。

国内外研究也证实，不良情绪与癌症的发生相关，精神活动障碍可以促进肿瘤发生，纠正患者的焦虑抑郁状态能够提高患者免疫力，改善预后，这与中医所认为的情志是肿瘤重要病因是一致的。

（三）饮食失宜

《素问·经脉别论》曰："食气入胃，散精于肝，淫气于筋。食气入胃，浊气归心，淫精于脉……饮入于胃，游溢精气，上输于脾，脾气散精，上归于肺，通调水道，下输膀胱，水精四布，五经并行。"人体摄取饮食水谷后，由脾胃将其运化为水谷精微，并转输到人体各处，以化生气血，荣养脏腑；糟粕则下输膀胱与大肠，最终排出体外。

《金匮要略·脏腑经络先后病脉证》曰："食伤脾胃。"脾主运化，饮食不节首伤脾胃。脾胃为人体升降之枢纽，食伤脾胃则导致气机升降失常；脾虚生湿，湿聚化热，伤及气血，进而湿聚血瘀，导致癌肿的发生。饮食失宜主要包括：

1. 饮食不节

饮食不节主要包括暴饮暴食、饮食过少和饮食不规律三种情况。一旦暴饮暴食超出了脾胃腐熟运化的能力，则饮食积滞于中焦成为宿食，阻滞中焦气机，进而出现脘腹胀满、嗳腐吞酸等症状；同时，暴饮暴食会导致脾胃受损，脾胃运化功能障碍，脾胃失于运化，进而痰湿内生。日久宿食、痰湿、气滞相互搏结，导致肿瘤的发生，如《灵枢·百病始生》说："卒然多食饮则肠满，起居不节……则并合凝聚不得散，而积成矣。"

饮食过少、摄入不足，则气血生化来源不足，日久气血亏虚，正气不足，脏腑失养，使外感疾病易侵袭人体，导致包括癌症在内的多种疾病的发生。

不规律的饮食会破坏脾胃的正常消化节律。随着时间的推移，脾胃气血生化的能力会受到影响。一是导致气虚血瘀；二是痰浊气滞血瘀的累积，可导致肿瘤的发生。

2. 饮食不洁

摄入不洁的饮食可导致某些肿瘤的发生，如摄入被黄曲霉毒素污染的食物可导致肝癌的发生，合餐制的习惯易导致幽门螺杆菌感染，进而引发胃癌等。现代研究同样证明，含亚硝胺化合物、苯并芘、黄曲霉素、苯等致癌物质的食品或被这些致癌物质污染的食品可引发肿瘤。食品在腌制的过程中易产生亚硝胺等有害物质，是导致食管癌、胃癌等消化道肿瘤的重要原因。熏制食品中含有的强致癌物质苯并芘，可能还含有其他潜在的致癌物质。一些研究在熏烤和烧焦食物中发现一种"致突变原"，动物实验证明其毒性比苯并芘大10倍。报纸包的食品亦可诱发癌变。印刷厂采用的油墨原料基本上都含有毒物质，如苯、甲苯、二甲苯、聚氯乙烯、糊状树脂等，报纸包装食物，易污染食品，其毒素能引起人体细胞的癌变。有毒化学物质污染的食品可诱发癌变，如蔬菜、瓜果中的杀虫剂有一定的毒性，食品中对人体有害的添加剂，使用不当就可使人发生急性或慢性中毒，甚至诱发癌症。

3. 饮食偏嗜

《素问·六节藏象论》云："五味入口，藏于肠胃，味有所藏，以养五气，气和而生，津液相成，神乃自生。"《素问·五脏生成》谓："多食咸，则脉凝泣而变色；多食苦，则皮槁而毛拔；多食辛，则筋急而爪枯；多食酸，则肉胝胎而唇揭；多食甘，则骨痛而发落。"人体依赖于饮食水谷中的五味，长期饮食偏嗜、寒热失宜，就会导致人体脏腑气血阴阳的偏盛偏衰，引发疾病，甚至导致肿瘤的发生。如长期喜食粗粮，易导致胃癌的发生；而饮食过于细致，易导致肠癌的形成；饮食偏嗜辛辣，易发生食管病变；长期食用高脂膳食，易引发乳腺癌和前列腺癌；过量嚼槟榔，易患口腔癌。清代何梦瑶《医碥·反胃噎膈》云："酒客多噎膈，饮热酒者尤多，以热伤津液，咽管干涩，食不得入也。"《外科正宗·杂疮毒门》曰："茧唇乃阳明胃经症也。因食煎炒，过餐炙爆，又兼思虑暴急，痰随火行，留注于唇，初结似豆，渐大若蚕茧，突肿坚硬，甚则作痛；饮食妨碍，或破血流久则变为消渴、消中难治之症。"以上说明饮食偏嗜容易损伤脾胃，毒存体内，气机不利，脉络不通，导致疾病发生，甚至引发肿瘤。

（四）劳逸失度

劳逸失度主要分为过于劳累和过于安逸两种。适度的工作和锻炼有助于气血的循环，必要的休息可以消除疲劳，有助于恢复体力和精神，但如果劳逸失度就会引发疾病。过劳包括劳力、劳神和房劳三个方面。劳力耗气；劳神耗伤心血，损伤脾气；房劳耗伤肾精。《金匮要略·血痹虚劳病脉证并治》云："五劳虚极羸瘦，腹满不能饮食，食伤、忧伤、饮伤、房室伤、饥伤、劳伤、经络荣卫气伤，内有干血，肌肤甲错，两目黯黑。缓中补虚，大黄䗪虫丸主之。"过劳日久，气血耗伤，脉道枯涸，血行不畅，久而化毒，癥痕渐生。

《素问·宣明五气》云："久卧伤气，久坐伤肉。"过度安逸，缺少运动，会导致四肢肌肉软弱无力，形体肥胖，气血循行不畅，脾气亏虚，日久痰湿、瘀血渐生，酿生肿瘤。

综上，六淫侵袭、情志不遂、饮食失节、劳逸失度等病因首先导致气机不畅，使得痰浊、瘀血胶结难解，同时，正气亏虚，气血衰惫，痰瘀日久不化，瘀毒渐生，形成本虚标实的病理状态，终致肿瘤形成。

（五）戾气

中医学认为，戾气不同于六淫，是指具有强烈传染性的病邪，明代吴又可《温疫论·原序》说："夫瘟疫之为病，非风非寒非暑非湿，乃天地间别有一种异气所感。"指出戾气是有别于六淫而具有强烈传染性的外感病邪，也是瘟疫病和一些外科感染的致病因素，《诸病源候论》载："人感乖戾之气而生病，则病气转相染易，乃至灭门。"戾气与正气相反，与邪气相应，其致病性强，传染性强，易于流行。同时戾气也被称为有毒气体或异常气体。其毒素可分为内毒素和外毒素。一般而言，外毒素包括病毒感染，烟草和烟雾污染毒素，职业环境中的化学毒素，生活环境中的空气、水和土壤污染毒素以及酒精和食物中的各种毒素。现代医学也证实某些肿瘤的发展与某些病毒的长期感染有关，如鼻咽癌和 EB 病毒、宫颈癌和人乳头状瘤病毒、肝癌和乙型肝炎病毒等。临床上初始肿瘤可表现为局部肿块。随着病情的进展，患者持续发热，出现局部肿胀疼痛，溃疡不愈合。许多肿瘤患者在病理过程中易受外界病原体或戾气感染，并有明显的发热症状，如低热或高热、鼻出血、口臭、咯血、咳嗽黄痰、口干、大便结节、尿黄、舌红、脉数等。

任何能在体外引起人或动物肿瘤或细胞发生恶性变化的病毒称为癌症病毒。病毒致癌性是指人体感染某种病毒，使正常人体组织细胞破坏，使正常组织细胞突变为癌细胞，诱发癌症的生长。如 EB 病毒诱发伯基特淋巴瘤和鼻咽癌；人乳头状瘤病毒（HPV）诱发宫颈癌；乙型肝炎病毒（HBV）诱发原发性肝癌。人类 T 细胞白血病病毒 I（HTLV）诱发成人 T 细胞白血病的生长；人类免疫缺陷病毒（HIV）促进恶性肿瘤的生长。近年来，越来越多的致癌病毒被发现。研究发现，根据核酸的不同，病毒本身的核蛋白组成可分为 DNA 肿瘤病毒和 RNA 肿瘤病毒。

（六）病理性产物

1. 痰饮

中医理论中"痰饮"指的是机体水液代谢障碍所形成的病理产物。稠浊者为痰，清稀者为饮，常统称"水湿"、"水饮"、"痰湿"、"痰饮"等。痰饮停留在人体的脏腑经络之中，导致气机不通，水液代谢异常，进而五脏六腑失于濡润，功能失调。中医学所说之痰饮有广义和狭义之分。狭义之痰指大众所理解所常见的咳出之痰，源于人体肺气上逆；广义之痰指的是水液运行受阻、运化失常所形成的病理性产物，与正常水液相比，其质地黏稠，停留人体日久会引发多种疾病。朱震亨《丹溪心法》中提到："诸病皆由痰而生；凡人身上中下有块者，多是痰。"这是因为痰饮一旦形成，从局部来说，阻碍了气血津液的运行，日久易形成肿块；从整体来说，局部的病变常迁延全身，导致机体的气机无法运行，三焦阻滞不通，进而影响加重局部的病变，由此形成恶性循环，缠绵难愈，久治不解，引发肿瘤。故而李时珍《濒湖脉学》提出"痰生百病食生灾"，朱丹溪提到"怪病多痰"。

2. 瘀血

血液是维持人体生理功能的基本物质，血液运行不循常道，或停滞不行，积聚于体内形成瘀血，进而引起肿瘤。《难经本义》曰："积蓄也，言血脉不行，蓄积而成病也。"从肿块的形成出发，临床的肿瘤患者均有不同程度的肿块，而肿块属于有形之物，与中医学中属阴的血液存在一定联系。正如《黄帝内经》言："阳化气，阴成形。"一方面，血液运行无力或者血液运行受阻，停留于局部，影响气机的正常运行，日久血液瘀阻，形成瘀血，导致肿块的形成。另一方面，血液阻滞于局部易郁而化热或受热邪的侵袭，煎熬血液，血液黏稠，血流缓慢，加重了瘀血的严重程度，久之蕴毒，引发恶性肿瘤。周仲瑛教授的癌毒病机理论中包含"瘀毒"这一癌毒，周老认为瘀毒的形成源于气机的郁滞，进而阻碍血液的正常运行，血结为瘀，诱发毒邪，毒邪又和瘀血相互搏结，形成瘀毒。正如《血证论》所记载："瘀血在经络、脏腑之间……气为血滞，则聚而成形。"

3. 结石

结石指的是体内某些部位形成并停滞为病的砂石样病理产物。与饮食不当、情志内伤、体质差异、年龄、性别、生活习惯等密切相关，多发于胆、胃、肝、肾、膀胱等脏腑，病程较长，轻重不一。结石停留于人体的某个脏腑，一方面阻滞局部气机，影响精血津液的正常运行，导致津停为痰，血结为瘀，这与病理产物"痰饮、瘀血"如出一辙；另一方面，结石易于损伤脉络，导致血溢脉外，形成瘀血，而上述也提到瘀血与肿瘤的相关关系。因此，结石这一病理产物从病机和致病结果上来说，与肿瘤的形成紧密相关。

（七）其他致病因素

其他致病因素包括寄生虫可能会导致肿瘤，如部分蠕虫可以通过一些机械损伤进入人体，或者是其分泌的排泄产物刺激机体，抑或是通过基因突变等方式促进肿瘤的发生；用药不当也可导致肿瘤的发生，如长期服用马兜铃，其中所含有的马兜铃酸会导致泌尿系肿瘤的发生；环境污染也可以导致癌症的发生，大气污染、地下水污染均可增加肿瘤的发生概率。

二、肿瘤西医学病因

目前，对肿瘤形成的机制，主要认为是机体细胞在多种内外致癌因素作用下，使 DNA 分子结构发生了改变，从而致使细胞遗传性（基因）的渐变或突变，或细胞分化障碍而使细胞异常增殖。但从临床和检测发现致癌因素是多种的，大致可分为以下几大类：

（一）物理因素

此类因素比较明确，包括辐射、创伤、长期的慢性刺激等都有致癌或促癌作用。经大量实验及临床观察发现，长期接触 X 线或放射性核素（镭、钴、铍、锶等）容易引起皮肤癌、肺癌、白血病、恶性淋巴瘤等。长期接触紫外线、热辐射易患皮肤癌。食管上皮细胞长期受热饮食的刺激损伤，也易发生癌变。在肿瘤患者中，有外伤史的也占有一定比例，如多产妇女，子宫多次撕裂，易患宫颈癌；部分骨瘤患者均有局部外伤史。长期反复有炎症或机械刺激的部位，易促发细胞变异而发生肿瘤。

（二）化学因素

化学因素是导致肿瘤的主要原因。其来源广，种类多。证实有致癌作用的化学物质目前已有千余种。化学因素致癌作用的潜伏期长，对人类危害极大，广泛存在于食物、环境、生产、农药、药品之中。如食物变质产生的黄曲霉素，腌制食品中含有的亚硝胺类化合物均易引起肝、肠、胃等消化系统的肿瘤。污染的空气中含有的 3, 4-苯并芘，工业生产中接触的砷、铬、镍、铍、石棉等均易引起鼻咽癌、肺癌、皮肤癌等。农业生产中使用的有机氯农药，医用药品中有些含砷的制品以及氯霉素等均可引起肝、肾、膀胱等癌肿。甲醛作业者、纺织业织布工和编织工、金属冶炼者、炼钢（吹风转炉）和精炼炉工、锅炉司炉工、接触联苯胺染料的皮革工人、接触石棉的工人、职业性接触氯仿者等均有相对较高的患癌风险。

（三）生物因素

目前生物因素研究较多的主要是病毒。近年来发现一些人类的肿瘤与病毒密切相关，在部分鼻咽癌、宫颈癌、肝癌等患者的血液中发现相应病毒的抗体。例如 EB 病毒，经多年来的研究验证，EB 病毒与鼻咽癌关系密切。鼻咽癌患者血清中存在对 EB 病毒特异性抗原的抗体反应；鼻咽癌活检组织中有大量的 EB 病毒；EB 病毒可引起人体组织以及接近于人类的灵长类动物的组织发生恶变，具有明显的致癌作用。疱疹病毒与宫颈癌有关，随着分子生物学的发展，肿瘤病毒的研究将会有更大的进展。其次，生物中寄生虫也可引起肿瘤，如肝吸虫病、血吸虫病者常并发肝胆肿瘤、肠道肿瘤、膀胱肿瘤等，但其引发肿瘤的直接机制还不十分明确，可能是虫卵导致的慢性炎症刺激，或虫卵分泌物中的化学物质所致细胞变性，或者是两者共同作用引起的结果。

（四）情志因素

肿瘤的发生，在一定程度上与机体内在因素有关，同样的外在致癌因素作用下发生癌变可能是少数人。临床中常可见到受过精神创伤或精神过度抑郁的人易患癌症，而那些精神乐观、心胸开阔、豁达随意的人，即使已患肿瘤，疗效也较好。现代生活中，工作和学习上的长期紧张，工作和家庭中的人际关系不协调，生活中的重大不幸是诱发癌病的三种重要因素。精神因素与人体免疫功能密切相关。在复杂的社会环境中，越乐观向上者，其心理就可能增强了抗各种干扰的能力。人体免疫系统受神经和内分泌的双重调控，长期的精神紧张、抑郁恐惧等消极情绪作用于中枢神经系统，易引起自主神经功能和内分泌功能失调，使机体免疫功能受到抑制。由于机体内平衡被打破使细胞失去正常状态和功能，就会不断变异产生癌细胞。同时紧张的情绪还会减少机体内抗体的产生，阻碍淋巴细胞对癌细胞的识别和消灭，使癌细胞突破人体免疫系统的防御而形成癌肿。不良情绪会让抗癌细胞失去保护职能，T细胞的职责就是专门吞噬打击与监视癌细胞，在执行命令的时候，它的"上司"胸腺，首先要受到人体内各种酶、激素等因素的调节。而酶、激素的新陈代谢又受到神经系统的制约和精神情绪的影响，所以当不良情绪出现时，如愤怒或者哀伤，都会影响到T细胞的正常发挥，而遇到癌细胞的侵袭时，它就会无力抵御，那么患癌的概率就会相对增加。不良情绪会使免疫功能失去效用，若一个人的精神长期处于低迷状态，那么其内分泌系统就会改变，进而，免疫功能就会受到抑制，这无疑给癌细胞的滋生提供了通道。而且医学研究显示，处于情绪过激状态下的人，其血液中肾上腺素浓度较高，血液中的皮质类固醇也会明显增多。这些因素都会影响到免疫系统识别和消灭癌细胞的功能。不良情绪使人体内分泌失调，一个人如果长期处于忧郁寡欢、悲观失望、悲伤、矛盾、恼怒、烦躁等不良情绪中，则会导致中枢神经系统的功能紊乱，内分泌失调，抑制了肾上腺皮质激素的分泌，减少了对癌细胞有杀伤力的T细胞的产生，从而削弱了免疫系统的功能，使癌细胞有机会生长、繁殖。例如，消极情绪可以通过神经系统和内分泌系统使垂体激素和卵巢激素失调，而诱发乳腺癌。不良情绪影响睡眠，情绪差会影响深度睡眠（机体恢复体力的重要睡眠阶段），影响褪黑素的生成。褪黑素不仅可以抑制癌细胞生长，而且可调节免疫系统功能。不良情绪会引起睡眠障碍，直接影响我们机体的免疫功能，为癌细胞提供可乘之机。因此不良情绪导致中枢神经系统功能紊乱，内分泌系统功能失调，免疫系统受到抑制，人体抵御能力下降，从而有可能诱发癌症。当癌症出现后，不良情绪也会影响机体的抗癌能力，使癌细胞繁殖加速加快。

（五）饮食因素

饮食与癌症的关系是多种多样的。饮食营养、饮食偏好和饮食物质量与肿瘤的发生密切相关。在西方国家，大多数食物富含脂肪和胆固醇，肥甘厚味但纤维较少，因此局部结直肠癌的发病率很高；同样在一些维生素或微量元素缺乏的贫困地区，消化系统癌症的发病率很高。下述列举增加癌症危险性的饮食因素。

1. 农药

农药广泛用于农作物的生产，农药使用后对环境和食品造成污染，环境中的农药也可通过食物链迁移到食物中，致使食品中农药残留量增高。农药的种类很多，近年有资料报道其中的氨基甲酸酯类农药在弱酸条件下可与亚硝酸盐生成亚硝胺，可能有一定的潜在致癌作用，亦有致突变性。

2. 二噁英类

二噁英类为氯代含氧三环芳香族化合物，其中最具代表性、毒性最强的是 2，3，7，8-四氯二苯并对二噁英（TCDD）。二噁英类来源于城市垃圾、废弃物、汽车尾气、纸浆氯漂白及燃料中含氯碳氢化合物的燃烧，进入环境中持续存在，通过食物链迁移到食物中去，并随动物性食品（肉、禽、乳、蛋）进入人体，对人体健康造成危害。TCDD 为人类确认致癌物，会使癌症的发病率增高。

3. 重金属

如砷，工业三废、含砷农药的使用，使环境受到砷的污染，环境中的砷可通过食物链迁移到食物。已证实多种含砷化合物具有致突变性，可导致体内外的基因突变、染色体畸变并抑制 DNA 损伤的修复。捷克斯洛伐克一项 10 年的回顾性研究发现饮用水中亚硝酸盐的指标，铅、汞等重金属，有机氯等污染物的含量，与胃癌、结直肠癌的发生风险呈正相关。我国山东省肥城市、四川省盐亭县等多个肿瘤高发地区均发现饮用池塘水或河水等污染水源重金属超标，这会增加消化道肿瘤的患病风险。

4. 食品容器、食品包装材料、食品添加剂

食品容器、包装材料如氯乙烯单体，在许多亚急性毒性试验、慢性毒性试验、致畸试验和致癌试验中已被证实是一种致癌物，属于低毒级物质。尤其用聚乙烯材料的塑料制品长期盛装油脂含量高的食品，可将低分子聚乙烯溶出，使油脂或油脂多食品带有哈喇味，从而影响食品的安全性。食品添加剂如抗氧化剂丁基羟基茴香醚、二丁基羟基甲苯亦有致癌性。2017 年 10 月 27 日，世界卫生组织国际癌症研究机构公布的致癌物清单初步整理参考，丁基羟基茴香醚在 2B 类致癌物清单中，长期积聚在体内会造成不可逆转的不良影响。

5. 霉菌毒素

迄今为止，已知的霉菌毒素有 200 余种，其中得到广泛关注的是黄曲霉毒素，黄曲霉毒素是黄曲霉和寄生曲霉产生的代谢产物，目前分离出 20 余种，致癌性最强的为黄曲霉毒素 B1。黄曲霉毒素 B1 诱发肝癌的能力比二甲基亚硝胺强 75 倍，属于极强的化学致癌物，不仅可致动物肝癌，在其他部位也可致肿瘤，如胃腺瘤、肾癌、直肠癌及乳腺、卵巢、小肠等部位肿瘤。

6. N-亚硝基化合物

N-亚硝基化合物是对动物具有较强致癌作用的一类化合物，已知的 300 多种 N-亚硝基化合物中 90%具有致癌性，与人类的胃癌、食管癌、结直肠癌、膀胱癌的发生都可能有关系。目前尚缺乏 N-亚硝基化合物对人类致癌的直接证据，但对动物的致癌性是毫无异议的，无论一次大剂量或长期小剂量都可诱发癌症，至今尚未发现有一种动物对 N-亚硝基化合物的致癌性有抵抗力。

7. 多环芳香族化合物

多环芳香族化合物包括多环芳烃与杂环胺等，是食品污染物质中一类具有诱癌作用的化合物，其中最具代表性的是苯并芘。人类流行病学调查表明，食品中苯并芘含量与癌症发病率有关。苯并芘对各种动物的多种器官均能诱发肿瘤。但杂环胺在哺乳动物体系中致突变性较细菌体系弱。一般杂环胺引起雄性大鼠结肠癌。大多数杂环胺致癌的主要靶器官为肝脏。

8. 膳食结构

不良的膳食结构包括高脂肪、高胆固醇、低纤维素和高能量与高碳水化合物膳食等。高脂肪膳食可显著增加结肠癌、直肠癌的发病率，研究提示膳食脂肪的过多摄入可能与乳腺癌、前列腺癌、膀胱癌、卵巢癌有关；膳食胆固醇可增加患肺癌和膀胱癌的危险性；热能摄入过多，过多的热能转变为脂肪，增加乳腺癌和子宫内膜癌的危险性；膳食纤维对改善肠道功能，防止结肠癌、直肠癌的发生具有重要意义。

9. 饮食习惯

嗜食腌制、发酵、熏烤食品与癌症的发生有密切关系，原因为这些食物中含有大量的致癌物和致突变物；另外嗜食高盐饮食的人群胃癌发病率明显增高，当然饮酒与众多癌症如口腔癌、喉癌、食管癌、乳腺癌、结肠癌、直肠癌、原发性肝癌的发生有关。

（六）免疫因素

人体免疫功能的强弱是影响肿瘤的内在因素之一。机体健康，免疫功能良好，就会对致癌因素或者产生的癌细胞有所反应，从而刺激机体产生免疫细胞和抗体，对其进行监视、排斥、抵御或清除，从而抑制肿瘤的发生。当人体的免疫系统功能下降时，或者是受到抑制时，对肿瘤细胞的抑制和清除作用就会减弱。这时候肿瘤的发病率就会升高。反过来，肿瘤细胞形成的亚细胞群壮大以后，又进一步抑制了人体的免疫系统功能，就这样形成了一个恶性循环。此外，还有其他的因素进一步推波助澜。对于免疫系统，当它通过肿瘤抗原识别出肿瘤细胞时，就会对其产生免疫应答效应。免疫应答效应可以理解为一种人体清除异常细胞的机制。免疫应答主要分为细胞免疫和体液免疫。其中以细胞免疫为主，它可以根据作用对象是否专一，分为特异性细胞免疫和非特异性细胞免疫。①特异性细胞免疫可分为活化、增殖阶段和识别、杀伤肿瘤细胞阶段。在活化、增殖阶段，肿瘤细胞释放出肿瘤抗原，被代号 APC 的细胞摄取架构处理后交给了 $CD4^+T$ 细胞或者 $CD8^+T$ 细胞，两种 T 细胞被活化并开始增殖，得到 CTL 细胞。在识别、杀伤肿瘤细胞阶段，CTL 细胞先是识别与结合肿瘤细胞；然后胞内细胞器重新定向，为的是保证 CTL 胞浆颗粒中的效应分子释放后能够有效作用于结合的肿瘤细胞；接着 CTL 胞浆颗粒吐出效应分子，对肿瘤细胞发起致命攻击。最后肿瘤细胞开始凋亡，CTL 细胞丢下肿瘤细胞尸体，开始寻找下一个目标。

②非特异性细胞免疫主要是指自然杀伤细胞和巨噬细胞对肿瘤的清除效应。自然杀伤细胞是通过"对暗号"来识别敌我成员。正常人体细胞都能表达 MHC-Ⅰ类分子，于是安然无事；但是突变的肿瘤细胞的 MHC-Ⅰ类分子表达缺失或降低，就会被识别、杀伤。巨噬细胞是"两面派"。它一方面表达酶类直接杀伤肿瘤细胞，另一方面为肿瘤细胞所用，反而促进了肿瘤的发展。体液免疫更多时候是打辅助，与细胞免疫相辅相成。CTL 活化和杀伤机制对肿瘤细胞的清除能力的差异取决于许多因素，包括人体自身的免疫功能强弱、人体内肿瘤所处的微环境以及肿瘤产生的肿瘤抗原性的强弱，它们最终造成了免疫系统对肿瘤细胞的免疫应答效应的不同。

（七）遗传因素

在肿瘤患者中，有一部分患者的病因可追溯到其家族史。现已肯定，某些肿瘤存在遗传倾向。这种遗传的一种情况可能是机体免疫功能、激素指标、神经类型等内在环境的遗传，易患性的机体可将这些易感因素遗传给后代，致使后代也成为对肿瘤的易患性体质。另一种情况是基因的直接遗传，比如异常的染色体遗传，可使同一家族中发生同类的肿瘤。这类遗传性的肿瘤虽多数恶性程度高，但比较罕见。

某些肿瘤具有种族易患性和家族聚集性，比如在高、低发地区均可发现鼻咽癌的高发家族。鼻咽癌的发病率在不同种族和民族之间具有明显的差异，黄种人鼻咽癌的发病率远高于其他种族，尤其在我国和东南亚一带高发。

需要说明的是，肿瘤的发生并非某种单一的因素所为，绝大多数是在多种因素共同作用下而且是在内外合因的情况下才有可能发病。所以在探讨肿瘤的病因时，不可忽略"综合因素"的作用。

事实上，生活中存在的可能致癌因素还有很多，随着科学研究的深入与发展，必定将有更多更全面的认识，对肿瘤发生的病机也一定会有更清楚的揭示。

（八）年龄因素

癌症是由单个细胞产生的。从单个细胞到肿瘤细胞的转化是一个多阶段的过程。衰老则是癌症形成的另一个关键因素。随着年龄的增长，癌症的发病率显著增加，可能与生活中危险因素的积累有关。随着年龄的增大，人体细胞分裂次数越多，基因突变的次数也越多，正常基因转化为癌基因的可能性也更大。癌症的发生与身体免疫力的下降也有显著关系，随着年龄的上升，机体免疫力不断下降，癌症的发病率也呈不断上升趋势。

第三节　肿瘤流行病学

恶性肿瘤是危害人类健康的主要疾病之一，是当前全球共同面对的持续性公共卫生挑战，因恶性肿瘤而死亡的人数位居全球第二，而这一情况依然未出现拐点，死亡人数逐年上升。恶性肿瘤所带来的负担是全球性的，且逐年加重。据预测，在未来几十年中，中低收入国家仍然是受到恶性肿瘤负担增长最快和影响最大的地区，其中许多国家目前已面临着难以应对的困难。

2020 年 2 月，国际癌症研究机构（International Agency for Research on Cancer，IARC）发布了最新的《世界癌症报告》，该系统总结出，癌症是 134 个国家 30～69 岁人群的第一或第二大死因，在另外 45 个国家则位居第三或第四。由于医疗技术和卫生基础设施方面的固有差距影响，不同的国家癌症发病率和死亡率也存在着明显的差异。人类发展指数较高的大多数国家，较为重视疾病的有效预防、及早发现和及时治疗。因此癌症死亡率也逐渐下降。相比之下，在转型期国家中，包括乳腺癌、肺癌和结直肠癌在内的许多癌症的死亡率仍在增加或者趋于稳定。中国是世界上人口最多的国家，新发恶性肿瘤的数量远高于世界其他国家。2020 年全球新发恶性肿瘤病例 1929 万例，死亡病例 996 万例，同年中国新发恶性肿瘤病例 457 万例，死亡病例 300 万例。《中国恶性肿瘤流行情况分析报告》指出，近十二年来，我国恶性肿瘤发病率和死亡率的年增幅分别达到 3.9% 和 2.5%，防控形势十分严峻。各国政府都在积极开展肿瘤防控工作，而掌握全人群恶性肿瘤发病死亡基本情况，是政府制定人群肿瘤防控措施的前提和依据。

一、全球恶性肿瘤发病总体水平的变化

2008 年，全球人口中新出现癌症病例约 1270 万，前十位的癌症是肺癌、乳腺癌、结直肠癌、胃癌、前列腺癌、肝癌、宫颈癌、食管癌、膀胱癌、非霍奇金淋巴瘤，占全球癌症发病总数的 67.9%。2020 年全球人口癌症新发病例数约 1929 万例，前十种癌症为乳腺癌、肺癌、结直肠癌、前列腺癌、胃癌、肝癌、宫颈癌、食管癌、甲状腺癌、膀胱癌，这十种癌症占新发癌症总数的 63%。2008～2020 年，全球发病癌谱发生了一定的改变，最显著的是胰腺癌于 2020 年增加到 47 万，取代非霍奇金淋巴瘤成为前十高发癌症。全球乳腺癌新发病例高达 226 万例，超过了肺癌的 220 万例，乳腺癌取代肺癌，成为全球第一大癌。

二、全球恶性肿瘤死亡总体水平的变化

2008 年全球癌症死亡病例约达 760 万，2020 年全球癌症死亡病例约 996 万，增长 31.1%。2020 年与 2008 年相比，全球男性和女性癌症死因的前十种癌症类型均未发生改变，但大部分癌症的人口标化死亡率有所下降或持平。2022 年，乳腺癌新增人数达 226 万，肺癌为 220 万，乳腺癌正式取代肺癌，成为全球第一大癌症。但肺癌仍是中国最常见的癌症，同时也是导致中美两国癌症死亡的最主要原因。2022 年美国最常见的癌症是乳腺癌。随着胃癌、肝癌和食管癌发病率及死亡率的下降，以及肺癌、结直肠癌、乳腺癌和前列腺癌发病率的上升，中美两国的癌症情况逐渐相似。男性中肺癌仍然是死亡病例最多的，达到了 119 万；女性中乳腺癌是死亡病例最多的，达到了 226 万例。值得注意的是，中国的结直肠癌、女性乳腺癌和男性前列腺癌的发病率及死亡率显著上升。男性中，美国肺癌和结直肠癌，以及中国胃癌、肝癌和食管癌的发病率逐渐下降。然而，美国的肝癌、中国的结直肠癌及前列腺癌的发病率则是显著增加。女性中，美国肺癌和结直肠癌，以及中国胃癌、肝癌和食管癌的发病率和死亡率近年来逐渐下降。

三、肿瘤的发生与年龄、性别的关系

任何年龄均可能发生肿瘤。一般发病与年龄成正比。然而，40 岁男性和 30 岁女性的癌症死亡率急剧上升。另外，由于年龄区间的不同，儿童和青年的多发肿瘤与成年人和老年人的多发肿瘤也具有不同的类别和性质。分类上，儿童多见于低分化母细胞瘤（如肾母细胞瘤、神经母细胞瘤、视网膜母细胞瘤、肝母细胞瘤等）以及来自淋巴造血组织的肿瘤（如急性粒细胞白血病、淋巴瘤、急性淋巴细胞白血病等）。间叶组织的肉瘤和骨与软组织肿瘤，如纤维肉瘤、骨肉瘤和横纹肌肉瘤等，多见于青年人。

（一）儿童易患的肿瘤

儿童发生的肿瘤具有其独特的特点。儿童癌症病例中男孩多于女孩，比例约为 1.68∶1，年龄多集中在 6 岁以内。低分化母细胞瘤，如肾母细胞瘤、神经母细胞瘤、视网膜母细胞瘤、肝母细胞瘤等，以及来自淋巴造血组织的肿瘤，如急性粒细胞白血病、淋巴瘤、急性淋巴细胞白血病等，多见于儿童。总的趋势是恶性程度高、生长快和转移早，其预后也较差。

（二）青少年易患的肿瘤

青少年中最常见的几种肿瘤分别是白血病、恶性淋巴瘤以及骨与软组织肉瘤。

青少年肿瘤具有以下特点：①肿瘤细胞的分化程度比较差，多数是低分化或未分化；②病程短的同时其进展快，恶性程度也高；③其临床表现不明确或不明显，容易被漏诊，尤其是青少年及青少年结直肠癌，其误诊率高达 60%～70%。

（三）成年人易患的肿瘤

成年人多发生上皮来源的癌。其具有以下的特点：①从形态与行为的相互关系来看，相比于儿童肿瘤的形态与行为可相互分离。成年人肿瘤的形态与行为的关系较为一致，即分化程度越低恶性度越高。如幼年性黑色素瘤异型性明显但预后良好，神经母细胞瘤形态较好却呈恶性行为；②从生长速度来看，儿童肿瘤多生长迅速，妇女在青春期或妊娠期所患乳腺癌生长速度快，老年男性的前列腺癌则生长较慢；③从性别差异来看，男女性常见肿瘤分别为，男性是肺癌、胃癌、肝癌、结肠癌、直肠癌、食管癌、前列腺癌；女性是乳腺癌、肺癌、胃癌、结肠癌、直肠癌、子宫颈癌。性器官及与性激素有密切关系的器官（如前列腺、乳房）的肿瘤属于激素依赖性肿瘤，他们的发生与性激素受体有密切的关系。

（四）中老年人与肿瘤的易患性

一般来说，40 岁以上的人群较青少年患癌的风险更高。癌症患病风险随着年龄的增长而增加。

中老年人肿瘤相对发病率高的原因有很多：①致癌物需要较长的发展过程才能引起细胞损伤、转化、恶变和肿瘤形成；②老年人免疫力下降，导致变异细胞的免疫监测能力相应下降，这些因素有利于肿瘤的发生和发展；③随着年龄的增长，接触致癌因子的机会增加；④一些慢性疾病，如慢性气管炎、胃炎、溃疡、前列腺炎、肠炎和腹泻。

（五）性别与肿瘤的关系

性别是影响个体营养能量代谢和癌症发生、发展的关键因素。不仅是在某些性别特异性癌症方面（如女性卵巢癌和男性的前列腺癌），而且在其他多种癌症上，男性和女性在发病率、侵袭性、预后和治疗反应上均存在显著的差异。男性和女性在致癌突变方面的巨大差异，例如，来自女性的肝脏肿瘤更有可能携带被称为错配修复的 DNA 修复系统缺失导致的突变。而患有任何一种癌症的男性，更有可能表现出被认为同身体修复带有两个断裂链的 DNA 这一过程存在关联的 DNA 变化。例如，在所有癌症中，97%的女性样本携带错配修复缺陷独有的 DNA 特征，但仅有 89%的男性样本拥有这种模式。对于肝癌来说，这种差异更加极端，88%的女性表现出这一特征，而男性仅为 58%。在一些人群中，男性肝癌患者人数约是女性的 3 倍，同时其发病率在一些国家不断上升。现代肿瘤医学提出了精准医疗，更加要求我们能够不断地区分不同人群的不同肿瘤，而不是仅仅停留在组织器官（如胃癌、肠癌等）这样简单的分类上。

四、肿瘤的发生与地区、种族的关系

肿瘤的发生和发病率在不同种族及地区存在差异。研究表明，黑人患前列腺癌的风险是其他人种的 2 倍，白人患肺癌的风险是其他人种的 2 倍，亚洲人则更容易患上肝癌。白人患某些类型癌症的可能性是其他人种的两倍多，包括恶性黑色素瘤、食管癌、膀胱癌和肺癌。与白人相比，黑人患骨髓瘤的风险几乎是白人的 3 倍，患前列腺癌的风险几乎是白人的 2 倍。胃癌在日本和中国人群中的发病率相对较高；但对于欧美国家的居民来说，乳腺癌和结直肠癌的发病率较高；肝细胞癌多见于非洲和东南亚人群，而在欧美人群中相对少见；我国最为常见的是肺癌；犹太人几乎没有阴茎癌；但黑人中患宫颈癌的患者较多，不同种族的癌症发病率差异显著。另外，某些肿瘤在某一地区呈现地域差异。如亚洲和非洲的宫颈癌及肝细胞癌，美洲、欧洲的淋巴瘤和白血病等。对于中国来说，鼻咽癌主要集中在华南，包括广东、广西、湖南、福建和江西。食管癌在河南、河北和山西三省交界的大别山、川北和湖北及安徽、河南东北部和广东等地、苏北和新疆的哈萨克族地区相当集中和高发。高发区往往离低发区不远，而死亡率差异很大。胃癌主要集中在东、西北两省，从北疆东部经甘肃、河西走廊、陕北、宁夏、内蒙古、辽宁，再沿海岸线至胶东半岛及江浙地区。在低发区或县，可有高发点，同样，在高发区也有低发点，表现为胃癌发病不平衡（或"灶性分布"）。肝癌发病主要集中在东部沿海省份和东北地区，尤其是广西、广东、福建及浙江、上海、江苏、吉林等地。从沿海到内陆逐渐减少，广西以扶绥为中心，江苏以启东为中心，形成两个死亡率极高的肝癌高发区。这些地区气候的共同特征是温暖、潮湿和降水量大。城市肺癌死亡率一般高于农村。北京、天津和上海、东北和浙江沿海等工业发达地区死亡率较高。东北三省不仅男性肺癌死亡率高，而且女性肺癌死亡率也突出。

移民流行病学研究证实，首先，一方面一些种族的癌症高发并不是一成不变的；另一方面环境因素对肿瘤发生的影响远远大于种族对肿瘤的影响。环境因素可能涉及日照、气候、土壤、水质在内的自然环境，饮食、生活习惯、社会经济文化和特殊的理化条件（包括农药、工业污染，促癌微量元素的量和分布）。其次，我们也不能忽视社会环境对宿主肿瘤发生的作用，它对人们的生活习惯和精神状态均有影响。对肿瘤发生的作用有可能是通过影响免疫或者通过其他的途径来发生作用的。

五、恶性肿瘤危险因素

癌变过程是细胞功能紊乱的结果。细胞内染色体或分子畸变等表观遗传变化的积累，导致遗传不稳定，很难评估单个病因因素的有效性。环境、外源性和内源性因素、个体因素以及遗传易患性等各种危险因素的相互作用，都会促进癌症的发展。多年来，恶性肿瘤发展的流行病学研究主要集中在环境和遗传因素决定癌症发病率及死亡率上。根据目前的知识水平，80%～90%的恶性肿瘤是由外部环境因素（致癌物）引起的。流行病学研究证明，吸烟、过量饮酒、饮食、肥胖、长期慢性疾病病史等对人群恶性肿瘤的发展很重要。近30年来，肿瘤流行病学与分子生物学、免疫学、病毒学、病理学、毒理学和生物统计学等学科相互依存、相互联系，早在20世纪80年代，流行病学已经建立了烟草、乙醇、工作场所化学物质、紫外线辐射、电离辐射、外源性激素、某些药物、营养过度和微量元素缺乏等暴露与癌症发病的联系，形成了关于宫颈癌和性传播疾病、乳腺癌与生殖相关激素间联系的病因学假设，在恶性肿瘤危险因素研究方面取得了重要的成就。

（一）烟草与酒精等外部环境因素

烟草烟雾中含有多达4000种化学物质，目前已确定50多种化学物质与烟草癌变有关，如芳香烃类、亚硝胺类、芳香胺类、乙醛类、其他有机物（如苯）、非有机化合物（如砷和钋）等。在很多国家开展的有关于烟草致癌的流行病学的研究中发现了吸烟者发生口腔癌、鼻咽癌、喉癌、肺癌、胃癌、食管癌、肝癌、胰腺癌、结直肠癌、肾癌、膀胱癌和宫颈癌的危险性上升了16%。2000年，美国国家卫生调查估计有大概22.5%的成年人为当前吸烟者，在18～24岁人群中这一比例达28.5%。全国健康服务中心的调查表明，中国男人的吸烟率超过60%，而上海的一份调查表明，61%的男性是目前的吸烟者，20%的人是因为吸烟而死于肺癌。

美国1995～1999年男性人群中烟草与因癌症死亡的人群归因危险度百分比为：口腔和鼻咽癌75%、喉癌83%、肺癌88%、食管癌73%和膀胱癌48%。根据癌症发病的自然史，我们了解到酒精类饮料通常与烟草共同作用，可引起呼吸道和上消化道癌症。在美国，口腔癌、鼻咽癌、喉癌和食管癌中，有75%～85%是由烟草和酒精暴露引起的。烟草与乙醇类酒精的交互作用，可以使喉癌的危险性比预计增加50%左右。乙醇和香烟之间的相互作用，很有可能是因为酒精对香烟的溶解性增强，或者是因为P450微粒体活化酶的影响，导致了组织的破坏。酒精的摄取还会导致机体中的抗氧化剂微量元素不足，而致机体的免疫功能失调，从而对DNA的恢复机制产生不利的作用。酒精的氧化作用会导致乙醛的生成，对蛋白加合物的形成以及DNA修复有一定的干扰作用，对谷胱甘肽的消耗也有一定的作用。同时，基因的易感对代谢物的激活也会产生一定的作用。

（二）慢性炎症

肿瘤基因对病毒、细菌和寄生虫等感染的反应受到慢性炎症相关机制的调节。如果没有有效的免疫反应，病原体可以在宿主体内长期驻留，形成慢性炎症。丙型肝炎病毒（hepatitis C virus，HCV）是一种 RNA 病毒，其感染率在 55%～85%。在乙型肝炎病毒（hepatitis B virus，HBV）感染 20～30 年后，2%～4%的人会出现肝细胞肝癌。多项流行病学研究报道，HBV 感染与肝细胞肝癌流行于中国、东南亚和亚撒哈拉洲地区，在中国和非洲地区，HBV 阳性肝癌的人群归因危险度百分比可达 65%～70%，慢性乙型肝炎感染者一生的累积风险估计在 10%～25%。同时从感染到发生肝细胞肝癌的潜伏期可长达 20～50 年。HBV 和 HCV 均可通过母婴传播感染婴儿或在儿童期获得感染，从而使得肝细胞肝癌的危险性增加。HBV、HCV 和 HIV 合并感染，慢性酒精暴露，黄曲霉毒素暴露，烟草暴露和遗传易患性也可以使肝细胞肝癌的发病危险性增加。T 细胞和感染的肝细胞的相互作用，可使细胞损伤、凋亡、坏死和增殖不断重复；此外，HBV 的 DNA 与宿主细胞基因组可以随机结合，可能对感染肝细胞的遗传不稳定性以及 HBV 感染和肝癌发生间起促进作用。与炎症相关的氧化应激也可能会引起 DNA 结构的破坏，或者阻止 DNA 的修复过程。另一种重要的致癌病原体是人乳头状瘤病毒（human papilloma virus，HPV），它有 90 多种基因型，可引起人类肿瘤的基因型主要有 HPV16、HPV18、HPV31、HPV33、HPV35、HPV39、HPV45、HPV51、HPV52、HPV56、HPV58、HPV59 和 HPV68。当前全球新发宫颈癌中约有 50% 由 HPV16 感染所致，HPV 传播途径主要是性活动或密切接触病变部位。HPV 感染还可能是一些生殖道、生殖器黏膜及上皮基底细胞癌的病因。感染持续时间、HPV 基因型和 HPV 病毒载量可用于预测个体相应恶性肿瘤危险性的发生，而合并其他性传播感染、吸烟、持续使用类固醇类避孕药，以及缺乏抗氧化微量元素和免疫功能障碍等，可能增加恶性肿瘤发生、发展的风险。幽门螺杆菌（helicobacter pylori，Hp）是一种革兰氏阴性菌，生活在胃肠道上皮中，具有在胃的酸性环境中生存的能力。现在 Hp 感染已经被公认为是一个导致胃癌发生的主要原因，可导致慢性胃炎、消化性溃疡以及胃体部腺癌等。受不同地区的影响，人群 Hp 感染率也不同，胃癌的地域分布也可能存在着差异。Hp 感染在贫困、居住条件拥挤的人群中尤其常见，甚至呈现低龄化趋势。Hp 细胞解毒相关基因 CagA 阳性的对象发生弥漫型和肠型胃癌的危险性均增高 26.27%。

（三）遗传因素

流行病学针对烟草暴露与遗传因素交互作用的研究主要关注那些能够活化或消除烟草中的致癌物质的基因，不同癌症其环境的遗传因素交互作用的分子病理生理学的机制可能各不相同。遗传因素对肿瘤发病的敏感性有一定的影响，但也有多种位点等位遗传多态性的综合效应，而与外界因素的相互作用是由调节细胞周期、细胞信号转导和凋亡的调节因子，或与 DNA 修复、DNA 复制、基因组稳定性和免疫完整性有关的基因的遗传易患性引起的；也有可能是由于代谢多态性或基因药理机制，这些基因或药物诱发生物体的变异。肿瘤分子流行病学对诸如细胞色素 P450 酶系、谷胱甘肽酶系等基因多态性做了大量的研究。需要引起重视的是，单个多态性研究结果可能存在假阴性或假阳性结果，这主要是因为研究方法学的局限性导致的。无论是哪一种单一的酶系统，都要从整体上考虑激活和解毒酶系统，同时要注意个体之间可能存在的致癌物代谢上的差别。

（四）长期慢性疾病病史

长期慢性疾病病史是导致恶性肿瘤发生的又一重要危险因素。以胃食管反流与食管癌，慢性阻塞性肺疾病（chronic obstructive pulmonary disease，COPD）与肺癌为例。食管癌因为明显的地域分布差异，引起了人们的重视。多数国家，食管癌的发病率男性为（2.5～5.0）/10 万，女性为（1.5～5.0）/10 万。但在亚洲的一些地区，里海东部和北部食管癌的发病率高达 100/10 万。女性的食管癌发病率甚至高于男性的这种情况，主要发生在印度、南非的特兰斯凯和伊朗北部。全球每年报道的食管癌死亡病例中 60% 以上来自中国，食管癌也是中国常见的癌症。过去的报道表明，超过 90% 的食管癌都是鳞状细胞癌，但是，近 20 年来，特别是美国白人男性中，这种情况尤为显著。食管腺癌一般位于食管的下 1/3 段，它与巴雷特食管（Barrett's）肠上皮化生有关，巴雷特食管肠上皮化生的组织学机制是由于长期的胃食管反流所致的慢性炎症损伤。正常情况下，胃食管的过渡结构、吞咽蠕动以及上食管括约肌可以形成一个屏障，以此防止胃液反流。人群中具有巴雷特食管现象的，其患食管腺癌的可能性比一般人群高 30～125 倍。食管癌发生的病理过程可能依次为慢性食管炎、黏膜溃疡伴部分上皮细胞再生和修复、巴雷特食管肠上皮化生、高度发育异常和癌症发生。除慢性炎症外，吸烟、肥胖和使用某些松弛或改变胃食管过渡结构平滑肌的药物等也是与食管腺癌相关的危险因素。

至少有 10 余项流行病学队列研究发现，肺癌发生的一个独立的危险因素就是 COPD，还有很多研究报道认为，成年人的哮喘、肺结核以及肺纤维化均会增加肺癌发生的危险性。造成 COPD 的主要原因是吸烟，长期吸烟妨碍了鼻黏膜纤毛清除异物颗粒和呼吸道分泌物，同时引发炎症反应，并伴随着呼吸细支气管纤维化增厚，导致气道黏液腺肿大及增生。COPD 的表现预示着支气管和肺结构功能损伤，由于烟草毒性物质持续暴露和人体易患性交互作用引起的这些损伤。因此，COPD 可以被看作是烟草累积暴露剂量和组织易患性的生物标记。肺癌的自然史过程中包括多基因突变，这些基因突变决定了癌症的发生和发展进程，并影响癌细胞的克隆行为和形态学特征。发生阻塞性症状的重要原因之一是支气管的慢性炎症，同时这些炎症为修复增殖反应过程中产生的氧化应激和自由基提供了动态环境。

（五）饮食因素

饮食习惯在增加或降低患癌症的风险方面起着关键作用。20 世纪 70 年代，人们首次认识到饮食在癌症病因学中的可能作用，当时人们了解到，在消费更多动物产品、油和糖的西方国家，结直肠癌、乳腺癌和前列腺癌的发病率很高。相比之下，食用低动物性食物、脂肪和低糖的发展中国家患这些癌症的概率较低。这些观察结果部分解释了在不同饮食人群中观察到的不同癌症发病率。例如，在饮食中摄入高纤维的非洲人群中，结直肠癌的发病率较低。胃癌在东亚更常见，因为那里人们盐的摄入量更多。腌制食品中含有大量的盐，会损伤胃黏膜，从而增加胃黏膜上皮细胞增殖、突变以及 Hp 感染的概率；腌制食品中还含有亚硝酸盐，会在体内转化为有强致癌性的 N-亚硝基化合物，增加患鼻咽癌和胃癌的风险。某些发霉食品（如发霉的谷物、坚果和果干等）含有黄曲霉毒素，具有极强的致癌性，会增加罹患肝癌的风险。与腌制食品类似，加工肉制品中含有的硝酸盐和亚硝酸盐，也会在体内转化为可致癌的 N-亚硝基化合物，经常食用会增加结直肠癌的患病风险。

（六）肥胖

根据 WHO 估计，全球 10 亿以上的成年人，其中体重被认定为肥胖的占到 3 亿。美国的一项长达 30 年（1971～2000 年）的研究提示，女性的能量摄入量日增 22%，男性为 10% 以下，其中非常值得注意的是，这些增加的能量的主要来源是碳水化合物。美国癌症研究协会癌症预防项目Ⅱ在 900 052 名志愿者中进行的前瞻性研究发现，因癌症部位不同，超重与癌症死亡归因危险度的联系也是不同的。将该队列估计的人群归因危险度作为基础，避免超重（保持 BMI＜25kg/m^2）可以预防女性癌症死亡的 15%～20% 和男性癌症死亡的 10%～14%，或每年 90 000 例癌症死亡。肥胖可以被理解为一种功能性失调，是由于能量吸收摄食控制机制以及能量消耗或者生热作用发生了改变。向心性肥胖的代谢结果中包括了胰岛素抵抗、高胰岛素血症、糖耐量异常、三酰甘油水平升高、胆汁酸代谢改变以及内源性生物合成性类固醇激素增加等。胰岛素水平和肝脏、脂肪细胞及其他组织的胰岛素样生长因子-1（IGF-1）水平相关，IGF-1 具有抑制细胞增殖以及抑制细胞凋亡的能力，而其抑制细胞凋亡的能力与人体组织肿瘤的发生有密切关系。

（七）营养素与癌症

1. 精制糖

在检查精制糖和精制白面制品与癌症的关系时，血糖指数或糖化血红蛋白水平是可以评估的标准之一。已发现高血糖指数与上呼吸道肿瘤、子宫内膜癌、胃癌、卵巢癌和结直肠癌有关。同样，糖化血红蛋白升高与结直肠癌有关。还有一些研究表明，糖尿病与结直肠癌、子宫内膜癌和胰腺癌之间存在关系。糖被认为通过超重和肥胖来增加患癌症的风险，并且它没有直接的致癌作用。

2. 低膳食纤维

膳食纤维可以促进胃肠道蠕动、刺激消化腺分泌、调节肠道微生物菌群，有助于降低结直肠癌的发病风险。低膳食纤维被认为是结直肠癌的危险因素。膳食纤维被认为通过稀释粪便致癌物、缩短结肠过渡时间并转化为抗癌短链脂肪酸来对抗结直肠癌。

3. 红肉

2015 年，国际癌症研究机构检查了 800 多项流行病学研究，将红肉归类为"可能的致癌物"，将加工红肉归类为"致癌物"。Meta 分析研究表明，过量食用红肉和加工肉类会增加结直肠癌、肺癌、食管癌和胃癌的风险，红肉中含有的血红素铁，会增加 N-亚硝基化合物在体内的合成，对肠道上皮也有细胞毒性作用。食用白肉与癌症风险之间没有关系。在某些过程中，例如烹饪、熏制或使肉处于高温之下，已知在肉中会形成致癌物质，例如 N-亚硝基化合物、多环芳香胺和杂环胺。红肉或加工肉类增加癌症风险的可能机制有以下几种：①氧化负荷增加，形成 DNA 加合物并导致肠上皮脂质过氧化；②营养代谢物引起的下摆或上皮转化对肠上皮的增殖性刺激；③炎症反应增加，可能引发恶性变化。

4. 奥米茄-6/奥米茄-3 比率与癌症

体内高 ω-6/ω-3 比率在某些疾病（如癌症）的发病机制中起到了重要作用。ω-3 脂肪酸的前体 α 亚油酸是一种与抗炎反应相关的分子。亚油酸是 ω-6 脂肪酸的前体，与促炎反应有关。人们认为，在癌症发展中，体内 ω-3/ω-6 的比例比个体摄入 ω-3 和 ω-6 更重要。首先，ω-3 和 ω-6 脂肪酸会竞争性地结合促癌酶从而影响其活性。此外，如果癌细胞膜的不饱和脂肪酸含量较高，饱和脂肪酸含量较差，则 ω-3 脂肪酸会使癌细胞对自由基敏感。这使得细胞膜的保护能力下降，更容易受到伤害。虽然 ω-6 通过抑制肿瘤细胞的程序性死亡来促进肿瘤进展，但 ω-3 脂肪酸能加速肿瘤细胞的程序性死亡。ω-3 脂肪酸抑制前列腺素 E_2 的产生，前列腺素 E_2 负责炎症反应，细胞生长，细胞凋亡，血管生成和转移。体外和体内研究表明，ω-3 脂肪酸使肿瘤细胞对抗癌药物更敏感。可以认为 ω-3 脂肪酸通过影响癌症发展不同阶段（如细胞增殖和存活）的多个靶点而具有抗癌作用。

5. 盐消耗

有流行病学研究表明，高盐摄入是胃癌的危险因素。人体食用过量的高盐食物以后，食盐的高渗透压对胃黏膜会造成直接损害，使胃黏膜发生广泛性弥漫性充血、水肿、糜烂、出血、坏死、溃疡等一系列病理改变。高盐食物还能使胃酸分泌减少，抑制前列腺素 E 的合成。一些实验研究表明，盐通过与 Hp 感染的协同作用增加罹患胃癌的风险。高盐摄入有助于 Hp 在胃黏膜中的定植，促进细菌定植的黏膜细胞的增殖，并减少黏液腺细胞分泌的黏蛋白，这些黏液腺细胞对细菌引起的感染起作用。盐也被证明具有促进胃黏膜内源性突变和细胞增殖的独立作用。

（八）辐射与癌症

1. 电离辐射和癌症

电离辐射可导致任何组织或器官的癌症，但红骨髓、乳腺和甲状腺是最敏感的组织之一。癌症可能发生在暴露于辐射后 40 年，年轻时暴露于辐射中会增加风险。关于电离辐射致癌作用的信息是基于跟踪原子弹爆炸和核事故幸存者，对暴露于医疗或环境来源辐射的人所进行的流行病学研究、实验动物研究和体外研究。氡气是来自环境源的最重要的辐射暴露。它是铀衰变成镭的结果。镭在土壤、岩石中大量存在，间接存在于一些建筑材料中。众所周知，来自镭的氡气会在建筑物中引起很高的放射性污染率。氡气积聚在呼吸系统器官中，被认为是导致肺癌的重要因素。电离辐射直接或间接地破坏 DNA 分子。其中一些损伤导致细胞死亡，而另一些则进行非致命的修改。非致命性修饰无法修复或可错误修复，导致恶性改变。

2. 非电离辐射和癌症

非电离辐射[紫外线辐射（ultraviolet radiation，UVR）]、可见光、红外线、微波、射频（radio frequency，RF）和极低频（extremely low frequency，ELF）不具有破坏化学键和电离的能量。UVR 被认为是导致皮肤癌（皮肤恶性黑色素瘤、基底细胞癌和鳞状细胞癌）

的主要因素。皮肤癌是世界上浅肤色人群中最常见的癌症类型。国际癌症研究机构将太阳（如日光浴浴床）发射 UVR 和 UVR 的设备归类为第 1 组致癌物。这种分类基于实验和流行病学研究。UVR 可以通过 DNA 直接吸收光子或通过激发细胞发色团来导致 DNA 中的诱变前病变，这些发色团将依次影响 DNA。内源性（黑色素、卟啉、黄素基团）或外源性（如硫唑嘌呤，一种免疫抑制药物）光敏剂吸收 UVR 也可以诱导 DNA 损伤。光敏剂可产生活性氧，导致诱变前 DNA 损伤。此外，UVR 可以通过产生活性氮物种，在 DNA 中产生双链断裂并诱导表观遗传变化来对 DNA 造成损害。这些损伤导致一些反应的进展（如细胞死亡、染色体畸变、基因突变、遗传不稳定、细胞转化），这些反应依次导致癌变。

非电离辐射的常见来源包括微波炉、计算机、无线网络、手机和电源线。根据国际癌症研究机构的分类，这些来源发射的射频和极低频辐射被列为"可能的致癌物（2B 组）"。流行病学研究表明，长期使用手机的人患脑癌的风险增加，这是射频辐射可能致癌的主要证据。随后的体内研究进一步表明，长期暴露于手机辐射会增加患脑肿瘤的风险。儿童和青少年可能比成人更容易受到射频辐射的影响。有证据表明，射频辐射通过产生活性氧、诱导炎症反应、抑制 DNA 修复和产生染色体畸变等机制促进了癌症的发展。尽管 WHO 尚未将其定义为致癌物，但有研究表明，射频辐射和极低频辐射诱导的电磁场会使脑癌的发生率增加，尤其是在儿童和青少年中，同时也与男性生育率的降低以及全球阿尔茨海默病的增加有关。

3. 医疗照射和癌症风险

个人暴露于辐射以进行医学诊断和治疗是癌症的危险因素。流行病学研究表明，儿童对辐射比成人更敏感。用于诊断目的的单剂量辐射不会造成很大的危险，但由于广泛和频繁使用 X 线而暴露的辐射可能会增加患癌症的风险。计算机断层扫描（computer tomography，CT）作为许多疾病诊断的金标准，已开始在儿科医学中频繁使用。然而，直接流行病学证据表明，CT 中使用的辐射剂量可能导致恶性肿瘤。有研究表明，头颈部和胸部 CT 扫描会增加甲状腺癌的发病率。越来越多的研究表明，用于儿科患者诊断目的的医学成像技术（如 CT 扫描和透视手术）揭示了未来患癌症的风险。

放射治疗也可能导致继发性癌症的发展，因为它会影响健康组织。Ishida 等表明，接受颅脑放疗的患者患继发性癌症的风险比未接受颅脑放疗的患者高 6 倍。儿童白血病放疗或淋巴瘤治疗有发生继发性恶性肿瘤（如甲状腺癌、皮肤癌和乳腺癌）的风险。同样，乳腺癌治疗中使用的放疗也导致了血管肉瘤的发展。

（九）荷尔蒙因素和癌症

女性性激素（雌激素和孕激素）是乳腺癌、子宫内膜癌、卵巢癌的起始因素，而雄激素是前列腺癌的"始作俑者"，这一论点虽然是有争议的，但这些激素在肿瘤生长和进展中确实起着刺激因子的作用。导致女性一生中性激素暴露量较高的因素，如月经初潮提前、绝经晚、首次怀孕晚期和未分娩，会增加罹患乳腺癌的风险。女性性激素可能通过增加细胞增殖、减少细胞凋亡和引起 DNA 损伤等机制增加患这些癌症的风险。减少内源性雌激素暴露的因素，如怀孕和母乳喂养，可降低患乳腺癌的风险。一些研究表明，怀孕和母乳喂养是乳腺癌的保护因素，因为乳腺细胞分化以产生乳汁。经历这种分化的细胞不太可能变成癌细胞。同样，更年期激素治疗（雌激素+黄体酮）会增加患乳腺癌的风险。由于绝经期激素治疗中单独使用雌激素治疗可能会增加子宫内膜癌的风险，因此，该治疗方法只能用于子宫切除术患者。含有女性性激素的口服避孕药被认为是乳腺癌和宫颈癌的危险因素。女性性激素成为宫颈癌危险因素的可能机制是这些激素增加 E6 和 E7 癌基因的表达，从而降解 HPV（宫颈癌的主要危险因素）中的 p53 肿瘤抑制基因。另外，使用口服避孕药是子宫内膜癌和卵巢癌的风险降低因素。这种情况可能的根本原因是女性性激素抑制子宫内膜细胞增殖并减少排卵次数。尽管雄激素作为前列腺癌进展的危险因素是基于实验研究，但尚未有明确的临床结果显示内源性雄激素可导致前列腺癌的进展，并且仍不清楚雄激素增加罹患前列腺癌风险的潜在机制。然而可以确定的是，相关研究表明，编码与这些激素合成相关的酶的基因中的单核苷酸多态性与前列腺癌的风险之间存在显著关系。

第四节　肿瘤中西医治疗进展

一、肿瘤的内镜治疗

近年来，随着内镜设备器械和技术的不断创新发展，消化和呼吸内镜在以消化道、呼吸道为代表的空腔脏器肿瘤的筛查、早诊、早治方面发挥了巨大的作用，并在人工智能检测，早期肿瘤检出及早期肿瘤治疗等多个方面取得了令人瞩目的成就，为恶性肿瘤的微创化治疗提供可能。传统外科手术对于恶性肿瘤的治疗效果虽然明确，但其最大的缺点是破坏了人体正常解剖结构及完整性，造成患者术后生活质量下降等问题；且其对于早期微小肿瘤手术操作困难大；近年来腹腔镜手术虽然一定程度上减少了创伤，但依然存在部分病变定位及操作困难等问题；与外科手术相比，对部分早期恶性肿瘤患者而言，内镜治疗最大程度上保留了正常组织结构，显著缩短了患者的住院时间，并减轻了患者的精神痛苦及经济负担，随着内镜微创技术的日渐发展与成熟，越来越多的患者可以选择内镜手术治疗。

（一）内镜种类

1. 硬式内镜

德国的 Bozzni 在 1805 年借助烛光，通过直通的硬管道观察到直肠和泌尿内腔。而后，经过 Se-gales、Desormeaux、Wolf-Sehindler 等学者不断的实践和改进，创立了硬管的内镜器材，其以灯泡为光源，可以比较清楚地观察到体腔和管腔脏器的内部情况。1932 年，Wolf 等研制出半可曲式的胃镜，此胃镜的镜子可弯曲，能观察大部分胃黏膜，为内镜的发展奠定了一定的基础。

2. 纤维内镜

1957 年 Wit 首创了纤维胃镜和十二指肠镜，进而推动了纤维胃镜的迅速发展。随后，日本在 1963 年开始研制在纤维胃镜上增加摄影装置和活检孔道，并在视野角、光亮度、弯曲角、钳孔的大小、前视、斜视、侧视等方面不断改进。到 1984 年，日本 Olympus 公司推出了大钳孔全防水型的内镜系统，则标志着纤维内镜的发展趋于成熟。在临床应用中，纤维内镜可用于检查胃肠道疾病、胰腺和胆道疾病、腹腔镜手术、呼吸道疾病及泌尿系统疾病。

3. 电子内镜

1983 年美国的 Weleh Allyn 公司首先研制出电子内镜并将其应用于临床。而后，日本 Olympus、Toshiba-Mzchida 以及德国的 Richad Wolf 相继推出自己的产品。电子内镜最大的特点是内镜的前端安装的"微型摄像机"通过电荷耦合，将光能转变为电能，经过特殊系统处理后把图像清晰地显示在电视监视器屏幕上。因此，电子内镜的成像不再需要物镜，也不需要通过光导纤维进行导像。电子内镜的图像可以直接通过视频处理系统进行储存和再生，真正地使内镜的发展跨入了电脑高科技、高智能化的医学科学行列。

4. 胶囊内镜

胶囊内镜，也称胶囊内窥镜，是目前消化科用来探查人体食管和肠胃部位健康状况的常见治疗手法，胶囊进入消化道后，通过磁场或者电波来控制它的位置，进而完成消化道的检查。胶囊内镜检查通过摄像机缩小的原理，在人体的消化道部位植入医用胶囊，通过胶囊，可以清晰地看到胃肠部位的结构和异常现象，进而拍摄所需部位的图像，再把图像传至患者系于腰间的数据传输装置，再把胶囊的图像下载到手机里，胶囊会随着粪便排出体外。

5. 窄带光成像技术内镜

窄带光成像技术内镜又称为窄带成像技术（narrow band imaging，NBI），是一种新兴的内镜技术，它利用滤光器过滤掉内镜光源所发出的红蓝绿光波中的宽带光谱，仅留下窄带光谱用于诊断消化道各种疾病。NBI 主要的优势在于：不仅能够精确观察消化道黏膜上皮形态，如上皮腺凹结构，还可以观察上皮血管网的形态。这种新技术能够更好地帮助内镜医生区分胃肠道上皮，如巴雷特食管中的肠化生上皮，胃肠道炎症中血管形态的改变，以及胃肠道早期肿瘤腺凹不规则改变，从而提高内镜诊断的准确率。具有 NBI 功能的内镜其外形和常规操作与普通内镜基本一致，在操作中可随时切换至 NBI 模式观察病灶。对于附带 NBI 功能的变焦放大内镜而言，在对病灶近距离放大观察后再开启 NBI 模式，能更清晰地了解病灶表面的黏膜凹窝形态及血管等，方便对病灶进行定性与靶向活检。目前，NBI 在临床工作中的应用包括：①微小病灶的早期发现与诊断；②联合放大内镜观察其细微结构，进一步评价其特性并预测组织病理学结果；③作为病灶靶向活检及内镜下治疗的定位手段。NBI 技术的应用大大提高了早期中下咽部癌、食管上皮内瘤变、巴雷特食管、早期胃癌、早期结肠癌的诊断及检出率。

（二）内镜治疗

内镜介入治疗技术的发展突飞猛进，其已成为癌前期病变和肿瘤诊治中不可或缺的重要手段。内镜下治疗虽是一种微创的治疗方法，但操作技术要求高，应严格掌握治疗指征，避免并发症的发生。内镜下介入治疗可分为应用局部药物喷洒、注射、止血夹、套扎、激光、微波、高频电、多功能氩气刀等。通过内镜下各种介入治疗的方法，对常见腔内的癌前病变、早期癌或各种肿瘤性病变和术后的并发症进行各种治疗。例如，息肉摘除、止血、吻合口狭窄切开扩张；或食管癌放疗后狭窄扩张、食管癌放疗后或术后吻合口狭窄、食管气管瘘、结肠癌晚期或术后吻合口狭窄支架的植入术等。

1. 内镜下药物喷洒止血术

内镜下药物喷洒止血术是通过内镜对局部喷洒药物的止血方法。消化道出血除了补充血容量等一般急救措施以外，关键是尽快止血，当消化性溃疡渗血或者出血面积大时，采用内镜下药物喷洒止血术，可以快速、有效、安全地止血，与药物注射止血联合应用，可以提高止血效果，降低远期复发概率。内镜下药物喷洒止血术多适用于黏膜糜烂渗血、息肉摘除术后表面渗血、肿瘤破溃出血以及出血面积较大但出血量不大者。

2. 内镜注射止血术

内镜注射止血术是指利用内视镜经特殊注射针，将药物注射在出血病灶上或四周，以达止血或避免再度出血的一种治疗方法。内视镜注射止血术可应用于从食管至直肠的出血病灶。它的原理：①填塞，选择注射的药物，如生理盐水，因对出血的血管有压迫的效果而止血；②血管收缩作用，注射之药物如稀释的肾上腺素，因可使出血的小动脉收缩而止血；③硬化，硬化剂可造成静脉栓塞而止血；④组织脱水，高浓度的酒精（98%以上）可造成组织脱水，进而造成注射部位的组织变性，注射部位周围会充血并变红，血管也会栓塞。另外高张盐水（3%）及50%葡萄糖液也是利用相似的原理来止血。

3. 内镜下止血夹止血

内镜下止血夹止血是指通过内镜孔道送入金属夹（钛夹），对肉眼可见的出血性血管和病灶直接夹闭的止血方法。其主要通过钳夹血管及周围组织达到止血的目的，止血原理与外科血管缝合或结扎相似，属于机械方法，不会引起黏膜组织的凝固、变性、坏死。金属夹止血治疗后，局部组织经炎症过程形成肉芽肿，自行脱落并经消化道排出体外。该方法具有损伤小、止血速度快、再出血发生率低、并发症少、疗效确切等优点，多适用于较大血管的活动性出血，消化性溃疡、血管畸形、息肉切除术后、消化道活检后等所致出血，局灶性非静脉曲张性消化道出血，如食管癌、胃癌、结肠癌及局灶性血管畸形、闭合内镜下黏膜切除术所致黏膜缺损等病症。

4. 内镜下套扎术

内镜下套扎术是指在内镜的引导下，用弹性橡胶圈结扎曲张的静脉根部，使其缺血、坏死，以达到止血和预防再次出血的手术方法。该手术为消化系统手术，对于急症或择期治疗食管静脉曲张出血和胃底静脉曲张出血有效。多适用于食管静脉曲张、胃底静脉曲张破裂出血，药物止血无效者；既往有食管静脉曲张破裂出血史者预防再出血；外科手术治疗后再次出血者；重度食管静脉曲张，有出血史、全身情况差，不能耐受外科手术者；胃底静脉曲张出血呈喷射状，有纤维素样渗出或其附近有糜烂或溃疡等情况。

5. 微波

微波（microwave）是一段特定频率的电磁波，波长 1～10cm，频率为 300～300 000MHz，生物医学中常用的微波频率为 2450MHz。其辐射会使生物组织内、外的离子产生高速振动和偶极分子从而产生"内热"（热能、生物化学能）。

①内镜中应用的微波仪，在直视下，将微波天线经过活检孔插入病变部位进行治疗，可应用于胃内的止血、息肉的灼除、瘢痕狭窄的切开、晚期肿瘤的治疗等；②微波可使癌组织凝固、坏死，同时又兼有灭菌、消毒的功能；③微波使癌组织产生大量内热，并阻断血液循环，使瘤体缩小、枯萎，从而缓解腔道阻塞，恢复进食和排便等；④微波又能封闭血管、淋巴管，使小血管痉挛、血管内皮破坏以及血栓形成，从而防止瘤体溃疡所引起的大出血，并能阻断癌细胞经血液、淋巴的转移；⑤微波能调节和提高机体自然杀伤细胞、免疫 T 细胞的活性，进而改善癌症患者的自身防御、抗癌功能，还可以加强组织免疫反应能力。

6. 激光

在医学上，为了达到治疗目的，会利用激光原光束照射于组织，使其产生生物效应（如光凝固作用、光化学作用等）：①激光诱发荧光反应对胃癌的诊断；②对于消化道出血的止血治疗（不包括食管静脉曲张破裂出血）；③裂解胃内巨大的结石；④消化道良性狭窄的切开和肿瘤堵塞的疏通；⑤应用激光烧灼广基型和平坦型息肉；⑥难愈性溃疡的照射，使周围瘢痕组织减轻，促进上皮细胞增生，使溃疡愈合；⑦早期癌和晚期癌的腔内治疗。

7. 高频电

在 20 世纪 70 年代，内镜开始采用电凝和电切的方式，称为内镜电外科，随着各种手术器械的发展，现已形成系列的内镜治疗系统。高频电能可产生热能，作用于肿瘤，使之凝固、坏死、炭化及汽化，同时可使血管闭塞。用特制的电凝头、切开刀、热活检钳和圈套器可在内镜下止血、切开、切割、摘除肿瘤。对良性肿瘤尤其是带蒂腺瘤或息肉，高频电摘除已成为首选的腔内治疗方法。

8. 氩气刀

氩等离子体凝固术（argon-plasma coagulation，APC）是一种可控制的非接触电凝技术，它利用特殊的装置使氩气离子化，使高频单极电流传递到组织，从而起到治疗作用。此法可直接灼除各种肿瘤病变，特点是操作简单，损伤小。虽其穿透力在 2～4mm，但其可反复持续进行治疗，对任何大小的肿瘤组织都可灼除治疗。氩氦刀制冷或加热仅局限在冷刀尖端，刀杆有良好的绝缘性，不会对穿刺路径上的正常组织造成损伤。同时，由于肿瘤细胞爆裂死亡，肿瘤细胞抗原进入血液，还可刺激机体免疫系统产生细胞免疫和体液免疫反应，提高机体免疫力。

二、肿瘤的外科治疗

肿瘤的外科治疗在近数十年来，在观念上有了很大的改变。手术作为肿瘤治疗的单一手段的时代已经过去了。虽然在术前诊断、手术治疗等方面有了很大的进步，但外科医师在术前应了解各种肿瘤的生物学行为与特性及其播散途径。有些肿瘤易于血道播散，在术前可能已有亚临床型转移，因而需采用多种方法的综合治疗。外科医师除了需要了解放疗、化疗及免疫治疗等各种治疗方法，并对患者进行合理的综合治疗外，还需要有良好的手术技巧，因为手术技巧的好坏、手术切除范围是否合理、是否按照肿瘤的治疗原则处理将直接与疾病预后有关。

（一）预防性手术

有些先天性或遗传性的疾病易发生癌变，早期预防性手术可防止癌变的发生。遗传性结肠多发性息肉病如不及时处理，患者在 40 岁时有 50% 的概率发生结肠癌，到 70 岁时几乎所有患者均可转变为结肠癌。先天性溃疡性结肠炎，有 3% 的人在 10 岁时可发生癌变，随着年龄的增大，癌变率亦会增高。有 10% 的乳腺癌患者可能与遗传有关，如果乳腺癌患者父母中有 *BRCA-1* 或 *BRCA-2* 突变基因，那么突变者到中年时发生乳腺癌的概率为 70%，同时伴有卵巢癌的机会也会增加，因此有人主张做预防性乳房切除或卵巢切除。容易摩擦部位的黑痣如颈部、指甲、足底、腰等部位亦应注意，必要时应切除，以防癌变。

（二）根治性手术

根治性手术包括对原发灶的切除以及对淋巴结的处理。根治性手术适用于肿瘤局限于原发部位及区域淋巴结，未发现有其他部位转移灶，患者全身情况能够耐受根治性手术者。如胃癌的根治性手术的原则为整块切除，包括肿瘤和可能浸润胃壁在内的胃的部分或全部，按照临床分期标准，整块清除胃周的淋巴结，进行消化道重建。目前腔镜下的胃癌根治术的技术已经逐渐成熟，也取得了良好的效果，是胃癌的根治性手术的主流手术方式。

1. 原发灶的切除

原发灶是肿瘤细胞的起始位置，比如颈部转移性肿瘤原发病灶在头颈部。尤以鼻咽癌和甲状腺癌的转移为多见。锁骨上窝转移性肿瘤的原发癌灶，多来源于胸腹部，包括肺、乳房、纵隔、胃肠道和胰腺等。肿瘤原发灶的手术原则是尽可能地控制原发灶、防止局部复发，但有些肿瘤手术时可能已有亚临床的转移灶，所以再扩大手术范围亦不能防止远处转移，但是局部病灶的控制有助于减少局部复发及远处转移。

2. 淋巴结的处理

上皮源性恶性肿瘤的淋巴道转移率较高，因此对于此类肿瘤在治疗原发灶的同时还应考虑在采用手术或放疗的同时处理区域淋巴结。间叶组织来源的恶性肿瘤则是以血道转移为主，当然亦有少数肿瘤可以有淋巴道的转移，如滑膜肉瘤、恶性纤维组织细胞瘤等的淋巴结转移率可达 20% 左右，对此类肿瘤的处理亦需考虑淋巴结的处理。

三、器官移植在肿瘤治疗中的应用

由于器官资源的严重短缺以及移植术后使用免疫抑制剂易造成肿瘤复发，目前只有肝移植和造血干细胞移植运用于肿瘤的治疗。

（一）肝移植

肝癌居于中国恶性肿瘤的第 2 位，全球每年的新发肝癌有一半以上是在我国。理论上治疗肝癌合并肝硬化的最佳选择是肝移植，因为肝癌生长具有多中心的特点，并且患者合并有门静脉高压和严重的肝硬化，使肝切除范围受到明显的限制。在理论上肝癌的肝移植彻底清除了肿瘤和肝内转移灶，最大限度地达到根治的要求，并消除了肝癌产生的肝病背景（肝硬化或肝炎）。随着手术技术的成熟、免疫抑制剂的发展，肝移植已成为肝癌治疗的一个重要手段。

由于患者术前肝功能状况不同、等待肝源时间不同、各中心肝癌肝移植适应证不同、围手术期治疗方案不同、缺乏前瞻性的随机对照试验，目前很难确切评价肝移植和肝切除究竟孰优孰劣。但是对于同一分期的肝癌患者，肝移植生存率和无瘤生存率一般优于肝切除。虽然在治疗肝癌方面肝移植手术具有一定的优势，但也存在局限性，如肝移植费用高昂、供肝紧缺、手术难度较大、需要长期免疫抑制治疗（使患者生活质量下降），因此多数中心认为对于那些肝功能好、可以切除的早期肝癌患者可先行肿瘤切除，如术后发现有复发的高危因素或者肝功能恶化者再行肝移植术，其疗效相较于直接进行肝移植者显著。

（二）造血干细胞移植

造血干细胞是所有血细胞和免疫细胞的起源细胞，它有两个重要的特征：一是干细胞具有高度的自我更新或自我复制能力。造血干细胞的分裂方式是不对称的，由一个细胞分裂为两个细胞时，其中一个细胞仍然保持干细胞的一切生物学特性，以维持体内干细胞数量相对稳定，这就是干细胞的自我更新或自我复制；而另一个细胞则是依次经历前体细胞的各个分化阶段，最终发育为成熟的血细胞，释放到外周血行使功能，这一过程在人体内是持续进行的。二是干细胞具有归巢潜能和多向分化的能力，造血干细胞可定向迁移至造血组织中并分化成各系列的血细胞，还可跨系统分化为各种组织器官的细胞，因此是多功能干细胞。

通过静脉输注的方式将足量正常的造血干细胞注射到预处理过的患者体内，重建患者的造血功能和免疫功能，以达到治疗某些疾病的目的，这一过程被称为造血干细胞移植。按照供体的不同，将造血干细胞移植分为自体造血干细胞移植和同种异体造血干细胞移植。后者包括同卵双胎的同基因移植、人类白细胞抗原相合亲属的供体移植、人类白细胞抗原不完全相合亲属的供体移植、人类白细胞抗原相合无亲缘关系的供体移植等。按照造血干细胞来源的不同，又将造血干细胞移植分为骨髓移植、外周血干细胞移植和胎盘脐带血移植。由于外周血造血干细胞移植具有采集干细胞更安全、造血及免疫功能重建快、受肿瘤细胞污染机会较少等优点，目前绝大多数还是采用外周血造血干细胞来进行造血干细胞移植。

四、肿瘤的放疗

自 1895 年 Roentgen 发现 X 线、1896 年 Becquevel 发现铀的放射性及 1898 年居里夫人发现镭以后，放射线被发现能治疗恶性肿瘤，从而开创了肿瘤的放疗。经历 1 个多世纪的发展，放疗的有效性已被公认，目前它已成为治疗肿瘤常规三大手段之一。根据 2002 年 WHO 统计，能被治愈的患者占采用目前三大治疗方法的全部恶性肿瘤患者的 45%，其中有 22% 的治愈患者以手术治疗为主，18% 的治愈患者以放疗为主，5% 的治愈患者以化疗为主。在不能被治愈的 55% 患者中，放疗对部分患者也起着姑息治疗的作用。总之，约 2/3 的肿瘤患者将在其病程的某一阶段有可能接受放疗，或用于根治目的，或用于姑息治疗目的，所以放疗已成为肿瘤治疗的主要手段。

肿瘤放疗的指征在近 10 余年有了明显的扩大，其疗效显著提高，这是基于两个领域，即放射物理学和放射生物学的学术研究及高新技术的发展。在放射物理学领域，主要有以下两个方面的进步。

第一，放射设备的进步。放疗的早期使用镭等作近距离放疗，只能进行浅表肿瘤的放疗。20 世纪 20 年代的深部 X 线治疗机，虽然能进行体部稍深肿瘤的放疗，但是对皮肤和肿瘤周围正常组织的损伤较大。放疗历史上的一个重大进步是在 50 年代发明的 ^{60}Co 治疗机。^{60}Co 的 γ 线较千伏级 X 线的穿透力明显提高，使体腔深部肿瘤的放疗成为可能。70 年代出现的加速器，包括直线加速器和感应加速器等，可发出高能（兆伏级）X 线和电子线，更加改善了深部肿瘤的放疗疗效，即治疗肿瘤的剂量明显提高，同时对肿瘤周围正常组织的剂量限制在一个能耐受的范围内。90 年代出现用于质子放疗的同步加速器或回旋加速器。由于质子的物理特性，使其对肿瘤的照射剂量进一步提高，对正常组织的剂量明显减少，使肿瘤的放疗疗效明显改善，同时放射产生的不良反应、毒性和并发症显著减轻。目前正在开展的重粒子治疗，由同步加速器产生重粒子如碳离子射线，既有质子的物理特性，又有杀伤肿瘤的生物效应高的特点，有望进一步提高肿瘤的放疗疗效。

第二，放疗技术的改进。在放疗的早年多采用近距离放疗，即用镭等放射源敷贴于肿瘤表面或通过体内的自然腔道，把放射源放入肿瘤周围进行近距离照射。随着放疗设备的进步，逐步发展到以体外照射为主的放疗，即射线从体外射入体内肿瘤，而近距离放疗则作为一种辅助放疗的手段。体外放疗给予的精确性在近 10 年有了较大的提高，包括肿瘤定位的精确性、放疗计划的设计和优化、放疗技术实施的质量控制和保证。在放疗技术方面先是采用同心照射技术，随后发明了三维适形放疗（3 dimensional conformal radiation therapy，3D-CRT）技术，又发展到调强适形放疗（intensity modulated radiation therapy，IMRT）技术以及它们的特殊形式，即 γ 刀和 X 刀等立体定向放射外科（stereotactic radiosurgery，SRS）技术。上述技术多采用聚焦式照射，使肿瘤处积累了更高的剂量，肿瘤周围的剂量更低。

五、肿瘤的药物治疗

最初，肿瘤化疗的启发来自于抗细菌化学药物的发现，试图通过寻找对肿瘤有抑制作用的化学物质来进行治疗。从 20 世纪 40 年代开始，肿瘤化疗的里程碑是应用氮芥和叶酸拮抗剂。短短的 60 年，在恶性肿瘤的治疗方面获得了丰硕的成果，其已经经历了从一个严重威胁人类健康的疾病到大部分肿瘤可以获得有效控制，少部分肿瘤可以治愈的转变。尤其是近 10 年来，分子靶向药物的问世，更是肿瘤药物治疗领域的历史性里程碑。其特点是效率更高、毒性更低。毫无疑问，将恶性肿瘤变为可以控制的慢性疾病的目标已经具有实现的可能。

烷化剂主要有异环磷酰胺（Ifosfamide）、塞替派（Thiotepa）、环磷酰胺（Cyclophosphamide）、司莫司汀（Semustine）、洛莫司汀（Lomustine）等。

抗代谢药主要有氟尿嘧啶（Fluorouracil）、甲氨蝶呤（Methotrexate）、阿糖胞苷（Cytarabine）、巯嘌呤（Mercaptopurine）等。

抗肿瘤抗生素主要有多柔比星（Doxorubicin）、表柔比星（Epirubicin）、博来霉素（Bleomycin）、丝裂霉素（Mitomycin）、放线菌素 D（Dactinomycin）等。

植物来源的抗肿瘤药及其衍生物主要有长春新碱（Vincristine）、紫杉醇（Paclitaxel）、多西他赛（Docetaxel）、依托泊苷（Etoposide）、伊立替康（Irinotecan）、长春地辛（Vindesine）、长春瑞滨（Vinorelbine）、替尼泊苷（Teniposide）、长春碱（Vinblastine）等。

抗肿瘤激素类主要有地塞米松（Dexamethasone）、泼尼松（Prednisone）、来曲唑（Letrozole）、他莫昔芬（Tamoxifen）、甲地孕酮（Megestrol）、己烯雌酚（Diethylstilbestrol）等。

其他抗肿瘤药及辅助治疗药主要有卡铂（Carboplatin）、达卡巴嗪（Dacarbazine）、顺铂（Cisplatin）、门冬酰胺酶（Asparaginase）、奥沙利铂（Oxaliplatin）等。

单克隆抗体主要有西妥昔单抗（Cetuximab）、曲妥珠单抗（Trastuzumab）、贝伐珠单抗（Bevacizumab）、利妥昔单抗（Rituximab）等。

小分子靶向药物主要有舒尼替尼（Sunitinib）、伊马替尼（Imatinib）、拉帕替尼（Lapatinib）、吉非替尼（Gefitinib）、埃罗替尼（Erlotinib）、索拉非尼（Sorafenib）等。

六、肿瘤的中医治疗

（一）肿瘤中医治疗的原因

随着现代医学的发展，目前，肿瘤的治疗已经进入了综合治疗的时代，大量的临床案例显示，现阶段单纯地采用西医治疗已无法取得最佳的效果，甚至还会引起诸如骨髓抑制、胃肠道反应、泌尿系毒性、神经毒性、肝毒性、心脏毒性等各系统的不良反应。另外，肿瘤细胞的耐药性也限制了西医治疗肿瘤的疗效，抗肿瘤药物耐药问题愈发棘手。因此，将中医药合理地运用到肿瘤的治疗中，发挥中医药的优势势在必行。对于肿瘤患者来说，在内外多种病理因素的影响下，往往在局部形成癌灶，局部的癌灶又会侵袭转移，加重全身的病变。而中医从辨证论治和整体观念出发，不仅着眼于局部的癌灶，对于不同的肿瘤患者辨证施治，更会注重人体的全身情况，扶正祛邪。综上，不可否认西医对于肿瘤治疗的贡献，当然，也不能忽视中医药的巨大能量，单一的治法已然存在一定的局限性，应合理地采用中西医结合治疗，祛除病灶，延长肿瘤患者的生存期，提高其生存质量，发挥中西医综合治疗的优势。

（二）肿瘤中医治疗的现代发展历史

在祖国医学的发展历史中，已有不少治疗肿瘤的相关记载，如《黄帝内经》中记载：

"坚者削之，结者散之。"对于防治恶性肿瘤具有较强的指导意义。"坚者削之"相当于手术治疗，对原发病灶的手术切除等手段；而放疗、化疗、分子靶向治疗、生物免疫治疗等可以归属到"结者散之"这一类型中去。但系统地应用中医中药作为抗癌治疗的探索，是从20世纪50年代开始的，大致可分为以下几个阶段：自20世纪50年代至60年代初，主要从事中医有关肿瘤的病因、病机、治法的收集和整理，以及民间流传的单方、验方和中医传统方剂的抗癌探索；其后，开始在抗癌研究上重视辨证论治规律，1963年，余桂清等老一辈的中医专家在北京广安门医院成立了我国第一个中医肿瘤科室。在20世纪80年代，进行了大量的实验研究来探索肿瘤领域辨证论治规律，并在临床上形成不少比较规范化的中医治疗和中西医结合治疗方案，在此时期，朴炳奎等中医老专家通过对中医药防治肿瘤手段的不断探索，引入现代医学的相关诊疗技术，提出"以扶正培本治则为主导地位，祛邪解毒相结合的中西医结合治疗肿瘤的模式"。到了90年代，开始探索各个不同肿瘤的"病本"——从中医观点看病的本质何在，以及在治疗上提出局部治疗和整体治疗相结合的观点。

（三）肿瘤中医治疗的方法论

中医治疗肿瘤有其独特的方法和原则。整体来说，通过对肿瘤病因病机以及肿瘤发展过程认识的不断深入，提出肿瘤的分期治疗。在肿瘤的初期，邪气亢盛而人体正气未虚，急则治其标，以解毒攻邪为主，所谓"邪去则正自安"；在肿瘤的中期，人体内正邪交争，治当扶正祛邪并进；在肿瘤的晚期，由于毒邪的转移和扩散，导致人气正气已衰，故而应补益脾胃，养正扶正，所谓"虚人之积，应从缓治，不可猛攻"。具体来说，可以分为药疗、针灸推拿、食疗、心理治疗和气功等治疗方法。其中药疗包括内服和外用，针灸推拿包括针刺、灸法、推拿等。药疗重视"扶正"与"祛邪"。扶正祛邪贯穿肿瘤防治全过程，是中医治疗肿瘤疾病的基本原则。扶正即扶助正气，根据患者体质调整失调与不足之处。祛邪即祛除邪气，针对痰、瘀、毒等而设，临床诊治过程中根据患者具体病情，可确定具体治疗原则。目前常见的扶正祛邪抗肿瘤方法主要有以下几个方案。其一，中药祛邪消瘤，包括：①对癌细胞有直接抑杀作用并经临床验证有效的中药抗肿瘤；②有一定抗癌作用、能减轻痛苦、延长生存时间的药物抗肿瘤；③通过增强机体防御能力而起一定抗肿瘤作用的药物抗肿瘤。其二，健脾、养血、补肾、养阴以扶正补虚抗肿瘤。对早期及部分中期癌症患者，中医治疗以祛邪消瘤为主，结合手术、化疗、放疗以杀灭癌瘤；对失去西医治疗机会的中晚期患者，中医治疗以扶正补虚为主，佐以分子靶向药物稳定瘤体、缓解症状、改善生活质量、延长生存时间，以使患者带瘤生存。

（四）肿瘤中医治疗的具体研究现状

目前中医对于肿瘤的治疗模式，是以整体观念，辨证论治为核心，以证立法，以法选药针对不同病患一人一方。但由于古代中医学对恶性肿瘤并未形成系统的认知，近现代才初步形成体系，故而对于肿瘤病因病机的探索仍需大力推进。现如今已经取得了不少的成果，如国医大师周仲瑛认为"癌毒"作为肿瘤的特异性病理因素，易同各类病理产物结合导致肿瘤的发生，从而提出了"癌毒"理论。周岱翰则认为"肿瘤皆因痰作祟"。诸多理论各有见解，但多数医家都认为瘀血是肿瘤发生、发展中的重要因素，并基于此使用活血化瘀药治疗肿瘤，但是一直存在争议的是活血化瘀中药在治疗肿瘤中所起的作用。随着现代中医药不断深入研究恶性肿瘤转移，许多学者聚焦于血瘀证与治疗肿瘤和肿瘤转移的关系上，进行了较多的探索和研究。比如王磊等研究发现以清血颗粒活血化瘀解毒配合放射疗法治疗肿瘤时，中医药减毒增效效果良好；赵轩竹等发现活血化瘀健脾法配合化疗治疗大肠癌效果良好；张扬等发现活血化瘀法针对胃癌癌前病变效果良好；余倩慧等从动静辩证关系论述了补气活血化瘀抗肿瘤转移的原理；杨丽慧等则发现了活血化瘀解毒法在肝癌微环境的一些作用机制。综上所述，以活血化瘀解毒为核心的瘀毒同治法已在肿瘤治疗领域取得了一定的进展。但目前而言，仍存在研究不全面、作用机制解释不够深入、整体系统性不够、具体转移机制不明确、一些关键指标证候尚未明确量化形成共识等问题，因此瘀毒同治法治疗恶性肿瘤尚需进一步研究与探索。

第二章　肿瘤"瘀毒"理论

第一节　瘀毒理论的形成与发展

恶性肿瘤作为临床常见的治疗棘手、预后较差的一类疾病，严重影响了人类生命健康。中医药在治疗恶性肿瘤方面，既有直接抑制瘤体生长，改善预后的主要作用，还有配合西医治疗达到减毒增效的协同作用。从古至今，中医治疗恶性肿瘤已积累了丰富的经验，中医对于恶性肿瘤病因病机的认识也从未停止探索与创新，但囿于当时科技的发展，目前尚未对肿瘤病因病机形成统一的理论认识。张光霁教授及其团队在前人理论基础上，结合大量临床经验，提出恶性肿瘤瘀毒理论，丰富了中医治疗恶性肿瘤的理论体系，也为中医同道临床治疗恶性肿瘤提供了一定参考，现将瘀毒理论的形成发展源流进行系统梳理，为恶性肿瘤瘀毒理论提供了理论支持。

一、古代医家对瘀毒的认识

《金匮要略心典》云："毒，邪气蕴结不解之谓。"古代医家所论之毒的内涵主要包括两个方面：一为病机范畴中，邪气蕴结不解，以致机体脏腑经络、精气血津液受损的病机变化，风、寒、暑、湿、燥、火皆可成毒，如寒毒、热毒；二为病名范畴中，具有强烈传染性，或致病反应剧烈，或治疗棘手等特征的疾病，如瘟毒、阴毒、阳毒、丹毒等。综而述之，毒乃"太过"之意，与现代中医病因病机学中的癌毒、瘀毒具有较明显的区别，因此在本章不予详细论述，仅对瘀以及瘀毒的历史源流进行探讨。

（一）秦汉时期

《黄帝内经》中出现"血脉凝泣"、"血凝泣"、"恶血"及"脉不通"等与瘀血证有关的论述。《难经》中记载了瘀血积聚不去可导致积病，《难经·五十五难》云："积者，阴气也，其始发有常处，其痛不离其部，上下有所终始，左右有所穷处。"与现代医学中的恶性肿瘤类似。《神农本草经》中亦记载了多种具有活血化瘀、破瘀消癥功效的药物，如记载水蛭"主逐恶血，瘀血月闭，破血瘕，积聚"，桃核仁"主瘀血，血闭"。东汉时期张仲景在《黄帝内经》理论的基础上，在内伤杂病的证治中立"瘀血"病名，并在《金匮要略·惊悸吐衄下血胸满瘀血病脉证治》中作了专论，并有肝著、黄疸等病因病机及治疗与瘀血密切相关的疾病散在于《金匮要略》各篇中。同时张仲景认为，外感病发展过程中同样会出现瘀血证候，《伤寒论》太阳病及阳明病篇中就有蓄血证证治的阐述。

在毒的论述中，《五十二病方》中就有了活血化瘀法治疗"蛊"病的记载和两处治疗箭毒的处方，《黄帝内经》首次提出了寒毒、热毒、湿毒、清毒、燥毒、大风苛毒的概念，如《素问·生气通天论》云："故风者，百病之始也，清静则肉腠闭拒，虽有大风苛毒，弗之能害，此因时之序也。"《神农本草经》中提出"诸毒"、"鬼毒"、"肉毒"等概念。《金匮要略·百合狐惑阴阳毒病证治》将以发斑、咽喉痛为主症的外感疾病根据证候的属性把毒邪分为阳毒和阴毒，较为详细地论述了阴阳毒致病的症状、预后及其证治方药，对后世颇有启发。《中藏经》提出"蓄毒"的概念，"夫痈疽疮肿之所作也，皆五脏六腑蓄毒不流则生矣，非独因荣卫壅塞而发者也"，指出痈肿疮疡为病，是营卫壅塞，脏腑蓄毒而导致的。

（二）魏晋南北朝时期

魏晋时期首次出现了"瘀毒"一词。《医心方》引《养生要集》曰："百病横生，年命横夭……触其禁忌成瘀毒，缓者积而成，急者交患暴至。"说明瘀毒是积病的重要病因，并有预后凶险的致病特点。

（三）隋唐时期

隋唐时期是方剂发展的鼎盛时期，此时期大量关于瘀血以及解毒的方剂出现，并首次出现活血化瘀解毒的方剂及其证治。巢元方《诸病源候论》在"腕伤病诸候"、"妇人杂病诸候"、"妇人妊娠病诸候"及"妇人产后病诸候"等篇对瘀血的原因、所致病证及其机制进行了论述。《外台秘要》中记载了多种治疗瘀血病证的方剂和穴位，如蛇衔膏，主治痈疽瘀血证，以及产后瘀血；足三里主治胸中瘀血。《备急千金要方》作为"中医百科全书"，书中对于瘀血病证的方剂、药物有详尽而系统的记载。

《诸病源候论》将蛊毒病专列出，下列水毒候、诸饮食中毒候等诸病，并有判断中毒之法以及解毒方剂。《备急千金要方》中大量记载了风毒致病的病因病机及证治，认为风毒是脚气病的主要病因，并有大鳖甲汤以及灸法等治方及治疗手段。此外，还有各类中药中毒的解毒之法，并提出"甘草解百毒"。《外台秘要》中亦记载了大量解毒方剂。

值得提出的是，该时期还首次提出了瘀毒同治的方剂。《备急千金要方》中引用《小品方》认为"时行瘟疫是毒病之气"，其中"犀角地黄汤，治伤寒及温病，应发汗而不汗之，内蓄血者，及鼻衄、吐血不尽，内余瘀血，面黄，大便黑，消瘀血方"。此方后来成为温病瘀血、热入营血的祛瘀生新、凉血解毒的名方。

（四）宋金元时期

此时期出现了第一本由官方修订的方书——《太平惠民和剂局方》，书中记载的失笑散、四物汤仍为今日临床广泛使用的活血化瘀、补血祛瘀方剂。《丹溪心法·六郁》云："气血冲和，万病不生，一有怫郁，诸病生焉。"说明气血瘀滞是诸病发生的根本原因。张从正提出"气血以流通为贵"，并提出攻下法、涌吐法治疗瘀血，如《儒门事亲·风温》所载"此已有瘀血在胸中，欲再下之，恐已虚，唯一涌可愈"，《儒门事亲·茶癖》认为"是夜泻二十余行，脓水相兼，燥粪瘀血，杂然而下"。

《丹溪心法·论倒仓法》云："五味入口，既入于胃，流毒不散，积聚既久，致伤冲和，诸病生焉。"提出癥瘕积聚的形成与饮食失常、胃肠蓄毒关系密切。张从正在《儒门事亲·凡在下者皆可下式》中记载曾以通经散合神佑丸治疗邻人杖疮发作，服药后邻人大泻"脓血、涎沫、瘀毒约一二斗"，指出瘀毒为有形之邪，可通过攻下之法逐出体外。

（五）明清时期

明清时期瘀血理论迅速发展，明代朱橚等编撰的《普济方》，已注意到瘀血的危害，该书"诸血门"谓："人之一身不离乎气血，凡病经多日治疗不愈，须为之调血……用药川芎、莪术、桃仁、灵脂、生地、大黄为要，呕甚者多加生姜，以此先利诸瘀。"《景岳全书·杂证谟·血证》详细论述了血瘀证的用药，其曰："血有蓄而结之，宜破之逐之，以桃仁、红花、苏木、玄胡、三棱、蓬术、五灵脂、大黄、芒硝之属"，"血有涩者，宜利之，以牛膝、车前、木通、益母草……之属"，"血有虚而滞者，宜补之活之，以当归、牛膝、川芎、熟地、醇酒之属"等，认为"补血行血无如当归"，"行血散血无如川芎"。叶天士认为初病在经，久病入络，经主气，络主血。他说"大凡经主气，络主血，久病血瘀"，提出"久病入络"的理论，倡导"通络"之说。他在《临证指南医案》一书中，针对痹证、郁证、积证、癥瘕、疟母、噎膈、便秘及月经胎产等多种病证，广泛应用了活血化瘀通络的药物，对瘀血严重及有干血内结者，还常使用蛴螬、䗪虫、水蛭等虫类逐瘀药。叶氏治疗出血病，提出"入血犹恐耗血动血，直须凉血散血"之观点，对近世治疗出血病证，如弥漫性出血、流行性脑脊髓膜炎败血症、弥散性血管内凝血等，应用清热凉血化瘀之法，颇有指导意义。至王清任《医林改错》对活血化瘀治法尤有心得，创制了诸多良方，从而使活血化瘀方得到了极大丰富与发展。在王氏所创活血方中，有代表性的当为五逐瘀汤：血府逐瘀汤、通窍逐瘀汤、膈下逐瘀汤、少腹逐瘀汤、身痛逐瘀汤。这些方药为后世医家临床治疗瘀血病证具有重要的指导意义。王清任对瘀血证治的另一重大贡献，是其所创制的体现气虚血瘀理论的代表方剂补阳还五汤。王氏对于中风半身不遂的病机，首次提出是元气亏损、半身无气的结合，认为"元气既虚，必不能达于血管，血管无气，必停留而瘀"。根据其"气虚血瘀"理论，将补气与活血化瘀合用，从而创制了益气活血通络的补阳还五汤，开创了补气法治疗中风的先河。

该时期医家对瘀血与毒的关系进行探讨。病机方面，《医林改错·论痘非胎毒》云："瘟毒在内，烧炼其血，血受烧炼，其血必凝。"阐述了瘀血与毒的关系，认为毒邪在体内，煎灼阴血，导致血液凝聚而形成瘀血；症状方面，清代郭志邃在《痧胀玉衡》中指出"毒瘀肝经，损坏内溃，吐血数发，势极多危，毒瘀心包络，更加凶险，不待时日"，认为毒邪与瘀血搏结，病情凶险危急，可出现吐血、昏迷等症状；治法方面，清代丁尧臣在《奇效良方·论杂病》中云："毒气自脏里而达外，治之要法，但活血解毒而已。"提出活血是解毒的重要治法。

二、现代医家对瘀毒的观点

现代瘀毒学说应用广泛，尤其是在病情复杂、凶险的疾病中，如冠心病、脑卒中等疾病的论治中。

（一）中国科学院院士陈可冀的观点

陈可冀院士认为，既往对冠心病以瘀血为主要病因的认识无法全面解释冠心病组织损伤坏死、炎症瀑布反应、氧化脂质沉积、细胞凋亡等病理过程，结合中医学"毒"的致病特点，考虑冠心病存在因毒致病或瘀毒互结的病因病机问题。研究显示，瘀毒互结组冠心病患者不良事件发生概率远高于其他组患者；活血解毒法较单纯的活血化瘀法能够明显改善患者和动物模型血清 C-反应蛋白和基质金属蛋白酶 9 水平。因此，将瘀毒互结理论引入冠心病论治中，对于预防冠心病血栓事件的发生，提高疗效具有重要意义。

（二）中国工程院院士王永炎的观点

王永炎院士认为，瘀毒阻络是络病形成的病理基础。络脉是人体自稳功能网络，络病是以络脉瘀阻为主要病理变化的一类疾病，而瘀血化毒是络病迁延和深化的关键所在，提示正虚邪实、病势胶着。

血管性痴呆和糖尿病脑血管病与络病关系密切。经高脂饮食饲养的痴呆大鼠脑内兴奋性神经递质及其 N-甲基-D-天冬氨酸受体活性、脂质过氧化代谢产物丙二醛和肿瘤坏死因子α（TNF-α）含量均有不同程度增高，而神经调节肽类如内皮素、神经肽 Y 和降钙素相关基因肽的释放失常，脑血管舒缩异常，外周血红细胞变形性显著降低同时血浆内皮素含量增加，内环境紊乱。链脲佐菌素诱导的糖尿病模型大鼠脑内 TNF-α 和丙二醛含量增高，超氧化物歧化酶活性降低并伴有外周血红细胞变形性下降、血浆内皮素水平升高等现象，推测瘀毒阻络的生物学机制为微循环病变、氧自由基损伤和若干内生毒素的干扰。

（三）国医大师周仲瑛的观点

国医大师周仲瑛教授总结多年临床辨治恶性肿瘤经验，提出"癌毒学说"，认为癌毒是在脏腑功能失调、气血郁滞的基础上，受内外多种因素诱导而成，是导致恶性肿瘤发生、发展的一类特异性致病因子。癌毒的形成与瘀血密切相关，恶性肿瘤起于气机郁滞，导致津凝为痰，血结为瘀，痰瘀互结形成肿块，癌毒内生，与痰瘀搏结。癌毒生成后，在体内走窜流注，耗伤正气，又进一步影响气血循行，加重痰浊与瘀血。

（四）国医大师南征的观点

南征教授认为，毒邪致病是糖尿病肾病的关键环节。消渴早期以阴虚燥热为主要病机，随着病情进展，阴损及阳，气阴两虚，肾络虚损，痰、瘀、热内生，胶结于肾络，久而酿毒。其中，痰浊郁热是毒邪产生的基础，脏腑功能失常、气机失调是毒邪产生的基础。根据证型不同，可分为气阴两虚兼瘀毒证、肝肾阴虚兼瘀毒证、脾肾阳虚兼瘀毒证、心肾阳衰兼瘀毒证、湿浊兼瘀毒证。

（五）国医大师张学文的观点

张老认为，瘀毒是贯穿糖尿病足全程的致病因素。糖尿病以气阴两虚为本，气虚不能推动，血液停聚而成为瘀血，日久酿毒；毒性趋热，煎灼血脉，血凝成瘀，日久化热成毒，而形成恶性循环。此时若遇外伤，导致皮肤破损，则毒窜经脉，肌肤毒聚，出现破溃腐烂，日久不愈，以血府逐瘀汤及黄芪桂枝五物汤为基础方。

（六）名老中医郑伟达的观点

瘀毒既是致病因素，也是病理产物。瘀血证与瘀毒证的共性在于两者皆可形成有形之肿块，不同的是前者病变在局部，属于良性肿瘤或临界瘤，手术后通常不会复发；后者专指恶性肿瘤，乃全身性疾病，手术治疗不能完全治愈，并有复发转移的可能，创有慈丹胶囊、复方莪术消瘤胶囊等化瘀解毒方。

（七）全国名老中医药专家、浙江省名中医陆拯的观点

瘀毒是由多种病邪致病后产生的病理性毒物。瘀毒证是这种病理性毒物所致的证候。其病机为：①可由毒邪直接入血，血毒相搏，产生瘀毒。此类瘀毒多发病急骤，证势较凶。②亦可由其他病邪影响血分，形成瘀血，久而化为瘀毒；或影响气分，气滞郁结，久而转化为瘀毒。此类瘀毒多为内伏，晚发凶症。

（八）全国名老中医张作舟的观点

张作舟教授认为，银屑病的核心病机为瘀毒胶结，或致血燥，或成血虚。初起六淫邪气客于肌肤，蕴积生热，热盛化毒；毒邪初在气分，日久入血，相搏成瘀，瘀又能生热，更助毒势，形成恶性循环，导致疾病迁延不愈；瘀毒聚结，或炼血灼液，导致血虚风燥。瘀毒波及关节，则关节肿胀、疼痛、变形；瘀毒充斥体肤，则一身尽红；若妄用辛热之品，助热煽毒，则导致血败肉腐。治疗上以活血解毒法贯穿全程，以解毒活血汤为基本方进行加减。

（九）黑龙江省名中医谢晶日的观点

谢教授认为，慢性萎缩性胃炎以正虚为本，瘀毒为标。正虚或为脾阳虚损，或为胃阴不足；瘀则是由于肝气郁滞，食积停滞，痰湿阻滞，日久则导致血液瘀滞，经脉不通；毒或为外感毒邪，或为邪积日久而酿生，毒邪还常易夹热、夹湿、夹痰。因此，慢性萎缩性胃炎的论治应用复方合法，以达到活血化瘀、清热解毒、补虚扶正的目的。

（十）河南省濮阳市名老中医范言磊的观点

范老认为，瘀毒是由元气衰败形成的。六淫之邪、情志所伤、饮食失节及正气亏虚致元气衰败，元气衰败不能行血运津形成顽痰、死血，两者搏结积久不去化火成毒，而形成瘀毒。临床主要表现为人体内、外赘生肿块，坚硬如石、固定不移，生长迅速或有转移，与现代医学的癌症类似，应作为一种独立的病证加以研究。

（十一）中医肝病专家薛博瑜的观点

薛博瑜教授认为，瘀毒是慢性丙型病毒性肝炎的基本病理因素。毒邪有外感、内生之分，外感主要责之于输血、血液透析、静脉吸毒或感染丙型肝炎病毒，外感之毒直入肝脏，伏而不发，正气亏虚时方显；内生毒邪主要因病久不愈而产生。毒邪伏于肝脏，肝主藏血，毒邪氤氲，与血搏结，而成瘀毒。临证治疗以化瘀解毒为基本治法，常用犀角地黄汤加味以达到清泄营热、滋养营阴、凉血解毒、化瘀通络的目的。

第二节　"瘀毒互结"证的临床辨识与诊断

肿瘤"瘀毒互结"病机理论认为肿瘤具有"瘀毒互结"的共性病机，其基本内容为"因瘀致毒，因毒致变，瘀毒互结"。类比《诸病源候论·恶核候》中关于"恶核"病因病机的描述，认为恶核是风热毒气，与血气相搏结而成。此外肿之生也，究其原因，也是"风邪寒热毒气，客于经络。使血涩不通，壅结皆成肿也"。因此，肿瘤的病机演变，其实是瘀血日久，化而为毒，成为瘀毒，血气搏结，血液凝滞，壅结成块，变生癌肿。当瘀毒酿成癥瘕积聚后，加剧了机体各处气血运行障碍，原本通畅的机体排毒系统受到干扰，进入人体内的毒邪难以正常途径排出。因此，以各种形式侵袭人体的毒邪，与停留在经络、脏腑、四肢孔窍的瘀血再次胶结在一起，使得瘀毒之毒力更甚，气血耗伤更剧，机体正气进一步亏虚，气血运行进一步停滞，瘀毒进一步流窜淫溢，循环往复，癌肿更甚。

瘀毒双方在肿瘤的发生过程中，起初是瘀为先，毒为后，瘀为因，毒为果，瘀毒互结，癥瘕积聚乃成。而后，在肿瘤进一步转移发展过程中，已经形成的瘀毒病邪会加重气机壅滞，如《仁斋直指方论》云："若夫血有败瘀滞泥于诸经，则气之道路未免有壅遏。"血液运行受阻而加重了"瘀"，因瘀而复化毒，因毒而复结瘀，瘀毒复结。"瘀"与"毒"相互影响、相互胶着、相互转化，"瘀"为"毒"的基础和条件，"毒"反过来又会进一步加重"瘀"，两者交织纠结，加重"瘀毒互结"的病理状态，从而加速肿瘤进展。

一、胃　癌

胃癌是指起源于胃黏膜上皮细胞的恶性肿瘤，是最常见的严重危害人类健康的恶性肿瘤之一，其发病率在世界范围内排名第4位，病死率高居第2位。胃癌的病理组织学分类绝大多数为腺癌，其次为未分化癌、印戒细胞癌、硬癌、鳞状细胞癌、类癌等。早期可无明显症状，或以进行性胃脘痛、食少、消瘦、便血等为常见症状。

中医学认为胃癌的发病，初起多由忧思过度，情志不遂，饮食不节，损伤脾胃，运化失司，痰湿内生，气结痰凝所致。病久常可因气机郁滞，血行失畅，而致瘀血内结；脾胃损伤，宿谷不化，积而化热，耗伤胃阴，亦可因气郁日久化火伤阴；脾虚日久则可耗气伤阳，以致脾胃阳气虚，故胃癌有气滞、瘀血、热结、食积及脾胃虚寒之证。气滞可出现在胃癌的任何阶段，痰气交阻大多出现在胃癌的中晚期，热结伤阴多见于胃癌晚期。

（一）胃癌瘀毒互结证

许玲等采用 1978 年全国第一届胃癌学术会议北京市胃癌协作组制定的 6 型分法，将胃癌分为肝胃不和型、脾胃虚寒型、瘀毒内阻型、胃热伤阴型、痰湿凝结型、气血双亏型，结果显示，767 例胃癌患者中，瘀毒内阻型 90 例，占 11.7%。李灿东等将胃癌分为肝胃不和型、脾胃虚寒型、瘀毒内阻型、胃热伤阴型、痰湿凝结型、气血两亏型 6 个证型，在 300 例胃癌患者中，瘀毒内阻者 48 例，占 16.0%。目前有较多证据支持化瘀解毒法治疗胃癌有较好的疗效。罗秀丽等的研究提示，在化疗基础上，口服具有化瘀解毒功效的养正消积胶囊对提高胃癌患者生存质量、降低不良反应有较好的疗效。张俊华等的研究提示，化疗联合养正消积胶囊治疗胃癌，在疾病控制、中医证候疗效、生活质量及改善免疫功能方面均优于单纯化疗。林洪生等将芪珍胶囊与化疗联合治疗胃癌患者，能够改善症状，提高生活质量，调节免疫功能，减轻化疗引起的骨髓抑制。花宝金等的研究表明，平消胶囊用于治疗胃癌，可提高放化疗疗效，降低放化疗毒副作用，提高患者生存质量。

（二）胃癌瘀毒互结证的病机概要

气虚、气滞、血寒、血热、血虚皆可致瘀。脾胃为气血生化之源，后天之本，胃为仓廪之官，最易受气虚、气滞、血寒、血热的影响而致病。脾胃病缠绵日久，则易导致脉络受损，瘀血暗生。胃乃多气多血之腑，多种因素可导致气血运行出现异常，故脾胃之病多夹杂瘀血，如饮食不节或情志所伤可致气血不和，胃络瘀血，阻于中焦，《灵枢·百病始生》云："若内伤于忧怒，则凝血蕴生。"脾胃虚寒，失于温煦、推动，致血脉凝滞而成瘀，《素问·离合真邪论》云："寒则血凝泣。"胃阴不足，虚热内扰，煎熬血脉，久则成瘀，东汉张仲景《金匮要略·肺痿肺痈咳嗽上气病脉证治》云："热之所过，血为之凝滞。"体内瘀久，易蕴毒邪，即瘀久蕴毒。清代喻嘉言云："病久不解，可蕴结成毒。"《金匮要略心典》云："毒，邪气蕴结不解之谓。"瘀久不消，导致全身气血失于濡养，正气耗伤；旧血不去，新血不生，瘀则生变，致毒邪中生。故临床所见瘀血病人，若久瘀不去，则会出现面色黧黑、口唇紫暗、皮肤粗糙状如鳞甲，这些正是毒的表现。诸因素致瘀，瘀久蕴毒，毒邪侵犯机体，致正气亏虚、邪气不得排出体外，气血津液运行不畅，加重瘀的状态。《灵枢·百病始生》云："温气不行，凝血蕴裹而不散……而积皆成矣。"《诸病源候论》云："血瘀于内，时时体热面黄，瘀久不消，则变成积聚癥瘕也。"瘀毒两者在发展过程中相互影响、相互转化、相互胶着。瘀为毒之基，毒为瘀之甚，瘀可蕴毒、毒复致瘀，瘀愈重而毒愈烈，毒愈剧而瘀愈深，最终导致瘀毒互结。

（三）胃癌瘀毒互结证的诊断标准

参照《中药新药临床研究指导原则》、《胃癌中医诊疗方案（试行）》、《中华人民共和国国家标准·中医临床诊疗术语 第 2 部分：证候》（GB/T16751.2—2021）、《中药新药治疗胃癌的临床研究指导原则》（中华人民共和国卫生部编《中药新药临床研究指导原则·第三辑》，1997 年）、1995 年北京瘀血证综合研究国际会议公布制定的《胃脘痛的血瘀证诊断标准（草案）》制定。

主症：胃脘胀满刺痛或绞痛且痛处不移，舌质暗紫或瘀斑，舌下脉络迂曲，黑便或便色为暗红色。

次症：面色黧黑，夜间脘痛甚，呕吐物咖啡色或暗红色。

舌脉：舌色青紫或紫暗，舌下脉络迂曲，弦脉、涩脉。

符合主症 2 项、次症 1 项，结合舌脉即可诊断。

（四）胃癌瘀毒互结证的治疗要点

1. 瘀毒是胃癌瘀毒互结证的病机关键

"审证求机"是中医理法方药过程中的关键环节，病机是病变实质的反映，治疗当紧扣"瘀毒"病机。瘀、毒作为核心病机要素，随着患者由胃炎向胃癌逐渐发展，其证候占比不断增高，且变异性较强，胃癌的治疗务必以"化瘀解毒"为首要。

2. 化瘀解毒为治疗关键

从"瘀毒"辨治胃癌的治疗大法为"化瘀解毒"，临证根据邪正虚实、标本缓急，或以破血为主，或以活血为主，或攻补兼施。根据胃癌的兼证以加减变化，配合理气、和中、行气等治法。胃纳减退者，宜配合益胃消食之品；胃脘出血者，宜适当配伍止血益胃之品；恶心呕吐者，可适当伍入降逆和胃之品；晚期，正虚明显，形体消瘦，则以配合补益气血阴阳之品为主，兼顾化瘀解毒等法。

3. 理气和胃为治疗要点

胃癌的发生、发展一般都经历了从无形到有形的演变过程，胃气主降，胃气不降则六腑通降失司，六腑不通则水谷糟粕不得排泄，又易与瘀相结而酿生毒邪，因此，胃气不降在瘀毒的内生以及胃癌的产生过程中都发挥着重要的作用，胃癌的治疗需重视理气和胃。

4. 补虚扶正为治疗根本

胃为五脏六腑之海，是气血生化之源，胃腑功能失调，则气血生化无源，以致气血阴阳的亏虚，邪之所凑，其气必虚，虚不仅是瘀毒在胃癌发生发展的关键，正气亏虚、无力抗邪，又易致瘀毒愈甚，故在坚持化瘀解毒的同时必须兼顾补虚扶正。

（五）胃癌瘀毒互结证的案例举隅

初诊：2014 年 3 月 28 日。患者柳某，男，71 岁。胃癌手术及化疗后 5 月余，胃胀痛，无泛酸及反胃，但感胃部怯冷，纳食尚馨，口不干苦，夜寐谧，头不晕，大便成形，日 1 次。舌淡红胖大，苔薄黄，脉弦细缓，外院已确诊为胃底贲门癌。中医诊断：胃癌术后。西医诊断：胃癌手术、化疗术后。证型：肝胃不和，脾胃阳虚，痰湿瘀毒互结。治法：两和肝胃，温中散寒，豁痰化瘀泄毒。予党参 10g，百合 15g，紫苏叶 5g，高良姜 10g，香附 10g，荜澄茄 10g，炙甘草 3g，丹参 10g，山慈菇 10g，谷芽、麦芽各 10g，枳实 10g，白术 10g，白芍 10g，炒蒲黄 10g，14 剂。水煎，每日 1 剂，分两次服，饭后温服。

二诊：2014 年 4 月 11 日。服上方后胃胀好转，胃部怯冷亦好转，无泛酸及反胃，纳食尚馨，口不干苦，夜寐谧，头不晕，大便成形，日解 1 次。舌淡红苔薄黄，脉弦细缓。

上方有效，故守方，予党参 10g，百合 15g，苏叶 5g，高良姜 10g，香附 10g，荜澄茄 10g，炙甘草 3g，丹参 10g，山慈菇 10g，谷芽、麦芽各 10g，枳实 10g，白术 10g，白芍 10g，炒蒲黄 10g，14 剂。水煎，每日 1 剂，分两次服，饭后温服。

　　三诊：2019 年 3 月 20 日。患者持续间断服用上方近 5 年，久未诊治，病史如前。定期复查胃镜，无复发及转移。诉平素胃脘部无特殊不适，但情志不舒、天气寒冷及多食后出现胃痛。舌淡红，苔薄黄，脉弦细缓。中医诊断：胃癌术后。西医诊断：胃癌手术、化疗后。证型：气血亏虚，肝胃不和。治法：疏肝和胃，益气健脾，调畅气血。予白参 10g，当归 10g，白芍 10g，柴胡 10g，法半夏 10g，陈皮 10g，百合 15g，苏叶 5g，黄芩 10g，枳实 10g，谷芽、麦芽各 10g，丹参 10g，炙甘草 5g，广木香 5g，砂仁 6g，30 剂。水煎剂，每日 1 剂，分两次服，饭后温服。

　　按：胃癌术后，胃大部切除，胃气虽存，但伤及胃气，土虚则木乘，故肝胃不和，证见胃胀痛不适；胃病日久，胃中气血逆调，气津不行，津停而凝痰，痰聚则阻碍气血运行，瘀血内生，久蕴酿毒恶变为癌，瘀毒之邪最易耗伤正气，故胃中阳气不足，证见舌淡红胖大。拟两和肝胃，温中散寒，豁痰化瘀泄毒。方中党参能补胃气，和中健脾。紫苏叶性甘辛温而气芳香，疏通气机，降逆和胃。方中百合为补中祛邪之妙品，其性味甘，能补中益气。《本草经疏》曰："百合，主邪气腹胀。"高良姜温胃散寒，行气止痛。香附疏肝解郁，理气宽中。荜澄茄温中散寒，行气止痛。白芍味酸而敛，味苦而泄。酸收苦泄，入肝经能柔肝泄肝，入脾经能益脾和脾，故能补血敛阴、柔肝止痛、平抑肝阳，从而使肝不乘脾。炒蒲黄活血止血散瘀，炙甘草味甘入脾经既能补中，又能缓急，"肝苦急，急食甘以缓之"，和白芍相配，能缓急止痛，还可解毒、祛痰、调和药性，丹参活血祛瘀止痛，山慈菇化痰散结解毒，四者并用以达化瘀解毒之功。谷芽、麦芽健脾和胃，疏肝行气，消食和中，脾气健运有助于肝之疏泄，如此则肝脾调和。枳实味苦泄降，化痰散痞，白术健脾益气，燥湿利水。诸药共奏温中散寒、豁痰化瘀泄毒之功。

　　二诊好转，示原方有效，故守方。王师常言，如若方药有效，更要守法守方，切忌朝令夕改、法无定向。故患者服用上方，病情持续稳定。

　　三诊：胃癌术后日久，虽未复发，难免担忧，故情志不舒，肝气郁结，横逆犯胃，致胃脘痛。胃体部分切除，脾胃之气损伤可知，虚则不耐寒热，腐熟受纳之力，故其胃痛每于天气寒冷及多食后出现。脾胃为后天之本，其功能受损则气血生化之源，故加强疏肝和胃，益气健脾，调畅气血。方中白参补元气益脾气，当归补血活血，柴胡疏肝解郁，调畅气机，勿使肝气横逆犯胃，黄芩味苦，可燥湿泻火解毒，柴胡、黄芩疏清同用。柴胡与百合、紫苏叶治疗肝胃不和之胃脘痛。广木香可行气止痛，健脾消食，《本草新编》云："能通神气，和胃气，行肝气，散滞气，破结气，止心疼，逐冷气。"砂仁，具有行气调中、和胃、醒脾之功，与百合、紫苏叶合用，治腹痛痞胀、胃呆食滞之效甚好。本方较前方加强疏肝和补益气血之力，全方共奏疏肝和胃、益气健脾、调畅气血之功。

（六）胃癌其他的辨证分型

1. 肝胃不和

临床表现：胃脘胀痛，痛无定处，疼痛与情绪有关，饱胀感或稍食即胀，嗳气，泛酸，呃逆，心烦易怒，腹胀胁痛；舌淡黯，脉弦。

2. 胃热伤阴

临床表现：胃脘灼痛，口咽干燥，潮热盗汗，五心烦热，大便干结；舌色红绛，苔少甚则舌面光，舌面有裂纹，脉细数。

3. 脾胃虚寒

临床表现：面色㿠白，沉默寡言，脘腹隐痛，喜温喜按，口淡不渴，稍食即胀，畏寒肢冷，下肢浮肿，大便稀溏或便秘，小便清长；舌淡胖，质嫩，苔白滑，脉沉迟。

4. 痰湿凝结

临床表现：胸闷脘痞，反酸，嗳气，痰多，稍食即胀，口中黏腻不爽，口干不欲饮，大便黏滞臭秽；舌质淡，苔白厚腻，脉滑。

5. 气血双亏

临床表现：面色萎黄，头晕乏力，少气懒言，动则汗出，脘腹隐痛，喜温喜按，纳谷不馨，夜寐不安，便秘；舌质淡，苔薄，舌面有裂纹，边有齿痕，脉细弱。

二、肝　　癌

原发性肝癌为原发于肝细胞或肝内胆管上皮细胞的恶性肿瘤，简称肝癌。是我国最常见的消化道恶性肿瘤之一。病理组织学分类为，肝细胞癌，在我国占90%以上，其次为胆管细胞癌和混合型肝癌。肝癌早期常缺乏特异性症状，中晚期临床表现主要有肝区疼痛，上腹部肿块，腹胀，纳差，黄疸，乏力，进行性消瘦，发热等。患者多因肝衰竭、肝性脑病、上消化道大出血或肝癌结节破裂内出血等原因而死亡。

中医上根据其临床症状，将其归结为"积聚"、"臌胀"一类疾病，病因为情志失调、饮食所伤、感受寒邪、虫毒感染等，病理变化为气滞、血瘀、痰湿，终因气血耗伤、气滞血瘀、痰湿内停，痰、气、瘀、毒相互结聚于肝，发为癌肿。

（一）肝癌瘀毒互结证

凌昌全等对559例肝癌患者进行基本证候诊断，按出现频次由高到低依次为血瘀证380例（占67.98%）、气虚证330例（占59.03%）、水湿证264例（占47.23%）、气滞证250例（占44.72%）、实热证236例（占42.22%）、阴虚证136例（占24.33%）、血虚证与阳虚证各57例（各占10.20%）。片仔癀为具有清热解毒、凉血化瘀、消肿止痛作用的传统名贵中成药，一项随机、双盲、安慰剂平行对照的多中心临床研究探讨了其治疗原发性肝癌的效果，显示片仔癀胶囊可显著提高肝癌介入治疗患者生活质量、减少止痛药的服用量、缩小瘤体、减轻化疗引起的白细胞减少、保护肝功能、减少恶心呕吐以及化疗药的不良反应。高继良等发现，肝复乐具有清热解毒、化瘀软坚的作用。联合化疗治疗晚期原发性肝癌患者，可有效改善患者的生存质量，降低血清甲胎蛋白（AFP）水平，维持患者的疾病控制率及生存率，显示出了良好的治疗效果。刘思德等选取41例原发性肝癌患者随机分为两组：

单纯射频治疗组和射频+肝复乐治疗组，肝复乐片连续口服 6 个月，发现肝复乐可一定程度降低射频消融术后的肿瘤复发概率。肝癌的研究中较少提及瘀毒互结证，血瘀证和实热证虽无法完全等同于瘀毒互结证，但具有一定的参考价值，且化瘀解毒法干预肝癌也具有较为理想的效果，我们认为瘀毒互结是肝癌发生、发展的重要病机。

（二）肝癌瘀毒互结证的病机概要

肝生理喜条达而恶抑郁，肝为风木之脏，其气升发，肝气宜保持柔和舒畅，升发条达的特性，才能维持其正常的生理功能。若肝气升发不及，郁结不舒，就会出现胸胁满闷、胁肋胀痛、抑郁不愉等症状。如肝气升发太过，则见急躁易怒、头晕目眩、头痛头涨等症状。当机体正气充足时，邪气能够被驱除体外；而当正气亏虚时，各种邪气侵入，或热、或寒、或湿、或燥，蕴结肝脉，或气郁、或气虚、或血虚、或阴虚，阻碍气血运行，肝脉不通，酿成瘀血。肝为刚脏，体阴用阳，气机条达，则邪无所留，当邪气在体内留滞，肝脏的正常疏泄与藏血功能必然受到影响，当肝气郁结后，随即出现脾气的亏虚、肾精的不足与胆的疏泄不利，使得原本由于邪气入侵机体而产生的瘀血在体内留滞，阻滞脏腑经络，日久化为瘀毒。瘀毒在肝内蕴结，胶固不化，酿生癌肿，发为原发性肝癌。瘀毒互结是导致原发性肝癌发病的关键原因，同时也是促进原发性肝癌进一步转移扩散的重要因素。癌肿产生之后，一方面瘀毒留滞难解，又会加重气机不畅与血液疏泄障碍，气血运行愈加不利，瘀滞愈加明显，血瘀更为严重，进一步促进了瘀毒的发展；另一方面瘀毒大肆消耗机体水谷精微，使机体正气愈发亏虚，瘀毒在体内随血液游走，在至虚之处停留，形成病灶。如此循环往复，瘀毒胶着，使得机体正气持续受到威胁，癌肿进一步发展，最终发展为本虚标实、虚实夹杂的病理状态。

（三）肝癌瘀毒互结证的诊断标准

参照《中药新药临床研究指导原则》、《中国临床肿瘤学会（CSCO）原发性肝癌诊疗指南 2018.V1》、《原发性肝癌诊疗指南（2022 年版）》、《中华人民共和国国家标准·中医临床诊疗术语　第 2 部分：证候》（GB/T16751.2—2021）、《中国常见恶性肿瘤诊治规范　第 2 分册·原发性肝癌》制定。

主症：胁肋刺痛或胀痛，痛处固定拒按，肝区可触及明显癥块，舌质暗红、紫暗或有瘀斑，舌下脉络迂曲。

次症：面色黧黑，烦热，口苦咽干，皮肤丝丝赤缕。

舌脉：舌质青紫或紫暗，舌下脉络迂曲，脉弦或涩。

符合主症 2 项、次症 1 项，结合舌脉即可诊断。

（四）肝癌瘀毒互结证的治疗要点

1. 瘀毒是肝癌瘀毒互结证的病机关键

脏腑气血亏虚，脾虚湿聚，痰凝血瘀，六淫邪毒入侵，邪凝毒结，七情内伤，情志抑郁等，可使气、血、湿、热蕴结不解，终致瘀毒互结而成肝癌，肝癌的治疗务必以"化瘀解毒"为首要。

2. 化瘀解毒为治疗关键

从"瘀毒"辨治肝癌的治疗大法为"化瘀解毒"，临证根据邪正虚实、标本缓急，或以破血为主，或以活血为主，或攻补兼施。根据肝癌兼证以加减变化，配合利水、祛湿、疏肝、养血等治法。肝癌见口苦黄疸者，宜配合清肝利胆之品；腹水较甚者，可适当伍入利水逐饮之品；腹部包块者，则以破血消癥为主。

3. 疏肝解郁为治疗要点

瘀毒在肝内蕴结，胶固不化，酿生癌肿，发为原发性肝癌。肝主疏泄，肝生理喜条达而恶抑郁，肝为风木之脏，其气升发，肝气宜保持柔和舒畅、升发条达，才能维持其正常的生理功能，肝气疏泄失常则一身气机不畅，最易气滞血瘀，疏肝则令气血通畅。

4. 养血柔肝为治疗根本

肝为阳脏，体阴而用阳，受血之濡养而气机得以疏泄，肝失阴血濡养则疏泄太过，肝木之气难以条达，又可令肝体失养而发生病变，故在化瘀解毒的基础上加入养血柔肝之品则令肝体得养，助其疏泄之功。

（五）肝癌瘀毒互结证的案例举隅

谭某，男，44岁，湖南常德人。患者因右上腹胀痛不适5天，于2008年7月23日在湖南省某医院行CT检查发现右肝占位，考虑肝癌可能性大。AFP为5.8μg/L。8月4日行右肝肿块扩大切除术，术后病理提示肝细胞癌Ⅱ级。术后于8月21日行肝脏介入治疗1次，为求巩固治疗于8月24日请潘敏求教授中药治疗。症见上腹部、右胁下间有隐痛，乏力，倦怠，食纳、夜寐可，二便调，神疲，面色萎黄，舌红有瘀斑，苔厚，脉弦细。中医诊断：肝积，肝郁脾虚、瘀毒内结证；西医诊断：原发性肝癌。治以健脾疏肝、化瘀解毒为法，予以香砂六君子汤合肝复方加减：黄芪20g，党参15g，茯苓10g，白术10g，香附10g，郁金15g，陈皮10g，醋鳖甲10g，土鳖虫6g，炒麦芽20g，炒谷芽20g，重楼15g，白花蛇舌草20g，甘草5g。30剂，每日1剂，水煎服。

之后未随诊用药，直至2009年4月12日二诊，患者上腹隐痛，腹胀，餐后饱胀尤甚。舌红有瘀斑，苔厚，脉弦细。CT提示肝右叶结节0.6cm，考虑复发。治宜疏肝健脾，化瘀解毒，予以肝复方加减：黄芪20g，党参15g，茯苓10g，白术10g，香附10g，郁金10g，柴胡10g，醋鳖甲15g，土鳖虫10g，莪术10g，广藿香10g，炒麦芽20g，炒谷芽20g，白花蛇舌草20g，重楼15g，石见穿20g，甘草5g。15剂，每日1剂，水煎服。嘱患者坚持服用中药，并定期门诊调整处方。中药治疗直至2011年12月23日，2011年12月27日复查B超示右肝内非均质肿块较前增大（2.7cm×1.8cm）。同日查肝磁共振，提示肝右后叶结节（2.1cm×2.8cm），考虑肝癌术后复发。遂于2012年1月6日在全身麻醉下行右肝后叶肿块切除术，术后病理结果提示肝细胞癌Ⅱ级。

2012年1月16日三诊：术后患者感上腹部疼痛不适，乏力，餐后饱胀，食纳差。舌淡红，边有瘀斑，苔白，脉弦细。中药以香砂六君子汤合肝复方加减。处方：黄芪30g，党参15g，茯苓10g，白术10g，三七粉5g，法半夏9g，香附10g，郁金15g，陈皮10g，醋鳖甲10g，土鳖虫6g，炒麦芽20g，炒谷芽20g，重楼15g，白花蛇舌草20g，海螵蛸15g，鸡内金 15g，甘草 5g。30 剂，每日 1 剂，水煎服。

2012 年 2 月 20 日四诊：患者上腹部隐痛缓解，偶有不适，餐后稍饱胀，乏力，食纳差较前改善。舌淡红、边有瘀斑，苔白，脉弦细。B 超提示右肝内近胆囊区可见一稍强回声区，范围约 2.7cm×1.8cm，肝癌术后改变，肝弥漫性病变，右肝内非均质回声区，建议追踪复查。CT 提示肝癌术后改变，右胸腔积液并右下肺压缩性肺扩张。上方加大腹皮 20g 以增强理气之功。30 剂，每日 1 剂，水煎服。而后患者继续坚持门诊随诊，并根据具体情况调整处方。

2013 年 4 月 27 日五诊：患者上腹部偶有不适。舌淡红、边有瘀斑，苔白，脉弦细。复查 CT 提示肝癌术后改变，右胸腔少量积液，继续以肝复方加减，坚持服用。2018 年 1 月电话随访，患者仍健在，自发病治疗，生存期近 10 年。

按：此案为原发性肝癌术后，属中医学 "肝积" 等范畴。《沈氏尊生书》曰："若积之既成，又当调营养卫，扶胃健脾，使元气旺而间进以去病之剂，从容调理，俾其自化，夫然后病去而人亦不伤。"肝癌的主要病因是瘀与毒。其中瘀，指邪毒因素引起机体气机运行失调，气滞不通，血脉不行，气血搏结，蓄积而成的有形癌块及瘀滞证候。《说文解字》载："瘀，积血也。"瘀即是积，主要为血液凝滞。《灵枢·百病始生》载："若内伤于忧怒，则气上逆，气上逆则六输不通，温气不行，凝血蕴裹而不散，津液涩渗，著而不去，而积皆成矣。"毒指的是病因之毒，能够对机体产生毒害或毒性作用的各种致病物质，既指由外侵袭的致癌之毒，又包含内生之寒热痰湿等邪毒，以及乙型肝炎病毒、丙型肝炎病毒、黄曲霉菌、饮水污染、亚硝胺类化合物、酗酒之毒等，统称为癌毒。瘀与毒不可分，瘀中有毒，毒中有瘀，瘀毒互结是瘀毒论的本质。六淫邪气入侵血分，阻碍血运，日久成瘀化毒；情志不遂，气机不畅，影响肝脾功能，气滞血瘀，久而化毒；饮食不当，食毒入里，损伤脾运，凝滞成瘀，瘀毒互结；毒邪入血，血毒交炽，瘀毒郁积于体内，是肝癌发生、发展及影响预后的重要病理因素。瘀毒既是病理产物，也是致病因素，两者相互影响，相互转化。瘀毒在肝癌发展演变中表现出不同的症状，并且愈演愈烈，从而导致机体赘生肿块，坚硬如石，固定不移，生长迅速或有转移。上腹包块、肝区疼痛是肝癌最为典型、最为突出的表现，故将其归属于 "癥瘕"、"积聚" 等范畴。

本案患者术后气血亏虚，故症见乏力、倦怠、神疲、面色萎黄。然病本在肝，患者仍感上腹部、右胁下间有隐痛、舌红有瘀斑、苔厚、脉弦细，此乃肝气郁结、气滞血瘀、余毒未尽之征。脾胃为后天之本，气血生化之源，《金匮要略》云："见肝之病，知肝传脾，当先实脾。"故治疗应当疏肝健脾、化瘀解毒，令气血生化有源，阻其传变，方取香砂六君子汤合肝复方加减。方中黄芪、党参、茯苓、白术、陈皮健脾益气；香附、郁金疏肝健脾；土鳖虫、醋鳖甲活血化瘀、软坚散结，以行肝郁气滞所致瘀血；辅以重楼、白花蛇舌草增强抗癌之功；炒麦芽、炒谷芽增强食欲，以增后天机体抗邪之功效。

二诊时，病机关键为肝疏泄不利，气机郁滞，影响气血运行，导致气机流行不畅，出现气滞血瘀、脉络瘀阻之象，以及肝郁克脾所致的脾气虚弱之象。气滞故见上腹隐痛、腹痛；血瘀故见舌有瘀斑；肝郁克脾，故见餐后饱胀、乏力、倦怠。故以健脾益气、清热解毒、活血化瘀为治法，方中加柴胡以疏肝理气，广藿香以芳香行气合中，共奏疏木气之郁而培土气之功，又见舌质瘀斑，为气滞血瘀，故加莪术、石见穿破血而行气，合全方健脾养胃之品，破血而不伤正气。

三诊时，患者肝癌术后，纳谷减少，故在原方中加鸡内金以加强消食之力，以半夏、海螵蛸降胃制酸；术后多见血瘀，故加三七粉活血定痛。

四诊时，见前方收效，故效不更方，仍拟香砂六君丸合肝复汤加减。

（六）肝癌其他的辨证分型

1. 气滞证

临床表现：胸胁脘腹胀满，痛无定处甚至攻窜胀痛，情志抑郁或易怒，症状与情绪波动相关，喜叹息，嗳气，反酸；舌质淡红，苔薄或薄腻，脉弦。

2. 血瘀证

临床表现：胁下积块，胁腹刺痛，痛有定处而拒按，夜间痛甚，面色晦暗或唇甲青紫，肝掌，或蜘蛛痣，或青筋暴露；舌质紫或见瘀斑、瘀点或舌下络脉曲张，脉弦、涩。

3. 实热证

临床表现：发热，腹部痞闷或胁肋胀痛灼热，口渴或口苦或口臭，烦躁懊侬，夜不能寐，大便干结或小便黄赤，舌红苔黄，脉弦、滑、数。

4. 水湿证

临床表现：腹水，或胸腔积液，或下肢水肿，腹胀如鼓，头身困重，呼吸不畅，胸闷纳呆，小便短少，大便或秘或利，舌苔腻或滑，脉滑。

5. 气虚证

临床表现：神疲体倦乏力，纳呆或食后脘腹胀满，肢体浮肿，少量腹水，口淡不渴，易生痰涎，大便溏薄，舌淡且胖，边有齿痕，苔薄白，脉弱。

6. 血虚证

临床表现：面白无华或萎黄，唇甲色淡，头晕眼花，心悸少寐，大便干，舌质淡，苔薄，舌面有裂纹，脉细或芤。

7. 阴虚证

临床表现：头晕耳鸣，口干咽燥，胁肋隐痛，烦躁易怒，腰膝酸软，潮热盗汗，五心烦热，大便干结，舌体瘦，舌质嫩红，少苔或裂纹或剥苔或无苔，脉细数。

8. 阳虚证

临床表现：畏寒肢冷，精神不振，腹水，水肿，小便清长，夜尿频数，大便溏薄。舌质暗淡、胖，苔白，边有齿痕，脉沉缓、细弱。

三、肺　　癌

原发性支气管肺癌，简称肺癌，是指原发于各级支气管上皮细胞及细支气管肺泡上皮细胞的恶性肿瘤。肺癌早期常无明显症状，在体检时才发现，部分患者可出现咳嗽、痰中带血或咯血、胸痛、发热、气急等临床症状，但这些症状无特异性，常常被忽视，故肺癌一旦确诊大多属于中晚期。随着病情的进展，病变可侵犯邻近器官，也可通过淋巴道及血道转移至远处组织器官，出现相应的临床症状。本病具有易复发、易转移、预后较差的特点。

中医认为，肺癌的病因机制主要为正气虚损，阴阳失衡，六淫之邪乘虚侵袭肺脏，邪滞胸中，肺气膹郁，宣降失司，气机不利，血行受阻，津液失于输布，聚而成痰，痰凝气滞，瘀阻络脉，于是痰气瘀毒胶结，日久成为肺部肿瘤。

（一）肺癌瘀毒互结证

顾梦飚等对 480 例原发性肺癌进行辨证，共分为 8 个证型，分别为无证候型、局部瘀阻型、气血瘀滞型、气虚痰湿型、肺虚痰热型、肺肾两虚型、阴阳两虚型、瘀毒内阻型，其中局部瘀阻型占 13.13%，气血瘀滞型占 11.04%，瘀毒内阻型占 7.29%，三者共占 31.46%，提示瘀毒互结在肺癌发生、发展中具有重要意义。吴万根等将扶正抗癌颗粒联合吉非替尼治疗晚期非小细胞肺癌，发现治疗组可延长患者疾病无进展生存时间，减轻酪氨酸激酶抑制剂引起的不良反应。林洪生等运用益气养阴活血解毒经验方肺瘤平膏联合化疗治疗中晚期非小细胞肺癌，发现肺瘤平膏具有增效减毒作用。王笑民等将 198 例晚期非小细胞肺癌住院患者分为结合组（化疗加消瘤胶囊治疗）54 例、中药组（单纯口服消瘤胶囊治疗）96 例和化疗组（单用化疗治疗）48 例，其中化疗组与结合组为随机对照观察，并对 3 组进行临床疗效、生活质量、不良反应和生存期等的观察，发现固本消瘤胶囊能提高患者的生活质量、延长生存期、减毒增效。

（二）肺癌瘀毒互结证的病机概要

肺癌多由正气内虚、邪毒互结所致，其病机包括：①瘀毒侵肺。外界致病毒邪内侵，致肺气宣降失司，肺气壅郁不宣，脉络受阻，久而瘀毒互结，形成肿块。②痰湿内聚。脾虚运化失调，湿聚生痰，痰贮肺络，肺气宣降失司，痰凝毒聚，肿块逐渐形成。③正气内虚。脏腑阴阳失调，正气内虚是患病的主要内在原因，脾、肺、肾三脏气虚均可导致肺气不足，加之常年吸烟，热灼津液，阴液内耗，致肺阴不足、气阴两虚、升降失调，外邪趁机而入，客邪留滞不去，气机不畅，血行瘀滞，久而形成积块。

（三）肺癌瘀毒互结证的诊断标准

参照《中药新药临床研究指导原则》、《中国原发性肺癌诊疗规范（2015 年版）》、《中华人民共和国国家标准·中医临床诊疗术语　第 2 部分：证候》（GB/T16751.2—2021）、《中国常见恶性肿瘤诊治规范·第 6 分册·原发性支气管肺癌》、《中医内科常见病诊疗指南》、《中华医学会肿瘤学分会肺癌临床诊疗指南（2021 版）》制定。

主症：胸胁胀痛或者刺痛，痛处不移，夜间加重，面色黧黑或口唇紫暗，咳嗽气短咯痰不爽，痰中带血。

次症：口燥咽干，小便短赤，大便色黑燥结。

舌脉：舌紫暗，舌面瘀斑，舌下络脉紫暗或增粗，脉弦或涩。

符合主症 2 项、次症 1 项，结合舌脉即可诊断。

（四）肺癌瘀毒互结证的治疗要点

1. 瘀毒是肺癌瘀毒互结证的病机关键

肺病日久，肺脾气虚，肺失治节，脾失健运，水液输布失常，津聚则生痰，气虚不能行血，停而为瘀，痰、瘀互结，凝聚成毒。肺癌的治疗务必以"化瘀解毒"为首要。

2. 化瘀解毒为治疗关键

从"瘀毒"辨治肺癌的治疗大法为"化瘀解毒"，临证根据邪正虚实、标本缓急，或以破血为主，或以活血为主，或攻补兼施。根据肺癌兼证以加减变化，配合行气、化痰、止咳等治法。肺癌见胸闷胸痛者，宜配合行气宽胸之品；咳嗽咳痰较甚者，可适当伍入化痰止咳之品；咳血者，则宜配合敛肺止血之品。

3. 宣降肺气为治疗要点

肺为娇脏，主气、司呼吸，肺为华盖，乃水之上源，并朝百脉，通过宣发肃降吸入清气，排出浊气，调节全身气机，助机体运行水液，并助心行血。若肺气不利，则全身气机运行受阻，气不流津，水液代谢及气血运行受阻，终致水湿停聚、瘀血内生，瘀久则酿生毒邪而成肺癌瘀毒互结证。宣降肺气，可使周身气血津液运行通畅，令瘀毒生化无源。

4. 理气化痰为治疗根本

肺气宣降失司易致气血痰内停于人体，活血化瘀虽易切中病机，但痰气胶结，易使瘀血再度生成，化瘀之品长于化瘀，但难以消散痰气，故在化瘀解毒大法之下，应合理气化痰之法，如此，瘀得以消且毒无所依附，肺癌得以改善。

（五）肺癌瘀毒互结证的案例举隅

患者，男，45 岁，北京市人。2010 年 9 月 17 日初诊。患者于 2008 年初从日本回国后胸闷、憋气、腰痛，到医院检查示肺左下叶占位，诊断为左下肺癌，伴左侧胸腔积液，骶 T_3 骨转移。抽血性胸腔积液 500ml。刻下症：咳嗽、胸闷加重，干咳剧烈，声哑，不能长时间平卧，常自汗，体力下降，无消瘦，进食可，夜寐可。舌红苔黄腻，脉弦。诊断为肺癌，证属瘀毒互结、脾肾不足、上焦湿热，治以化瘀解毒、健脾补肾、清热化湿利水，予中成药慈丹胶囊，每次 5 粒，每日 4 次；参灵胶囊，每次 5 粒，每日 4 次；壮骨镯痹颗粒，每次 2 包，每日 3 次。汤药：太子参 20g，茯苓 10g，白术 10g，炙甘草 6g，扁豆 12g，怀山药 20g，薏苡仁 15g，川续断 10g，补骨脂 10g，红枣 6 枚，生姜 3 片，百部 10g，蜜麻黄 10g，杏仁 10g，姜半夏 10g，陈皮 6g，枳壳 10g，竹茹 10g，佩兰 10g，白豆蔻 6g，桔梗 10g，浙贝 10g，鱼腥草 20g。30 剂，水煎，口服，日 1 剂，分两次服用。

2010 年 10 月 22 日二诊：胸腔积液基本控制。多西他赛化疗 1 个疗程，轻微胃肠道反应，白细胞下降后自然回升。查体：舌质红，苔薄白，脉滑。中成药同前。汤药：太子参 20g，茯苓 10g，白术 10g，炙甘草 6g，扁豆 12g，怀山药 20g，薏苡仁 15g，川续断 10g，补骨脂 10g，红枣 6 枚，生姜 3 片，百部 10g，黄芪 30g，桔梗 10g，车前子 20g，猪苓 20g，沙参 15g，麦冬 15g，枸杞子 15g，女贞子 15g，枳壳 10g，竹茹 10g，炒麦芽 30g，柴胡 10g，白芍 30g。30 剂，水煎服，日 1 剂。

2011 年 1 月 17 日三诊：患者于 2011 年 12 月 18 日行 γ 刀治疗，同时服用中药。今 γ 刀治疗结束，依前中成药、汤药继续服用。

2011 年 4 月 21 日四诊：患者一般状态可，复查后病灶稳定，白细胞低，左下肺轻度放射性改变。予中成药复方莪术消瘤胶囊、症消癀、壮骨蠲痹颗粒、参灵胶囊。汤药同 2010 年 10 月 22 日方，15 剂。

2011 年 11 月 1 日五诊：复查发现肺癌复发，骨转移增多。继续中药治疗，前方续服。

2011 年 11 月 25 日六诊：再次化疗 1 个周期，γ 刀治疗 1 次，继之高热，对症抗感染治疗后缓解。继续中药治疗，前方续服。患者继续中药治疗 1 年，能正常生活、工作。

按：在中医学中，并无"肺癌"这一病名，但其以咳嗽、血痰、胸痛、气喘、胸闷、发热为主的临床症状，在古代医籍中有详细记载。因此，中医学多将肺癌纳入"肺积"、"痞癖"、"咳嗽"、"胸痛"、"咯血"、"息贲"、"喘证"、"肺痿"等范畴。肺病日久，肺脾气虚，肺失治节，脾失健运，水液输布失常，津聚则生痰，气虚不能行血，停而为瘀，痰、瘀互结，凝聚成毒。《丹溪心法》曰："凡人身上中下有块者，多是痰……痰挟瘀血，遂成窠囊。"《外证医案汇编》又谓"正气虚则成岩"。此外痰瘀与癌毒相互胶结使得疾病迁延不愈，癌毒又可生痰化瘀，所以在临床上癌毒与瘀血、痰饮三者之间不但相互兼夹，而且相互转化。所以总的来说"肺癌"一病，不外乎"虚"、"痰"、"瘀"、"毒"四字。

初诊时，患者咳嗽、胸闷加重，干咳剧烈，声哑，不能长时间平卧，常自汗，体力下降，无消瘦，进食可，夜寐可，舌红苔黄腻，脉弦。肺癌之病，多为外界致病毒邪内侵，致肺气宣降失司，肺气壅郁不宣，脉络受阻，久而瘀毒互结，形成肿块。肺为水之上源，通调水道，肺失宣降则津液内停，久而湿热内生，化生胸腔积液，故见舌红苔黄腻等上焦湿热之候，津液输布失司，多化生湿热，故津少而肺燥，见干咳。肺气肃降失司，金不生水，又肺癌日久，耗伤精气，故见脾肾亏虚，症见干咳剧烈，声哑。治法以化瘀解毒、健脾补肾、清热化湿利水为主。以慈丹胶囊化瘀解毒，以壮骨蠲痹胶囊健脾益肾，方以参苓白术散加减，取培土生金之意，健脾而补肺气，川续断、补骨脂补脾益肾，取金水相生之意，补肾而敛肺气，又合佩兰醒脾化湿，令全方补而不滞；麻黄宣肺解表，杏仁降气止咳平喘，百部润肺下气，三者相合，升降并用，复肺宣降之功；方中合温胆汤之意清热化痰，以鱼腥草、浙贝排脓化痰。

二诊胸腔积液已退，上焦湿热已清，热退后气津易伤，故治法以益气养阴，宽胸理气为主。原方去温胆汤，加黄芪、沙参、麦冬、枸杞子、女贞子滋阴益气，补肺中津液；加枳壳、柴胡、白芍，合甘草取四逆散之意，宽胸理气，令木升金敛，一气周流，龙虎回环，气机通畅，合炒麦芽以健脾消食，以疗消化道不适之症。又加猪苓、车前子二药，清热利湿，以防津液停聚化饮，有治未病之意。

三诊见放疗术后，患者症见如前，故守方。四诊见轻度放射性改变，提示肿瘤放疗后复发，故选中成药复方莪术消瘤胶囊、症消癀、参灵胶囊等加强化瘀解毒之力，以消肿瘤之根。此时胸腔积液未复发，故汤液仍以培土生金、滋阴益气、宽胸理气为主。五诊、六诊仍以原方配合现代放疗技术，中西结合，大大延长了患者的生存期。

（六）肺癌其他的辨证分型

1. 气虚痰湿

临床表现：喘咳气促，久咳不愈，痰黏色白，咳声低微，体虚无力，动则气急，神疲乏力，少气懒言，自汗恶风，易于感冒，或痰带血迹，或纳减便溏。舌质淡，苔白腻，脉濡滑。

2. 阴虚内热

临床表现：咳嗽无痰或少痰，或泡沫痰，或痰中带血，气急，胸痛，低热，口干，盗汗，心烦失眠，舌质红或红绛，少苔或光剥无苔，脉细数。

3. 气滞血瘀

临床表现：咳嗽不畅或有血痰，胸闷气急，胸胁胀痛或剧痛，痛有定处，颈部及胸壁青筋显露，唇甲紫暗，大便干结，舌质暗红，舌有瘀斑，苔薄黄，脉弦或涩。

4. 肺肾两虚

临床表现：咳嗽气短，动则气喘，咳痰无力，面色苍白，胸闷腹胀，腰膝酸软，身倦乏力，肢凉怕冷。舌质淡，苔白或腻，脉沉细无力。

5. 脾肾两虚

临床表现：咳嗽气短，动则喘促，咳痰无力，胸闷，腹胀，腰酸，耳鸣，自汗，便溏，神疲乏力。舌淡，苔薄，边有齿痕，脉沉细无力。

四、大 肠 癌

大肠癌，又称为"结直肠癌"，包括结肠癌、直肠癌，是消化道常见恶性肿瘤，好发部位为直肠及直肠与乙状结肠交界处，发病率占胃肠道肿瘤的第 2 位。发病多在 40 岁以后，男女之比为 2∶1。早期结直肠癌可无明显症状，病情发展到一定程度才出现下列症状，排便习惯改变；大便性状改变，如变细、血便、黏液便等；腹痛或腹部不适；腹部肿块；肠梗阻；贫血及全身症状，如消瘦、乏力、低热。中晚期结直肠癌可出现腹部肿块、肠型、肠蠕动波等，如发生远处转移时，根据转移部位，可出现相应的体征。

结直肠癌的病因病机主要为饮食不节，恣食肥腻，醇酒厚味；或饮食不洁之品，久染肠疾，损伤脾胃，运化失司，致湿毒内生，邪毒湿热蕴结，乘虚流注肠道，导致气滞血瘀，湿毒瘀滞结为癌肿。脾虚为本，湿热瘀毒为标。

（一）大肠癌瘀毒互结证

余文艳等对 61 篇文献中非手术放化疗 3642 例大肠癌患者证型进行统计，发现瘀毒内结证占比为 4.91%，气滞血瘀证占比为 6.12%。彭军等开展的片仔癀胶囊治疗转移性结肠癌随机双盲对照试验研究显示，服用片仔癀胶囊 3 个疗程以上，可降低患者肿瘤标志物

CA199 水平，提高 1 年无进展生存率，且不增加不良事件的发生率。杨宇飞等选取根治术后Ⅱ、Ⅲ期大肠癌患者，在化疗基础上叠加祛邪胶囊，发现相比较安慰剂组，观察组患者生活质量、免疫功能改善显著，且不良事件少，提示具有消癥化积、解毒散结之功的祛邪胶囊对于大肠癌术后防止复发转移有一定临床价值。

（二）大肠癌瘀毒互结证的病机概要

肠腑以通为用，以降为顺，尤以大肠为最。大肠通降失常，则糟粕内结，肠道壅塞不通，就会出现腹胀、腹痛、便秘、口臭等症。瘀毒互结型肠癌病因多见于以下几种情况，其一，饮食因素中，以三餐不定时，时而过饥过饱，嗜食烟酒，膏粱红肉或腌渍重味者多见。《素问·痹论》云："饮食自倍，肠胃乃伤。"日久则导致湿热内生，化为痈肿，肠道腐坏。其二，情绪因素中，以长期郁郁寡欢，多思多虑者和高度紧张压力下，难以舒缓者多见，此类人群多见气滞血瘀之象。其三，素体羸弱，久病缠绵，脾胃虚弱，运化通降功能失常，排便常见不规律者，多见正气不足，同时出现"久病入络"的倾向。其四，禀赋因素，家族内本类疾病频发，本身体质与遗传方面具有较大的发病倾向。大肠癌的病位在肠，其发生发展与脾胃、肝胆、肾等脏腑密切相关。疾病性质总属本虚标实，往往虚实夹杂互见，虚者多责之于脾虚而失健运，或兼有肾虚，肾虚者又可见阴虚阳虚两端；其实者多责之于湿热蕴结，或有痰凝、瘀血、热毒之邪为患。

（三）大肠癌瘀毒互结证的诊断标准

参照《中药新药临床研究指导原则》、《中华人民共和国国家标准·中医临床诊疗术语　第 2 部分：证候》（GB/T16751.2—2021）、《中医内科常见病诊疗指南》、《结直肠癌诊疗规范》（2023 年版）、《中华中医药学会标准：肿瘤诊疗指南》制定。

主症：腹胀痛或刺痛，痛处固定拒按，下腹可触及固定不移的包块，泻下暗紫色脓血便或黑便，里急后重。

次症：面色晦暗或暗黄，皮下瘀斑，或肌肤甲错，或腹部青筋外露，胃脘痞闷，恶心欲呕。

舌脉：舌质暗紫或有瘀斑瘀点，脉弱或细涩。

符合主症 2 项、次症 1 项，结合舌脉即可诊断。

（四）大肠癌瘀毒互结证的治疗要点

1. 瘀毒是大肠癌瘀毒互结证的病机关键

正气虚损，易招致邪毒入侵，更伤正气，且正气既虚，无力抗邪，致邪气留恋。饮食不节、情志不调等因素致使气滞血瘀，瘀久蕴毒，日久气、瘀、毒留滞大肠，壅蓄不散，大肠传导失司，日久则积生于内，发为大肠癌，故大肠癌的治疗务必以"化瘀解毒"为首要。

2. 化瘀解毒为治疗关键

从"瘀毒"辨治大肠癌的治疗大法为"化瘀解毒"，临证根据邪正虚实、标本缓急，或以破血为主，或以活血为主，或攻补兼施。根据大肠癌兼证以加减变化，配合行气、健脾、利湿等治法。大肠癌见肠梗阻或便秘者，宜配合通利肠腑之品；腹部肿块者，可适当伍入破血消癥之品；下血者，则宜配合涩肠止血之品。

3. 通畅肠腑为治疗要点

大肠为传导之官，主传导糟粕，又《素问》中载："魄门亦为五脏使。"若肠腑不通，则五脏六腑之气不通，气不行血，瘀血内生；又水谷糟粕不清，则浊气与瘀久而酿生毒邪而成大肠癌瘀毒互结证。通畅肠腑，可使周身气血运行通畅，令瘀毒生化无源。

4. 补虚扶正为治疗根本

脏腑功能的失调、气血阴阳的亏虚是大肠癌发生、发展的关键，正气亏虚、无力抗邪，则瘀毒愈甚，故在坚持化瘀解毒的同时必须兼顾补虚扶正。

（五）大肠癌瘀毒互结证的案例举隅

陈某，男，75岁，广州市人。晚期结直肠腺癌。2007年11月20日首诊。患者大便稀烂，每日10余次，时有便血，无腹痛，结肠镜示降结肠癌，病理为中分化腺癌；乙状结肠癌，病理为中-低分化腺癌；直肠癌，病理为中分化腺癌。患者从直肠到降结肠均为腺癌，根本无法手术，加上患者体弱多病，要求中药治疗。辨证：脾胃虚弱，湿热下注，瘀毒互结。治法：健脾和胃，止痢利湿，化瘀散结。方药：炒薏米20g，黄芪30g，土茯苓15g，党参15g，补骨脂15g，川加皮20g，炒黄连10g，肉豆蔻15g（后下），煨葛根30g，砂仁10g（后下），炒莱菔子30g，仙鹤草20g，石榴皮10g，白及15g，白头翁20g。随症加减，治疗1年余。

2008年11月18日复查肠镜示直肠环形肿块，呈菜花状，表面溃烂、渗血，肠腔狭窄。CT示直肠及左半结肠癌，侵及浆膜及周围脂肪，盆腔多发淋巴结转移。B超示肝内多发转移，大小约36mm×35mm、29mm×20mm等。病情稳定，大便稀烂，每日10余次，时成形，时便秘，无腹痛，面色少华，头不晕，下肢轻肿，食纳呆。舌淡红苔薄，脉细。证属脾气虚弱，固摄无权，瘀毒互结。治宜健脾益气，止痢固涩，通因通用，化瘀散结。随症加减治疗。药后精神好转，食纳增加，可进一碗饭，无腹痛，有时大便日行10余次，黄色，无便血，有时不大便，腹胀，双手稍肿，随症加减治疗。2009年3月31日因全身器官衰竭死亡。

按：肠癌可归属于中医"肠覃"、"伏梁"、"肠风下血"、"锁肛痔"、"便血"等病证范畴，《诸病源候论》描述为"诊得脾积，脉浮大而长……累累如桃李，起见于外，腹满呕泄，肠鸣，四肢重，足胫肿，厥不能卧"，《河间六书》云："癥，腹中坚硬，按之应手，谓之癥也。"《医林改错》曰："腹痛作泻，久不愈者，必瘀血为本。"脾失健运，脾气衰弱，瘀血滞肠则旧血不去，新血未生，气血生化之源；又痰浊阻滞、局部气滞血瘀、凝结成块，诸邪所阻，左半肠络痰凝毒聚，气血失和，一则久之瘀而不通，不通则痛；二则脏腑经脉之间阴阳互贯，五行生克制化加剧，故多发转移。若脾气衰弱，致使疫毒滞肠，与气血相搏，癌肿内生；若正气不足加之外邪入侵，情志损伤，或饮食不节，脾失运化，脾气亏虚，湿毒蓄之，毒结于肠，故生癌肿。

　　该患者病理检查为结直肠腺癌，病变范围大，从直肠到乙状结肠、降结肠病灶长达30cm，根本无法手术。直肠癌日久，脾气虚弱，运化失司，固摄无权则见大便稀烂，每日10余次。肠癌晚期，湿热下注肠腑，热盛而血瘀，湿热与瘀血胶结酿生毒邪，毒邪流窜，最易生变，久而瘀毒互结，耗伤正气，故并见脾胃亏虚之候。治宜健脾益气，止痢固涩，通因通用，化瘀散结。初诊以黄芪、党参益气健脾，合炒莱菔子、豆蔻、砂仁醒脾和胃，令正气生化有源；土茯苓、炒薏米、白头翁、炒黄连四药清热利湿，川加皮辛苦温而能补肾祛湿，合葛根升清阳而止邪热之利，促津血运行，不令瘀血复生；补骨脂、仙鹤草、石榴皮、白及四药并用，补虚而止便血。收效后加服益气健脾之品，患者一直病情稳定，生活质量较好，没有住院，生活自理。如此严重的直结肠癌中药治疗后带瘤生存1年半。

（六）大肠癌其他的辨证分型

1. 湿热内蕴

临床表现：腹痛阵作，胀气肠鸣，大便黏溏臭秽，便中带血，肛门灼热，里急后重，身热胸闷，或恶心欲呕。舌质红，苔黄腻，脉滑数。

2. 脾虚气滞

临床表现：腹部胀满，痛无定处，食少纳呆，嗳气频繁，大便排出不畅，后重窘迫，便质不干。舌淡暗，苔白腻或黄腻，脉弦细。

3. 气血双亏

临床表现：面色萎黄，神疲乏力，少气懒言头晕眼花，爪甲色淡，腹痛绵绵，大便不畅，数周一次，肛门空坠。舌淡暗，苔薄白，边有齿痕，脉细弱。

4. 脾肾阳虚

临床表现：面色淡白，身倦乏力，畏寒肢冷，纳食不振，腹泻频频，大便溏薄，或滑脱不禁，时时流出黏液；或脐周作痛，肠鸣则泻，泻后痛减。舌淡胖苔白滑，脉沉迟。

5. 肝肾阴虚

临床表现：消瘦，头晕耳鸣，心烦少寐，腰酸胁痛，潮热盗汗，大便形状细扁，或带黏液脓血。舌质红苔薄而干，或花剥苔，或无苔，脉细数。

五、白　血　病

　　白血病是一种造血系统血细胞（主要为白细胞）异常增生的恶性疾病，俗称"血癌"，按病程缓急、白细胞成熟程度及不同白细胞系列的异常增生进行分类。急性非淋巴细胞白血病（简称急非淋），可分为急性粒细胞白血病未分化型（M1 急粒）、急性粒细胞部分分化型（M2 急粒）、颗粒增多的急性早幼粒细胞白血病（M3 早幼粒）、粒-单核细胞白血病（M4）、急性单核细胞白血病（Ms 急单）、红白血病（M6）、巨核细胞白血病（M7）；急性淋巴细胞白血病（简称急淋），再分为第一型（L1）、第二型（L2）、第三型（L3）；慢性白血病可分为慢性粒细胞白血病（简称慢粒）、慢性淋巴细胞白血病（简称慢淋），也可见到粒-单核细胞白血病、单核细胞白血病及红白血病各型。其临床表现常见乏力、全身虚弱、贫血、出血、发热及体内器官与组织浸润症状，周围血液白细胞有量与质的变化。

中医学认为白血病系癌毒滋生于血分，蕴结化热，并随血循而行，无处不至。癌毒与痰瘀搏结，日久耗伤阴血。中医辨治白血病扶正与祛邪常结合进行，祛邪针对的是热毒和痰瘀，扶正是指调理与补益，以增强全身功能。在病程的各阶段，治疗应有所偏重。

（一）白血病瘀毒互结证

方伟祯等选择广州中医药大学第一附属医院血液科 2016 年 1 月至 2018 年 8 月收治的64 例成人急性髓系白血病患者进行证型分布研究，结果显示，毒热炽盛型占比 45.3%，瘀血痰结型占比 15.6%，气阴两虚型占比 39%。虽未将瘀毒互结证作为独立证型，但从疾病特点来看，白血病瘀毒互结证值得关注。孙雪梅等使用升麻鳖甲加减方辅助（低剂量阿糖胞苷、阿克拉霉素联合粒细胞集落刺激因子）治疗阴虚瘀毒型老年急性髓系白血病，发现升麻鳖甲加减方不仅可以提高整体的临床疗效，对改善患者的体力状态和临床症状，减轻输血依赖和化疗不良反应等均具有重要意义。王元等将 80 例老年急性髓系白血病患者随机分为对照组和观察组，对照组患者给予地西他滨+DAG 方案（即柔红霉素+阿糖胞苷+重组人粒细胞集落刺激因子）治疗，观察组在对照组的基础上行扶正解毒祛瘀汤治疗。结果提示，连续服用 14 天扶正解毒祛瘀汤，能够提高临床缓解率，且安全性高。

（二）白血病瘀毒互结证的病机概要

正气亏虚，先天内虚，是本病发生的基本因素。慢性粒细胞白血病病变部位虽在骨髓，但因内脏虚弱，尤以肝肾脾不足，再复感瘟毒而发为骨髓恶性增殖病变，所以内虚是其发病的基础。

后天失调，损伤正气，起居失常，劳倦内伤，饥饱不均，七情不遂，房事过度等因素，均可损伤精气，导致脏腑更加虚弱，阴阳不和，气血紊乱。

复感外邪，乘虚入里温热邪毒乘虚而入，由表入里或成伏毒，内虚外毒相互搏结，而致邪毒深入营血，损伤骨髓，耗伤阴精气血，再致脾肾亏损，进而累及其他脏腑，最终形成恶性病变。

慢性粒细胞白血病患者经历的三个阶段病机变化过程：①稳定期，多是邪毒内伏，损伤气血；②加速期，多是瘀毒内阻，气滞痰郁；③急变期，多是邪毒炽盛，热入营血。

（三）白血病瘀毒互结证的诊断标准

参照《中药新药临床研究指导原则》、《中华人民共和国国家标准·中医临床诊疗术语　第 2 部分：证候》（GB/T16751.2—2021）、《中医内科常见病诊疗指南》、《中医病证诊断疗效标准》、《中国成人急性淋巴细胞白血病诊断与治疗指南（2016 年版）》、《中国成人急性髓系白血病（非急性早幼粒细胞白血病）诊疗指南（2021 年版）》、《中国急性早幼粒细胞白血病诊疗指南（2014 年版）》制定。

主症：发热，骨痛，口唇紫暗，鼻衄、齿衄，黏膜出血瘀斑，溺血便血。

次症：口干口苦，心烦寐差，胁下痞块疼痛拒按，皮下瘀斑或肌肤甲错或腹部青筋外露。

舌脉：舌暗红或紫暗，常有瘀斑瘀点，可见舌下络脉怒张，脉弦细数或滑数。

符合主症 2 项、次症 1 项，结合舌脉即可诊断。

（四）白血病瘀毒互结证的治疗要点

1. 瘀毒是白血病瘀毒互结证的病机关键

白血病，病变在骨髓、造血组织和血液系统，其特征是血细胞发生了癌变，也就是血液系统的癌症。脏腑气血亏虚，或感外邪，致人体气滞，或血寒，血热，或久病邪伏于血分，久而致瘀，瘀久蕴毒，故白血病瘀毒互结证的治疗务必以抓住瘀毒互结病机为首要。

2. 化瘀解毒为治疗关键

从"瘀毒"辨治白血病的治疗大法为"化瘀解毒"。临证根据邪正虚实标本缓急，或以破血为主，或以活血为主，或攻补兼施。根据白血病兼证以加减变化，配合清热、补血、止血等治法。白血病见发热者，宜配合清热凉血之品；贫血者，可适当配伍补益气血之品；出血者，则宜配合收敛止血之品。

3. 健脾养血为治疗要点

脾主统血。《素问·示从容论》云："夫伤肺者，脾气不守，胃气不清，经气不为使，真脏坏决，经脉傍绝，五脏漏泄，不衄则呕。"揭示了脾虚不固致衄血、呕血的病理现象，健脾养血，则令血不妄行，血脉运行有常，使血不离经，瘀血不生。

4. 扶正祛邪为治疗根本

脏腑功能的失调、气血阴阳的亏虚、邪伏于血分是白血病发生、发展的关键，正气亏虚、无力抗邪，邪更蕴于血分，则瘀毒愈甚，故在坚持化瘀解毒的同时必须兼顾补虚扶正祛邪。

（五）白血病瘀毒互结证的案例举隅

马某，女，10 岁。初诊日期：2009 年 6 月 17 日。患者两个月前因发热、乏力、骨痛在某医院就诊，经骨髓穿刺检查等确诊为"急性淋巴细胞白血病"；予联合化疗 1 个疗程后，出现骨髓造血抑制，但原始细胞仍有 8%，提示未缓解。血常规（2009 年 6 月 15 日）示：Hb 72.6g/L，WBC 1.76×10^9/L，PLT 12×10^9/L。刻下症：面色苍白，形体消瘦；手足心热，乏力盗汗，低热不退；咳嗽阵作，痰黏难咯量少；舌暗紫、苔黄，脉细滑数。西医诊断：急性淋巴细胞白血病；中医诊断：髓劳；辨证：肝肾亏虚，营血伏毒，肺热阴伤。治法：养阴清肺，凉血解毒。方用沙参麦冬汤、柴前连梅散及犀角地黄汤化裁。处方：南沙参、北沙参各 12g，太子参 10g，天冬、麦冬各 15g，桑白皮 10g，地骨皮 10g，知母 10g，银柴胡 6g，前胡 10g，胡黄连 4g，乌梅 10g，冬凌草 20g，狗舌草 20g，白花蛇舌草 20g，水牛角 20g，生地黄 15g，大青叶 15g，生甘草 3g。每日 1 剂，水煎服。

二诊（7 月 3 日）：低热退，咳嗽止，无盗汗，精神转佳。复查血常规正常。原方去桑白皮、前胡，加石斛 15g，并行第 2 个疗程化疗。

按："白血病"是19世纪40年代由国外学者报道命名的。中医古籍中没有白血病这一病名，依据类似的临床表现，如感染、发热、出血、肝脾淋巴结肿大以及骨痛等，中医学者多将其归属于"血证"、"热劳"、"急劳"、"虚劳"、"温病"等。"癌"作为病名始见于宋代《卫济宝书》，清代后民间流传"血癌"的俗称。黄世林教授结合现代医学指出，白血病，其病变在骨髓，在造血组织，在血液系统，其特征是血细胞发生了癌变，也就是血液系统的癌症，因此称白血病为"血癌"。慢性白血病临床主要表现为消瘦乏力、肝脾大、淋巴结肿大等，病机特点为"虚实夹杂，痰瘀热毒互结"，可按照中医"癥积"、"痰核"等论治。总之，白血病的病机可归纳为"热、毒、痰、瘀、虚"。

患者病情错综复杂，化疗后血红蛋白、白细胞、血小板均远低于正常值，又见面色苍白，形体消瘦，故中医病机为正气亏虚，肝肾亏虚；又见手足心热，乏力盗汗，低热不退，舌暗紫、苔黄，脉细滑数，系营血伏毒，血热瘀毒。瘀血热毒久蕴，耗伤津液，肺中津液亏虚，肺失宣降则咳嗽阵作，津伤而热毒炼津生痰，故痰黏难咯量少。治法以养阴清肺、凉血活血解毒为主，方剂选用沙参麦冬汤、柴前连梅散及犀角地黄汤加减。方中水牛角、生地黄清热凉血散瘀，散有形之瘀，使无形之毒邪无所依附；冬凌草、狗舌草、白花蛇舌草、大青叶清热解毒；桑白皮、前胡化痰止咳；南沙参、北沙参、太子参、天冬、麦冬养阴补虚扶正；地骨皮、知母、银柴胡、胡黄连清退虚热；乌梅、甘草酸甘化阴。患者服中药后症状明显改善，足见瘀、毒等病理因素在本病发生、发展过程中的重要性。

（六）白血病其他的辨证分型

1. 气阴两虚

临床表现：疲乏无力，头晕，自汗，盗汗，纳呆，腹胀，五心烦热，消瘦，面色苍白，或有闭经。舌质淡红或暗淡、淡紫，舌体胖嫩有齿痕，舌苔薄白，脉滑或小弦、细。

2. 毒热炽盛

临床表现：发病较快，常见发热，骨痛，鼻衄、齿衄、黏膜出血，皮肤有出血点、瘀斑，可见贫血，心悸气短，溺血，便血，便秘。部分病例可出现肝脾呈进行性肿大，常伴发胁下痞块胀痛，甚者痞块剧痛、拒按，发热等。舌质暗紫，常有瘀点、瘀斑，可见舌下静脉怒张，脉滑数或弦数等。

3. 瘀血痰结

临床表现：发病缓慢，常见胁下痞块（肝脾大），颈、腋及腹股沟处痰核结聚（淋巴结肿大），骨痛，可见发热、鼻衄、齿衄，皮肤及黏膜出血，贫血，心悸气短，疲乏无力。舌质淡暗或紫暗，常有瘀斑，舌苔厚腻，舌下静脉怒张，脉弦滑。

六、膀　胱　癌

膀胱癌是泌尿系统较为常见的恶性肿瘤，好发于50~70岁的男性，男女发病率之比为（3~4）：1。在世界范围内，膀胱癌的发病率居恶性肿瘤的第9位。无痛性肉眼血尿是其最常见的首发症状，有的患者伴有尿频、尿急、排尿困难或疼痛等症状。根据其浸润深度通常又可分为浅表型膀胱癌和浸润性膀胱癌，其中浅表性膀胱癌占 75%～85%，术后 2 年内复发率达 50%～70%。

中医学认为，膀胱癌的病机为本虚标实。具体来说，从虚而言，本病多由脾肾气虚，不能摄血，或气血虚弱，血失统摄所致。从实而论，本病则由心火下行移热于下焦，或湿热毒邪聚于膀胱，湿毒瘀血蕴结所致。从病程而言，本病初起多实，久病则虚。

（一）膀胱癌瘀毒互结证

郁超等对 2014 年 9 月至 2020 年 8 月上海中医药大学附属龙华医院泌尿外科、上海市第一人民医院泌尿外科以及上海交通大学医学院附属新华医院崇明分院泌尿外科门诊收治的 525 例膀胱癌患者采用中医证候问卷的方法调查中医证型分布情况，结果提示，525 例患者中，瘀毒蕴结型占比最高（36.57%），其次为湿热下注型（36.00%）。唐东昕等对国医大师刘尚义治疗膀胱癌的临床用药特点进行挖掘分析发现，常用药物组合有莪术-炙鳖甲，莪术-冬凌草，炙鳖甲-冬凌草，莪术-炙鳖甲-冬凌草，莪术-蜈蚣，炙鳖甲-蜈蚣，莪术-炙鳖甲-蜈蚣等，体现了刘尚义国医大师以化瘀解毒为膀胱癌治疗基本大法的思路。崔殿生等将90 例采用经尿道膀胱肿瘤切除术后患者随机分为观察组和西药组，西药组给予盐酸吡柔比星膀胱灌注；观察组在对照组给药基础上叠加华蟾素膀胱灌注和内服益气化毒方，前 3 个月每日 1 剂，此后隔日 1 剂。两组疗程均为 12 个月。结果提示，华蟾素膀胱灌注和益气化毒方内服能进一步降低浅表性膀胱癌经尿道膀胱肿瘤切除术后患者的复发率，且能减轻化疗药物所致的不良反应。

（二）膀胱癌瘀毒互结证的病机概要

膀胱癌发生、发展的主要病邪是瘀血，在膀胱癌发生、发展的过程中“瘀”贯穿始终，膀胱癌患者膀胱小血管明显扩张、迂曲，尿血作为主要的临床表现，符合血瘀证的特点。吸烟、环境因素等各种膀胱癌常见的致病因素会长期反复对机体造成恶性刺激，可导致机体产生一种伏邪，浸淫于四肢百骸，最终形成具有复杂性、特异性的癌毒之邪。而内源性癌毒则更多以瘀的状态存在，初生时潜藏于脏腑组织，浸淫经络，稽留于三焦，演变为伏邪，暗耗气血津液，瘀阻经络，导致阴阳失衡，脏腑功能失调，日久由潜证变为显证，出现血尿、膀胱刺激征等临床表现。

（三）膀胱癌瘀毒互结证的诊断标准

参照《中药新药临床研究指导原则》、《中医内科常见病诊疗指南》、《中国泌尿外科疾病诊断治疗指南 2023 版》、《中国泌尿外科疾病和男科疾病诊断治疗指南》（2022 版）、《中华人民共和国国家标准·中医临床诊疗术语　第 2 部分：证候》（GB/T16751.2—2021）制定。

主症：下腹刺痛固定或可触及包块，小便淋涩，小便色黯或夹血块，舌质瘀紫或有瘀斑瘀点。

次症：面色黧黑，唇甲青紫，心烦口苦，肌肤甲错，肢体麻木。

舌脉：舌质暗紫，有瘀斑瘀点，脉可见沉、弦、细、涩、牢。

符合主症 2 项、次症 1 项，结合舌脉即可诊断。

（四）膀胱癌瘀毒互结证的治疗要点

1. 瘀毒是膀胱癌瘀毒互结证的病机关键

肾气亏虚，膀胱气化功能失司，肾阴不足，虚热内生，脾虚不运，水湿不化，加之饮食辛辣，情志不畅，郁而化火，湿热蕴结下注膀胱，气机不畅血行瘀阻，进而湿热瘀毒蕴结膀胱，日久浸淫，伤及脉络，最终发展为膀胱癌，故膀胱癌瘀毒互结证的治疗务必以抓住瘀毒互结病机为首要。

2. 化瘀解毒为治疗关键

从"瘀毒"辨治膀胱癌的治疗大法为"化瘀解毒"，临证根据邪正虚实、标本缓急，或以破血为主，或以活血为主，或攻补兼施。根据膀胱癌兼证以加减变化，配合止血、通淋、利水等治法。膀胱癌见尿血者，宜配合止血之品；小便涩痛，可适当配合利尿通淋之品；小便癃闭者，则宜配合通利小便之品。

3. 清热利湿为治疗要点

湿热在膀胱癌发病中有重要影响，《素问·灵兰秘典论》云："膀胱者，州都之官，津液藏焉，气化则能出矣。"膀胱为津液之腑，气化失司，则水湿蕴结膀胱，甚则弥漫三焦。湿邪久留，郁而化热，湿热下注膀胱，伤及血络，血溢脉外，则为尿血；水湿为有形之邪，加之湿热蕴结，则困阻气机，痹阻膀胱脉络，出现小便淋漓，甚则癃闭，久则与瘀血相合，湿热瘀血互结，则生瘀毒，遂成此病，化瘀的同时清热利湿，使瘀与湿热无以互结，直中病机。

4. 补肾健脾为治疗根本

膀胱与肾互为表里，膀胱气化不利，多责之于脾肾，膀胱癌以肾气阴不足为本，发病是由于素体肾气不足，加之年高肾气渐衰，膀胱气化不利，或饮食不节损伤脾胃，酿生湿热瘀毒而成，肾之气阴两虚贯穿疾病始终，尤其是疾病后期，久病耗损正气，则阴虚火旺和脾肾不足之象更加凸显，治疗全程当固护脾肾，令气化有常，瘀毒无以化生。

（五）膀胱癌瘀毒互结证的案例举隅

患者，女，40 岁，2013 年 1 月 14 日初诊。主诉：经尿道膀胱肿瘤电切术后 3 周，无明显不适。因血尿 3 月余，考虑膀胱癌，于 2012 年 12 月 19 日全身麻醉下行经尿道膀胱肿瘤电切术，术中见膀胱右侧壁输尿管口外侧乳头样肿瘤，有蒂，膀胱前壁菜花样肿瘤，遂电切乳头状肿瘤至基底部正常组织，电凝肿物基底及周围 1cm 范围内正常膀胱黏膜。术后病理示乳头状移行细胞癌 G2（高级别尿路上皮癌），似浸润黏膜固有层。因患者先天脑部发育障碍，术后不能配合膀胱灌注化疗。其家属诉其食少，无特殊不适，舌红、苔少，脉细。中医辨证属脾肾两虚、瘀热搏结，治以益气活血、养阴清热。处方：黄芪 20g，白术 10g，生地黄 20g，山慈菇 10g，土茯苓 10g，龙葵 10g，女贞子 10g，党参 10g，麦冬 10g，半枝莲 10g，猪苓 10g，陈皮 10g，山楂 20g。14 剂，水煎服，每日 1 剂。

2013 年 1 月 28 日二诊：家属诉其大便偏干，舌红、少苔，脉细。上方加白花蛇舌草 20g，当归 20g，肉苁蓉 20g。28 剂，水煎服，每日 1 剂。而后患者每月复诊，随诊加减至 2016 年 6 月，彩超提示膀胱无明显异常。

按：膀胱者，州都之官，居于下焦，储存和排泄尿液，为水液代谢的通道。膀胱癌临床上多表现为血尿，或小便涩痛，或排尿困难，根据临床症状将其归属于中医古籍文献中"尿血"、"血淋"、"癃闭"范畴。肾气亏虚，膀胱气化功能失司，肾阴不足，虚热内生，脾虚不运，水湿不化，加之饮食辛辣，情志不畅，郁而化火，湿热蕴结下注膀胱，气机不畅血行瘀阻，进而湿热瘀毒蕴结膀胱，日久浸淫，伤及脉络，最终发展为膀胱癌。

该患者为高危非肌层浸润型膀胱癌，此病最易耗伤正气，首诊为术后，正气愈伤；膀胱与肾互为表里脏腑，膀胱之病，最易伤及肾气，瘀与热结，易蕴而生毒，毒邪隐匿而性烈，最易生变，故辨证为脾肾两虚、瘀热搏结，故予以黄芪、党参、白术、土茯苓、陈皮、山楂益气健脾消食，兼祛湿化瘀；生地黄、女贞子、麦冬养阴清热；山慈菇和土茯苓清热解毒、散结除湿；龙葵、半枝莲清热解毒，活血消癥；猪苓利水渗湿，共奏益气养阴除湿、清热解毒散结之功。复诊在原治法的基础上增强抗肿瘤的作用，予以补血润肠、温肾通便治疗。该患者泌尿系统症状不显，但根据患者表现出的纳差及舌脉变化，结合久病及术后的体质特点，水液代谢的生理、膀胱不离湿的特性以及肿瘤产生的痰、瘀、毒的本质，予以病症结合用药，从而达到较佳的治疗效果。虽然未能获取直观的膀胱镜检查结果，但从彩超结果及患者良好的生命状态亦可看出，中医药在此病例中发挥着重要的治疗作用。

（六）膀胱癌其他的辨证分型

1. 湿热下注

临床表现：血尿伴小便频、急、涩、痛，少腹坠胀不适，或有身热不扬，纳差，口苦，或下肢水肿，夜寐不安。舌红，苔黄腻，脉滑数。

2. 瘀毒蕴结

临床表现：尿血成块或尿中有"腐肉"，少腹坠胀疼痛，排尿困难或者闭塞不通，腹部包块，坚硬拒按。舌质暗或有瘀斑、脉沉或弦涩。

3. 脾肾两虚

临床表现：血尿日久，时作时止，下腹包块，坚硬如石，腰膝酸软，神疲乏力，头晕眼花，自汗出，纳呆食少，消瘦。舌淡，苔薄白或少苔，脉沉细无力。

4. 肾阴不足

临床表现：尿血（色淡红），口渴咽干，小便色深量少或不畅，伴见神疲、腰酸、五心烦热、形体消瘦、盗汗。舌苔薄黄，舌质红绛，脉细数。

七、宫　颈　癌

宫颈癌是发生于子宫颈阴道部或移行带的鳞状上皮细胞及颈管内膜的柱状上皮细胞交

界处的恶性肿瘤。本病鳞状细胞癌占 90%～95%，腺癌占 5%～10%，其他较少见的有未分化癌等。本病早期可无任何症状，或仅有少量白带；中期常有白带增多腥臭，阴道不规则出血；晚期阴道出血较多，伴有发热、消瘦、臀部及大腿部的持续性疼痛等。大量的分子生物学和流行病学研究资料证实，特殊的人乳头状瘤病毒（HPV）类型对人类致癌，HPV-16型、HPV-18 型持续感染是宫颈癌的病因。宫颈癌中最常见的是鳞状上皮细胞癌，其次是腺癌，腺鳞癌、透明细胞癌等较少见。

宫颈癌，常由多产、房劳、情志不舒或饮食失衡导致湿热瘀毒之邪内袭胞宫，客于胞门，气血瘀阻，湿毒内积而成。随病程的进展继而损伤冲任，带脉失约，湿浊下注，故见崩中漏红、带下赤白青黑。本病正虚而邪实，虚为脏腑气血失和，脾肾亏虚，冲任失调；实为湿热痰瘀蕴结。

（一）宫颈癌瘀毒互结证

鲁强等选取 2018 年 1 月至 2020 年 2 月青岛市中医医院收治的 92 例老年晚期宫颈癌患者，进行中医辨证分型判定，占比从高到低分别为热毒蕴结证 49 例（53.26%）、肝郁气滞证 22 例（23.91%）、肝肾阴虚证 13 例（14.13%）、脾肾阳虚证 8 例（8.70%）。张贤雨等将60 例老年宫颈癌患者随机分为对照组（仅予以体外延伸野放疗）和联合组（放疗基础上辅以西黄胶囊），治疗 8 周，于治疗结束后实施 3 年跟踪随访。结果提示，西黄胶囊辅助体外延伸野放疗治疗老年宫颈癌患者，临床疗效显著，可有效改善患者免疫功能，下调肿瘤标志物水平，控制病情进展，同时有效缓解治疗期间不良反应，延长患者生存周期。刘英等观察消癥抗癌方（组成为青皮、三棱、枳壳、乳香、桃仁、当归、川芎、黄芪、山药、白花蛇舌草、半枝莲、甘草）对早中期宫颈癌患者的治疗效果，将 80 例宫颈癌患者随机分为治疗组和对照组，两组均予放疗后序贯完成紫杉醇加顺铂化疗，治疗组在此基础上加用消癥抗癌方，干预 4 个周期共 84 天，结果显示，消癥抗癌方可提高患者免疫力，改善患者生活质量，减轻放化疗不良反应。

（二）宫颈癌瘀毒互结证的病机概要

正如《医宗必读·积聚》曰："积之成也，正气不足，而后邪气踞之。"《中藏经》曰："积聚、癥瘕、杂虫者，皆五脏六腑真气失而邪气并，遂乃生焉，久之不除也。"本病患者一则由于先天禀赋不足，脏腑功能薄弱，机体正气素亏；又因后天房劳多产，肾气亏损，耗伤精血；或因饮食失调，损伤脾胃，气血生化乏源，无以充养机体；最终导致气虚血瘀，脏腑正气亏虚，难以抵御外邪。二则以湿热瘀毒为标，本病临床表现为局部癥块位于下焦，与湿热毒邪和瘀血有密切关系。

（三）宫颈癌瘀毒互结证的诊断标准

参照《中药新药临床研究指导原则》《妇产科学》《中华人民共和国国家标准·中医临床诊疗术语　第 2 部分：证候》（GB/T16751.2—2021）制定。

主症：小腹胀痛或刺痛，有坠胀感，带下腥臭异味，色杂或带血，舌质色暗或淡白有瘀斑。

次症：面色晦暗或苍白，阴道流血或有血块。

舌脉：舌质色暗或淡白有瘀斑，脉滑或沉、涩、兼细。

符合主症 2 项、次症 1 项，结合舌脉即可诊断。

（四）宫颈癌瘀毒互结证的治疗要点

1. 瘀毒是宫颈癌瘀毒互结证的病机关键

宫颈癌表现为局部癥块位于下焦。其瘀毒实邪源于两个方面：一方面，外来病毒，归属于湿热之毒，侵袭机体，客于胞门，此为发病之外因；另一方面，并非所有 HPV 感染均会导致宫颈癌的发生，而发病之人大多脾肾不足，气化无力，水湿停聚，日久郁而化热；此内外之湿热相合，气机阻滞，浊瘀难消，日久酿毒而成癥积实证，故宫颈癌瘀毒互结证的治疗务必以抓住瘀毒互结病机为首要。

2. 化瘀解毒为治疗关键

从"瘀毒"辨治宫颈癌的治疗大法为"化瘀解毒"，临证根据邪正虚实、标本缓急，或以破血为主，或以活血为主，或攻补兼施。根据宫颈癌兼证以加减变化，配合止血、排脓、利水等治法。宫颈癌见阴道下血者，宜配合止血之品；阴道排脓者，可适当配伍祛湿排脓之品；下焦水肿者，则宜配合利水渗湿之品。

3. 补肾化浊为治疗要点

肾司前后二阴，宫颈之癌，易发于阴道，为肾所掌司，肾气亏虚则易精败生瘀，瘀久则与外邪相合，精、湿、瘀相合，瘀久蕴毒，滋肾化浊，令精得以藏，瘀血不生。

（五）宫颈癌瘀毒互结证的案例举隅

患者，女，57 岁，就诊日期：2018 年 1 月 26 日。主诉：宫颈腺癌术后半年余，腹痛 1 月余。现病史：患者 1 年前行宫颈刮片确诊为宫颈癌，采用新辅助化疗联合局部放疗后行全子宫+双附件切除术，术后病理提示宫颈腺癌，中分化，ⅡB 期，术后化疗 4 次，出现贫血、血小板降低。

刻下：消瘦、易怒、易乏力劳累，劳累后腹痛、腰痛，夜寐差，纳食可，口干欲饮水不欲咽，二便调。舌淡红有点刺、苔薄白，脉弦细。中医诊断：癥瘕（肝郁肾虚，瘀毒阻络证）；西医诊断：宫颈癌术后。治法：补肾疏肝，化瘀解毒。处方：柴胡 6g，醋香附 6g，川芎 12g，炒枳壳 10g，炒白术 12g，赤芍 12g，炒当归 6g，红景天 15g，鸡血藤 20g，肿节风 20g，肉苁蓉 15g，乌药 12g，炙杜仲 15g，海螵蛸 20g，怀牛膝 15g，白花蛇舌草 30g，合欢皮 15g，首乌藤 30g，14 剂，水煎服。

二诊：患者乏力疼痛好转，夜寐尚可，情绪仍较易怒，自诉当地医院复查血常规示血红蛋白、血小板有所升高，纳食佳，二便调。舌淡红，苔薄白，脉弦细。处方：柴胡 6g，醋香附 6g，川芎 12g，白芍 12g，炒枳壳 10g，刺蒺藜 10g，沙苑子 10g，炒白术 12g，炒当归 6g，肿节风 20g，肉苁蓉 15g，乌药 12g，炙杜仲 15g，海螵蛸 20g，怀牛膝 15g，白花蛇舌草 30g，14 剂，水煎服。

三诊：患者无明显疼痛感，情绪较前平和，体重有所升高，夜寐可，纳食佳，二便调。

此次复查全腹+盆腔 MRI 平扫+增强未见明显转移。患者病情稳定，能正常参加工作。予原方续服，嘱其定期规律复诊。

按：中医认为宫颈癌属"崩漏"、"五色带下"、"带下"、"癥瘕"的范畴。宫颈癌或因七情所伤；或肾阴亏损，早婚多产、不节房事；或阴虚内热，虚火妄动；或脾肾阳虚，先天不足；或思虑伤脾，痰湿凝聚。机体正气亏虚，脏腑功能失调，寒冷、湿浊侵袭，导致气血津液运行不畅，而成湿、痰、毒、瘀，停滞胞宫，瘀久、郁久化热，湿热瘀毒下注宫颈，形成肿块，故宫颈癌主要病机为正气亏虚，湿热毒瘀。

本案是一例典型的宫颈癌术后化疗出现贫血、血小板降低伴有腹痛乏力等症状的患者，因体质虚弱难以坚持术后放化疗，临床多见，此时中医药的介入对患者的综合治疗起到重要作用。

首诊时患者因心理负担较重，导致肝郁气滞，且经化疗损伤正气，气虚则无力行血而血瘀，辨证为肝郁肾虚，瘀毒阻络证。处方以柴胡疏肝散为主方，辅以补肾、化瘀解毒。方中柴胡功善疏肝解郁，香附理气疏肝而止痛，川芎活血行气以止痛，两药相合，助柴胡以解肝经郁滞，枳壳、白术共用，取枳术丸之健脾开胃、行气消痞之意；赤芍、当归、红景天、鸡血藤、肿节风共用，取其补血活血、散瘀止痛之用；肉苁蓉、乌药、杜仲、海螵蛸、怀牛膝共用，补肝肾、强筋骨；白花蛇舌草清热解毒，抗癌化瘀；合欢皮、首乌藤共用，安神解郁、养血通络。诸药合用，共奏疏肝解郁、补肾益肝、活血化瘀、抗癌解毒之功。

二诊患者诸症好转，乏力腹痛不显，但情志仍不舒，结合舌苔脉象，患者血瘀诸症好转，故在原方基础上去红景天、鸡血藤，赤芍换用白芍，并予刺蒺藜、沙苑子平肝疏肝、益肾养精，余药不变，治法注重疏肝补肾，辅以解毒抗癌。

三诊患者肝气条达，诸症不显，治疗以扶正抗癌为基本大法，以抗癌解毒为主，辅以调补肝肾，同时注意顾护脾胃。纵观患者治疗过程，疏肝解郁、补肾益肝、抗癌解毒治法贯穿其中，取得良好疗效。由此可见在把握"瘀毒"关键病理产物的基础上，调补肝肾可以有效改善宫颈癌患者症状，以提高其生活质量与生存期。

（六）宫颈癌其他的辨证分型

1. 脾肾阳虚

临床表现：带下淋漓不断，清稀腥臭，神疲乏力，面色苍白，畏寒纳呆，少腹坠痛。舌淡，苔白，脉沉细无力。

2. 肝肾阴虚

临床表现：带下恶臭，状如肉汁，量多；头晕耳鸣，目眩口干。舌红，苔黄白，脉细数。

3. 肝郁气滞

临床表现：白带偏多，阴道流血夹有瘀块；胸胁胀痛，心烦易怒，口苦咽干。舌苔白或微黄，脉弦。

4. 热毒蕴结

临床表现：赤白带下，时有腥臭；少腹胀痛，口苦而干，尿黄便干。舌质红，苔黄腻，脉滑数。

八、乳　腺　癌

乳腺癌是指发生在乳房部的恶性肿瘤。其特点是乳房肿块，质地坚硬，凹凸不平，边界不清，推之不移，按之不痛，或乳窍溢血，晚期溃烂则凸如泛莲或菜花。目前已成为女性最常见的恶性肿瘤。未曾生育或哺乳的妇女、月经初潮早或绝经晚的妇女、有乳腺癌家族史的妇女，乳腺癌的发病率相对较高。男性乳腺癌少见。

中医学认为其主要病理因素为癌毒、肝气、郁火、痰瘀。本病发于女性，肝气不疏，痰瘀阻络，易致乳房肿块，若日久气火痰瘀酿生癌毒，则见局部增生、破溃、腐烂、形若菜花。

（一）乳腺癌瘀毒互结证

姜建伟等选取浙江省肿瘤医院 2010 年 1 月至 2013 年 1 月收治的原发性乳腺癌术后未行放化疗的女性患者 96 例，进行辨证分型，将其分为痰瘀互结型 38 例，肝郁气滞型 32 例，冲任失调型 26 例。王蓓等将 107 例三阴性乳腺癌患者随机分为治疗组（55 例）和对照组（52 例），两组均予新辅助化疗，治疗组于每次化疗后第 3 天开始服用三叶青散结抗癌方（三叶青、莪术、党参、白术、仙茅、淫羊藿），每日 1 剂，连服 2 周，结果显示，三叶青散结抗癌方能有效提高三阴性乳腺癌新辅助化疗病理完全缓解率。张晓宇等为观察西黄胶囊联合白蛋白结合型紫杉醇治疗晚期三阴性乳腺癌的临床疗效，将 80 例晚期三阴性乳腺癌患者随机分为对照组（仅用白蛋白结合型紫杉醇）、治疗组（对照组给药基础上加用西黄胶囊），比较疾病控制率、客观缓解率、卡氏评分和视觉模拟评分、肿瘤标志物水平、不良反应发生率，发现治疗组各项指标均优于对照组。

（二）乳腺癌瘀毒互结证的病机概要

乳腺癌病位在乳房，与肝、脾、肾有关。按《外科大成》中述："乳头属足厥阴肝经，乳房属足阳明胃经，外属足少阳胆经。"乳房为阳明胃经所司，乳头为厥阴肝经所属，因而乳腺癌与肝脾两脏关系尤为密切。其主要由正气内虚，并与外感六淫、内伤七情、饮食不节、宿疾迁延等导致冲任不和，脏腑功能失调，以致气滞血瘀、痰凝、邪毒结于乳络而成。在 "虚"、"痰"、"瘀"、"毒" 4 个方面，上述病理因素往往相互交叉，互为因果，相互联系。在正气亏虚基础上，加之邪毒外袭、所愿不遂或饮食失调等，引起脏腑功能紊乱，进而导致气滞、血瘀、痰浊、邪毒互结于乳中而发病。痰瘀互结，毒邪日耗，瘀毒互结，久而脾肾亏虚、气血亏虚，又易致肿块溃破，久不敛口。

（三）乳腺癌瘀毒互结证的诊断标准

参照《中药新药临床研究指导原则》、《中医内科常见病诊疗指南》、《中国抗癌协会乳腺癌诊治指南与规范（2021 年版）》、《乳腺癌诊疗指南（2022 年版）》、《中华人民共和国国家标准·中医临床诊疗术语 第 2 部分：证候》（GB/T16751.2—2021）、《中国常见恶性肿瘤诊治规范》制定。

主症：乳房胀或刺痛、痛处不移，增大迅速或红肿溃烂，肿块触后疼痛。

次症：面色晦暗，发热，乳头分泌物臭秽。

舌脉：舌质暗或淡白有瘀斑，脉弦、滑、涩或数。

符合主症 2 项、次症 1 项，结合舌脉即可诊断。

（四）乳腺癌瘀毒互结证的治疗要点

1. 瘀毒是乳腺癌瘀毒互结证的病机关键

乳腺癌，女子以肝为先天，肝之疏泄受情志活动影响，郁怒伤肝，肝失疏泄，则气机不调，血液运行紊乱，随气机升降而蕴阻于乳络，相继出现气滞、血瘀之征象；忧思伤脾，脾失运化，久则水湿内停，痰浊内生。肝脾功能失调，痰瘀互结于乳中，久而成毒。故乳腺癌瘀毒互结证的治疗务必以抓住瘀毒互结病机为首要。

2. 化瘀解毒为治疗关键

从"瘀毒"辨治乳腺癌的治疗大法为"化瘀解毒"，临证根据邪正虚实、标本缓急，或以破血为主，或以活血为主，或攻补兼施。根据宫颈癌兼证以加减变化，配合止血、排脓、利水等治法。乳腺癌见乳头出血者，宜配合止血之品；乳房红肿热痛者，可适当清热排脓；上肢水肿者，则宜配合利水渗湿之品。

3. 疏肝解郁为治疗要点

《外科大成》提到："乳头属足厥阴肝经，乳房属足阳明胃经，外属足少阳胆经。"肝脾两伤，痰气凝结，肝伤失其条达，气血瘀滞乳络，久而蕴生毒邪，遂生本病。疏肝解郁，令气血运行，瘀血不生，令无形之邪无所依附。

4. 调理阳明冲任为治疗根本

冲任二脉隶属于肝肾，冲为血海，是十二经气血汇聚之所，任主胞胎，胞脉系于肾。肾气充则冲脉满盈，上濡乳腺。患者或先天禀赋不足，或后天因劳逸失度而正气损耗、肝肾亏虚，冲任失调，精血不足，则气血不行，瘀浊郁阻于乳络，日久酿生毒邪侵袭机体。故调理冲任，使经脉通畅，瘀毒无以化生。

（五）乳腺癌瘀毒互结证的案例举隅

患者，女，44 岁，2020 年 10 月 21 日初诊。2018 年 3 月 15 日体检发现左乳肿块，2018 年 4 月 5 日至 6 月 8 日行新辅助化疗（长春瑞滨+表柔比星）4 周期，疗效评价为"部分缓解"，2019 年 5～8 月行"白蛋白结合型紫杉醇+卡培他滨+贝伐珠单抗"治疗 6 周期。2019 年 9 月 7 日复查胸部 CT，疗效评价为"病灶稳定，胸壁结节较前减少"。2020 年 4 月新发双乳结节，2020 年 4 月 23 日入组复旦大学附属肿瘤医院课题 FUTURE 研究 C 治疗臂（白蛋白结合型紫杉醇+卡瑞利珠单抗），2020 年 5 月 27 日疗效评价为"疾病进展"，进入 FUTURE 研究 D 治疗臂（PARP 抑制剂 SHR3162+法米替尼）。2020 年 10 月 19 日复查胸部

CT示"左乳术后,双乳多发肿块,左侧胸壁多发肿块较前增大,大者52mm×35mm,右锁骨区、右侧胸壁肌间隙、膈角后、右侧腋窝及左内乳区多发肿大淋巴结,部分较前增多增大",疗效评价为"病情进展"。近1个月来,患者右乳明显增大伴胀痛加重。刻下症:患者面色少华,双乳多发结节、质硬固定,右乳增大明显、胀痛甚,伴皮色暗红,右颈部及右腋下成串大小不等肿大淋巴结、质硬固定,左侧胸壁多发结节,大者直径约6cm,表面破溃翻花如熟石榴状,渗出黄浊液体。乏力,纳呆,口干,腰背酸痛,夜寐欠安、易醒,大便每日1次、成形,舌质淡,苔净,脉细数。西医诊断:左乳癌保乳术后,双乳转移,胸壁转移,右颈部、右锁骨区、右腋窝及左内乳区淋巴结转移。中医诊断:乳岩。辨证:脾肾亏损,痰瘀毒结。治法:健脾益肾,疏肝理气,软坚化痰,散瘀解毒。处方:黄芪30g,白术9g,茯苓15g,熟地黄12g,天冬15g,山药15g,女贞子12g,山萸肉9g,当归9g,炒白芍15g,柴胡9g,淫羊藿30g,石见穿30g,山慈菇15g,夏枯草12g,牡蛎30g,海藻15g,猫爪草30g,木馒头15g,八月札12g,莪术9g,蜂房12g,王不留行15g,炮山甲9g,大枣15g。14剂,每日1剂,水煎300~400ml,早晚饭后1小时温服。另以蟾乌凝胶膏外敷于双乳结节、右颈部、右锁骨区及腋下肿大淋巴结等未破溃处,每日1次。

2020年11月4日二诊:右上臂肿痛、肤色如常,右乳胀痛较前减轻、皮色转淡、多发结节较前略缩小,右颈部及右腋下成串大小不等肿大淋巴结、质硬固定、大小如前,左侧胸壁结节破溃较前收敛。乏力及腰背酸痛有所缓解,胃纳渐馨,口干稍作,夜寐稍有好转,舌淡红,苔薄白,脉细。守方加防己15g,继服14剂。外用同前。

2020年11月18日三诊:右乳增大、皮色明显转淡、多发结节略缩小、胀痛减轻,右背散发皮下微小结节,右臂肿痛未有明显缓解、肤色如常,右颈部及右腋下成串大小不等肿大淋巴结、质硬固定,右锁骨下新增肿大淋巴结约1cm、质硬固定,左侧胸壁结节破溃已敛,乏力及腰背酸痛稍作,胃纳尚可,口干缓解,夜寐尚可。舌淡红,苔薄白,脉细。守方加桃仁9g,继服14剂;另蝎蜈胶囊4粒,每日3次,饭后服。外用同前。继续治疗半年余,患者双乳、胸壁及右颈部有新发结节出现,右臂肿胀,左侧胸壁多发肿块较前略有增大、未破溃,但生活质量较前改善,可带瘤生存。

按:乳腺癌属中医学"乳岩"范畴,发病与肝郁、脾虚、肾亏、冲任失调密切相关。叶天士倡"女子以肝为先天",肝郁脾虚,致气滞、痰凝、血瘀互结,阻滞乳络,蕴毒成瘤,积毒伤正,日久及肾,冲任虚损。本虚为脾肾亏虚,标实为气滞、痰凝、血瘀、毒聚,治当标本兼顾,辨清正邪盛衰。

本案患者虽未至"七七"之年,但经持续2年半的手术、放疗、化疗、内分泌及靶向治疗后,正气耗损,脾气亏虚,肾气肾精不足,且多处转移,痰毒弥漫。治疗恶性肿瘤需着眼于"患病之人",而非"人患之病",当确立"以人为本,人瘤并重"的治癌大道,通过固护正气以消减局部之"瘤"。固护正气为本,佐以祛邪,但攻邪适可而止,总以恢复机体阴阳平衡为要。四诊合参,患者本虚为脾肾亏损、气血两虚、冲任虚损,标实为肝郁气滞、痰瘀毒聚、郁久化热。故以八珍汤、当归补血汤、六味地黄汤、逍遥散、二仙汤化裁加减,黄芪、白术、茯苓、山药益气健脾,天冬、熟地黄、女贞子、山萸肉滋阴补肾养肝,淫羊藿、木馒头温肾助阳,当归、白芍养血柔肝,淫羊藿、当归取二仙汤之意调补冲任，柴胡、八月札疏肝理气，山慈菇、夏枯草、海藻、牡蛎、猫爪草软坚化痰散结，蜂房、石见穿、莪术、王不留行、炮山甲活血消肿解毒、化瘀通络，大枣益气养血、缓和药性。全方标本兼顾，脾肾同治，气血并重，调补冲任，阴阳平衡，攻邪有度。外敷蟾乌凝胶膏于双乳结节、右颈部及腋下肿大淋巴结，具有活血化瘀、消肿止痛功效。

二诊时，患者临床症状改善较明显，气血渐复，久溃癌肿得以生肌敛疮，但因右腋下成串大小不等肿大淋巴结影响淋巴回流，导致右上臂肿胀，遂守方加防己利水消肿通络。

三诊时，患者右背出现散发皮下微小结节，右锁骨下新增肿大淋巴结、质硬固定，乃痰毒流窜，痰、瘀、毒凝结皮下肌腠所致，故守方加桃仁活血散瘀，另以蝎蚣胶囊搜风通络、消肿定痛、散瘀破结。继续用药半年后，病情控制尚稳定，患者生活质量改善。

（六）乳腺癌其他的辨证分型

1. 肝郁痰凝

临床表现：乳房作胀，乳内结块；颈腋等处结节，推之可移，皮色正常；咽部生痰，两胁作胀，情绪抑郁，心烦不安。舌质淡，苔薄腻，脉弦或弦滑。

2. 气滞血瘀

临床表现：乳内结块，深层粘连，质地坚硬，推之不移，乳房胀痛，痛引两胁；心情不适，精神忧郁，胸闷不舒，烦躁易怒；月经量少色暗有块，或伴痛经。舌质暗，舌下脉络紫暗，苔薄，脉涩或细涩。

3. 热毒蕴结

临床表现：乳块肿大，状如堆粟，色紫痛剧，溃破渗液，血水淋漓，秽臭难闻，胁肋窜痛，心烦易怒，面红目赤。舌质红，苔薄，脉弦滑数。

4. 冲任失调

临床表现：乳房结块坚硬，经事紊乱，素有经前期乳房胀痛；婚后未育，或有多次流产史。舌质淡，苔薄，脉弦细。

5. 气血两亏

临床表现：形体消瘦，面色萎黄或㿠白，头晕目眩，神倦乏力，少气懒言。舌质淡，苔薄白，脉沉细。

第三节 "瘀毒互结"证的治疗方剂及药物

一、瘀毒互结与化瘀解毒法概述

目前，恶性肿瘤仍是威胁全球人类生命健康的主要原因之一，据2019年世界卫生组织报告，恶性肿瘤已成为全球年龄为70岁之前人类的第一或第二大死亡原因。与此同时，多学科协同治疗恶性肿瘤已逐渐成为全球共识，中医药在肿瘤治疗中的地位也得到了提升。

中医认为，邪之所凑，其气必虚。正因为正气虚损，导致人体抵御外界致癌因子能力不足，易受邪气内侵，机体的稳定和平衡就遭到了破坏，因此诱发肿瘤形成。《医宗必读》提出"积之成者，正气不足，而后邪气踞之"，表明恶性肿瘤的基本病机为"正虚"与"邪毒"两个方面不断斗争的过程。在此基础上，经过数十年的研究与探索，中医对恶性肿瘤病因病机的认识取得了进展，总结而言，恶性肿瘤的病因病机可概括为正不胜邪，导致气、痰、瘀、毒等胶结而形成癌肿。

直至 20 世纪 90 年代，国医大师周仲瑛首先提出了肿瘤"癌毒"学说。认为肿瘤病理机制虽复杂多变，归根结底总由癌毒留著某处为要。癌毒一旦留结，阻碍经络气机运行，同时夺取精微以自养，耗伤正气，无法奋起抗邪，循环往复，则癌毒与日俱增，正气日渐衰微，终致不复之境。

基于前人的理论发挥，并结合恶性肿瘤留著局部，传变迅速，预后不佳的病症特点，张光霁教授及其团队创新性地提出中医肿瘤瘀毒理论。张光霁教授认为，人体正气虚损，久之必然导致血瘀，血瘀日久则变生毒邪，而"瘀"和"毒"之间并非两个完全割裂的病因，两者关系密切，瘀可致毒，毒亦可致瘀，由瘀到毒再到瘀毒互结是一个量变到质变的过程，瘀毒相互转变，最终变生为癌肿，这是恶性肿瘤起病急，病情酷烈，预后不佳的根本原因。因此"久病必瘀，因瘀致毒，因毒致变，瘀毒互结"是中医肿瘤的关键病机之一。

肿瘤瘀毒理论的发展为中医药治疗恶性肿瘤提供了新的指导方案，其相对应的治则治法是指导方药选择的重要依据，也是提升临床治疗效果的关键所在。围绕瘀毒互结这一恶性肿瘤发生发展的关键病机，张光霁教授及其团队提出，活血祛瘀，以毒攻毒，瘀毒同治，破解瘀毒互结，可有效控制恶性肿瘤的进一步发展及其对机体的危害，进而实现"邪去则正安"。瘀毒同治法当以祛瘀在先，盖毒因瘀而生，瘀去毒自解。若瘀毒互结日久，毒象重于瘀象，可再加解毒之品。祛瘀之法包括活血化瘀法、破血消癥法、活血止痛法，解毒之法包括清热解毒法、以毒攻毒法。瘀和毒的治法多样，在分析瘀毒治疗方法时，往往有多种不同的同治方案，在具体运用时也有不同的应用指征和注意要点。

此外，正气亏虚是"瘀"形成的本质原因，因此在治疗时尤其应关注补正气、调气机。诸多实邪可以导致瘀的形成，因此在常规化瘀之时，尤其要考虑瘀所成的原因，佐以相应祛邪之药；同时还应注意，瘀血作为瘀的最重要表现形式，多呈夹杂之势，因此应以活血化瘀为基本治法，辅以其他化瘀之法。瘀毒同治，通时达变。

二、代表性药物

"瘀毒同治"法的提出，最终目的是指导临床。古今医者常言"有是证而用是药"，明悉药物的性味、归经、功效等，是治疗瘀毒互结证恶性肿瘤时遣方施治的第一步。《千金翼方》云："不明药性者，不能以除病。"且随着中医学的发展，学者们借助现代科学技术，发现了传统药物在肿瘤治疗中的新机制，一定程度上拓展了中药的功效范围。根据化瘀解毒法的基本要素，祛瘀药与祛毒药应为此法的核心药物组成。据此，以下总结了临床常用且被广泛研究证明具有抗肿瘤特性的两类药物，并根据药物的功效进行了分类。

（一）祛瘀药

1. 活血化瘀药

（1）丹参：苦，微寒。归心、心包、肝经。功善活血调经，祛瘀止痛，凉血消痈，除烦安神。

古籍摘录：《神农本草经·上品》："主心腹邪气，肠鸣幽幽如走水，寒热积聚，破癥除瘕，止烦满，益气。"《本草新编》："丹参，味苦，气微寒，无毒。入心、脾二经。专调经脉，理骨筋酸痛，生新血，去恶血，落死胎，安生胎，破积聚症坚，止血崩带下。"《本草便读·草部》："丹参，功同四物……能祛瘀以生新，善疗风而散结，性平和而走血……味甘苦以调经，不过专通营分。丹参虽有参名，但补血之力不足，活血之力有余，为调理血分之首药。其所以疗风痹去结积者，亦血行风自灭，血行则积自行耳。"

现代药理：丹参有效成分丹酚酸A、丹酚酸B、丹参酮Ⅰ、丹参酮ⅡA、隐丹参酮、丹参二萜醌等可有效对抗乳腺癌、肺癌、鼻咽癌、肝癌、大肠癌、胃癌等癌症，并且能够逆转或改善肿瘤治疗过程中化疗药多药、耐药的情况。

（2）桃仁：味苦、甘，平。有小毒。归心、肝、大肠经，功善活血祛瘀，润肠通便，止咳平喘。

古籍摘录：《神农本草经·下品》："主瘀血，血闭癥瘕，邪气，杀小虫。"《本草思辨录》："桃有肤毛为肺果，仁则主攻瘀血而为肝药，兼疏肤腠之瘀。"《本草纲目》："治血结、血秘、血燥，通润大便，破蓄血。"《本草备要·果部》："治热入血室，血燥血痞，损伤积血。血痢经闭，咳逆上气，皮肤血热，燥痒蓄血，发热如狂。"

现代药理：桃仁水提物对机体的免疫功能有良好的增强作用。近年来许多学者对桃仁中的总蛋白或单一蛋白质成分进行了大量药理研究，结果表明，桃仁蛋白无急性和长期毒性，且具有提高免疫力和抗肿瘤的作用，其中抗肿瘤作用是通过增强树突抗原提呈功能与影响相关基因的表达来实现的。研究表明桃仁蛋白的免疫调节作用和抗肿瘤作用是通过降低血清中IL-2、IL-4两种细胞因子的水平来实现的。此外，桃仁蛋白A通过抑制细胞周期蛋白B1，使肿瘤细胞分裂停留于G_2期，从而抑制肿瘤细胞的增殖以实现抗肿瘤作用，还可以抑制组织蛋白酶D的表达，从而抑制肿瘤浸润转移。桃仁蛋白为桃仁中的大分子物质，药理活性主要为增强免疫力和抗肿瘤，还具有抗炎作用，且其对免疫系统与对肿瘤的影响之间或许存在一定的相关性。

（3）红花：辛，温。归心、肝经。功善活血通经，祛瘀止痛。

古籍摘录：《雷公炮制药性解》："逐腹中恶血，而补血虚，除产后败血，而止血晕，疗跌扑损伤，疮毒肿胀，老人血少便结，女子经闭不行，催生下胎衣及死胎。"《长沙药解》："红蓝花活血行瘀，润燥止痛，最能疏木而清风。其诸主治，通经脉，消胕肿，下胎衣，开喉闭，苏血晕，吹聍耳。"

现代药理：西红花苷是西红花的提取物之一，是一类水溶性的类胡萝卜素，在抑制癌细胞恶性增殖与诱导癌细胞凋亡方面均具有显著的作用。西红花苷可抑制与成纤维细胞共培养的结直肠癌细胞的增殖、侵袭与迁移能力，其机制可能与诱导细胞发生氧化应激损伤有关。羟基红花黄色素A（hydroxysafflor yellow A，HSYA）是从红花中提取的主要活性成分，具有水溶性，可渗透到血脑屏障中。研究表明，HSYA 具有多种类型的生物活性，包括氧自由基清除、抗炎作用和抗凋亡等。此外，HSYA 不仅不良反应极小，而且具有抗肿瘤作用，可以预防肝癌细胞的肺转移。HSYA 可通过 Toll 样受体 8（toll-like receptors-8，TLR-8）信号调节卵巢癌 CD4$^+$T 细胞极化和免疫细胞因子的表达。

"桃仁-红花"是中药中活血化瘀的经典药对，在肿瘤中的治疗亦十分常见。现代研究表明，"红花-桃仁"组合治疗肝癌的机制探索发现位居前十的潜在靶点分别为 CDK1、CCNA2、AURKA、TOP2A、AURKB、KIF11、CDC25C、CHEK1、TTK、WEE1。

（4）王不留行：苦，平。归肝、胃经。功善活血通经，下乳消痈，利尿通淋。

古籍摘录：《神农本草经·上经》："主金疮，止血逐痛。出刺，除风痹内寒。久服，轻身、耐老、增寿。"《本草纲目·草部》："利小便"，"王不留行能走血分，乃阳明冲任之药。俗有'穿山甲、王不留，妇人服了乳长流'之语，可见其性行而不住也。"

现代药理：王不留行提取物通过抑制血管内皮细胞的增殖和鸡胚绒毛尿囊膜血管的生成，可在一定程度上达到抗肿瘤的目的。研究表明，王不留行环肽 A、E 化合物，有较强抑制血管内皮细胞增殖和鸡胚绒毛尿囊膜血管生成的作用。王不留行的提取物也能显著抑制血管内皮细胞体外增殖与迁移，同时还能抑制血管新生。在抗前列腺肿瘤相关研究中，发现了王不留行的活性成分及治疗前列腺肿瘤的潜在作用靶点。研究从王不留行中筛选出活性成分 4 个，作用靶标 91 个，认为王不留行治疗前列腺肿瘤可能涉及 TP53、AKT1、CASP3、JUN、MYC、VEGFA 等靶标，而 TP53 正是一个经典的肿瘤抑制基因。

（5）益母草：辛、苦、微寒。归心、肝、膀胱经。功善活血调经，利水消肿，清热解毒。

古籍摘录：《本草正》："益母草，性滑而利，善调女人胎产诸证，故有益母之号。然惟血热血滞，及胎产艰涩者宜之。若血气素虚兼寒，及滑陷不固者，皆非所宜，不得以其益母之名，谓妇人所必用也。盖用其滑利之性则可，求其补益之功则未也。"《本草纲目》："活血、破血、调经、解毒。治胎漏产难，胎衣不下，血晕，血风，血痛，崩中漏下，尿血，泻血，疳，痢，痔疾，打扑内损瘀血，大便、小便不通。"

现代药理：益母草水提物及醇提物在体外对人子宫颈癌海拉（HeLa）细胞增殖有显著的抑制作用，提示其具有一定的抗肿瘤活性，且研究发现益母草水提物的体外抑瘤效果优于益母草醇提物。益母草靶点众多，共有 8 个活性化合物，204 个靶点，其中与卵巢癌密切相关的关键靶点有 18 个。益母草干预卵巢癌要经过细胞、组织、各种生物学过程，是一个庞大而复杂的过程。通路分析显示，18 个关键靶点有 5 个靶点集中于癌症通路，可见益母草可能作用于癌症的各个病理环节。

（6）鸡血藤：苦、微甘、温。归肝、肾经。功善行血补血，调经，舒筋活络。

古籍摘录：《本草纲目拾遗·藤部》："其藤最活血，暖腰膝，已风瘫"，"壮筋骨，已酸痛，和酒服，于老人最宜。治老人气血虚弱，手足麻木瘫痪等症；男子虚损，不能生育及遗精白浊……妇女经血不调，赤白带下；妇女干血劳，及子宫虚冷不受胎。"《饮片新参》："去瘀血，生新血，流利经脉。治暑痧，风血痹症。"

现代药理：鸡血藤组方能抑制肝癌 HepG2 细胞、肺癌 A549 细胞、鼻咽癌 CNE-2Z

细胞、骨肉瘤 143B 细胞、急性早幼粒细胞白血病 HL-60 细胞的增殖，并对肝癌 HepG2 细胞具有较强的抑制作用。同时，鸡血藤总黄酮类能上调肝癌 HepG2 细胞 Caspase-9 的相对表达量，调控下游相关的 Caspase-3、Caspase-8 的表达量。此外，鸡血藤水提物能调控与乳腺癌细胞转移相关的 SNX9、β-catenin 蛋白表达水平，还能抑制三阴性乳腺癌细胞 MDA-MB-231 的迁移，降低乳腺癌的侵袭转移率。

2. 活血止痛药

（1）川芎：辛，温。归肝、胆、心包经。功善活血行气，祛风止痛。

古籍摘录：《神农本草经·上经》："主中风入脑，头痛，寒痹，筋挛缓急，金疮，妇人血闭无子。"《本草汇言》："芎劳，上行头目，下调经水，中开郁结，血中气药也……尝为当归所使，非第治血有功，而治气亦神验也……味辛性阳，气善走窜而无阴凝黏滞之态，虽入血分，又能去一切风，调一切气。"

现代药理：川芎的主要成分为川芎嗪，研究表明，川芎嗪可在抑制肿瘤增殖、侵袭、耐药及调节肿瘤免疫等方面发挥多种抗肿瘤效应。川芎嗪通过周期阻滞，下调增殖周期调控蛋白，实现对肿瘤细胞增殖的抑制作用，也可以通过对 Bcl-2 等凋亡抑制基因表达的下调和 Caspase-3 凋亡依赖基因表达的上调而实现促凋亡作用。此外，川芎嗪被证实可通过干预黏附分子下调不同基质金属蛋白酶表达而抑制肿瘤的侵袭和转移，也可通过改善肿瘤患者血液的高凝状态，缓解肿瘤组织的缺血缺氧状态，对肿瘤血管的生成产生一定的抑制作用。在逆转耐药和肿瘤免疫调节等方面，川芎嗪因具有钙通道阻滞活性，因而被认为有可能会通过抑制细胞转运蛋白的活性而发挥逆转耐药的作用。此外，上调自然杀伤细胞的活性，抑制 Th2 类细胞因子的表达，增强机体的肿瘤免疫应答功能，有助于机体对肿瘤细胞进行免疫杀伤。川芎中的另一抗肿瘤活性成分杨梅黄酮能显著增加体外人肺腺癌细胞 A549 细胞早期凋亡率，并可使 A549 细胞周期阻滞在 G_0/G_1 期。

（2）姜黄：辛，苦，温。归肝、脾经。功善活血行气，通经止痛。

古籍摘录：《新修本草》："主心腹结积疰忤，下气破血，除风热，消痈肿，功力烈于郁金。"《本草纲目·草部》："治风痹臂痛"，"姜黄、郁金、术药（莪术）三物，形状功用皆相近。但郁金入心治血；而姜黄兼入脾，兼治气；术药则入肝，兼治气中之血，为不同耳。"

现代药理：姜黄的主要化学成分有姜黄素类、挥发油、黄酮类、糖类、生物碱、有机酸、无机元素等，其中姜黄素类和挥发油成分为其主要药效成分。姜黄素的药理作用有抗肿瘤、抗炎、抗纤维化、抗氧化、神经保护等；挥发油的药理作用有抗肿瘤、抗氧化、抗病毒、抗菌等。姜黄素不仅是有效的抗致突变剂，还是抗促癌剂，对肝癌、胰腺癌、胃肠癌、宫颈癌、前列腺癌等多种癌症有着巨大的治疗潜力。姜黄素提高杀灭肿瘤作用的原理是抑制肿瘤细胞的增生、扩散，增强机体对肿瘤细胞的敏感性，其作用靶点有生长因子、转录因子、酶和基因。而挥发油的现代药理研究表明，其对肝癌细胞有抑制增殖作用，相关作用机制可能是通过激活线粒体凋亡通路及 Caspase 级联反应诱导肝癌细胞发生凋亡。

（3）郁金：味辛、苦，性寒。归肝、胆、心、肺经。功善活血止痛，行气解郁，清心凉血，利胆退黄。

古籍摘录：郁金始载于唐《新修本草》，"苗似姜黄，花白质红，末秋出茎，心无实，根黄赤"。关于药用部位，与今药材姜黄同。《本草纲目》载："其根大小如指头，长者寸许，体圆有横纹如蝉腹状，外黄内赤。"这也是指根茎。

现代药理：研究发现温郁金提取物对人胃癌细胞 SGC-7901 生长有抑制作用，其抑癌作用的机制可能与抑制胃癌细胞分泌胰岛素样生长因子（IGF）-1、IGF-2 有关。此外，研究表明温郁金提取物也具有抑制胃癌细胞增殖的作用，且抑制率随药物浓度的升高而增高，存在明显的量效关系，说明温郁金提取物对人胃癌细胞 SGC-7901 生长有抑制作用，其抑癌作用的机制可能与下调血管内皮生长因子（VEGF）的表达水平有关。另有研究发现温郁金蒸馏提取液可抑制饮用 MNNG 大鼠胃黏膜增殖细胞核抗原（PCNA）的表达，这可能是其降低胃癌发生率、显示较好胃癌化学预防能力的机制之一。

（4）降香：味辛，性温。归肝、脾经。功善化瘀止血，理气止痛。

古籍摘录：《海药本草》："主天行时气"，"小儿带之，能辟邪恶之气也。"《本草纲目》："疗折伤、金疮，止血定痛，消肿生肌。"《本草经疏》："上部伤，瘀血停积胸膈骨，按之痛，或并胁肋痛"，"治内伤或怒气伤肝吐血。"

现代药理：降香中查尔酮类化合物具有广泛的抗肿瘤作用，紫铆花素能抑制乳腺癌、结肠癌、急性髓细胞性白血病等肿瘤细胞的增殖。研究发现紫铆花素能抑制多发性骨髓瘤细胞中 c-Src 激酶、酪氨酸激酶 JAK1 和 JAK2 活化，下调抗凋亡蛋白 Bcl-2、Bcl-xl 及细胞周期蛋白 D1、髓细胞白血病基因-1 表达。紫铆花素通过上调酪氨酸磷酸酶 SHP-1 的表达、抑制信号转导和激活转录激活因子 3 从而实现抗肿瘤作用。

（5）延胡索：味辛、苦，性温。归肝、脾、心经。功善活血，行气，止痛。

古籍摘录：《新疆中草药》："辛、微苦，温。"

现代药理：研究发现延胡索总碱对于多种人胃癌细胞系具有剂量依赖性抑制作用，进一步研究发现不同浓度的延胡索总碱均能诱导 MKN-228 细胞凋亡，提示诱导凋亡可能是延胡索总碱抗肿瘤作用的主要机制之一。对延胡索生物碱进行分离并测定其对肝癌细胞 SMMC-7721 的体外细胞毒活性发现，延胡索脂溶非酚性生物碱组分对肝肿瘤细胞杀伤活性力最强，对 SMMC-7721 的生长抑制活性最高。

3. 破血消癥药

（1）三棱：味辛、苦，性平。归肝、脾经。功善破血行气，消积止痛。

古籍摘录：《本草纲目·草部》："三棱能破气散结，故能治诸病。其功可近于香附而力峻，故难久服。"《冯氏锦囊秘录·杂症痘疹药性主治合参》："京三棱，消癥瘕滞痛，一切血块，乃血中之气药也。专通肝经积血滞气，宜醋浸炒用。"《玉楸药解》："三棱磨积聚癥瘕，善破老血，通经利气，下乳堕胎，止经产心腹诸痛，消跌扑损伤诸瘀，软疮疡痈肿坚硬。"

现代药理：研究表明，三棱水提物能够抑制 H22 荷瘤小鼠肿瘤生长，抑瘤率随药物浓度的升高而增加，同时，其能升高血清中 TNF-α、IL-2 水平，使脾腺指数和胸腺指数明显降低。三棱黄酮可呈剂量依赖性抑制雌激素受体阳性（ER+）恶性肿瘤细胞株——人肺腺癌 A549 细胞、人乳腺癌 MCF-7 细胞、HeLa 细胞的增殖活性、增加凋亡小体比率，诱导

A549、MCF-7 细胞骨架形态异常改变，使 S/G$_2$ 细胞周期停滞。此外，三棱黄酮可使 HeLa 细胞的 M 期细胞比率显著下降，细胞间的接触生长状态消失，导致细胞体积增大，形态异常，而使微丝突触增多，迁移运动趋势增高而诱导细胞凋亡。

（2）莪术：味辛、苦，性温。归肝、脾经。功善破血行气，消积止痛。

古籍摘录：《本草新编》："入肝、脾二经，血分中药也。专破气中之血，癥可去，止心疼，通月经，消瘀血，治霍乱，泻积聚，理中气。乃攻坚之药，可为佐使，而不可久用。专入于气分之中以破血，虽破血，然不伤气也。"《医学衷中参西录·三棱莪术解》："味微苦，气微香，亦微有辛意。性皆微温，为化瘀血之要药。以治男子痃癖，女子癥瘕，月闭不通，性非猛烈而建功甚速。其行气之力，又能治心腹疼痛，胁下胀病，一切血凝气滞之证。若与参、术、芪诸药并用，大能开胃进食，调血和血。若细核二药之区别，化血之力三棱优于莪术，理气之力莪术优于三棱。"

现代药理：莪术醇可以显著抑制 SGC-7901 荷瘤鼠瘤体的生长，延长小鼠生存时间，莪术醇可显著抑制 L1210 白血病细胞增殖，其中以莪术黄为代表的成分蛋白具有调节 AKT1、IL6、EGFR、STAT3 等关键靶点的作用，通过调控 PI3K/Akt 等信号通路控制细胞生长、增殖、代谢、凋亡等生理活动，可抑制组织纤维化、抗癌变等，另外参与细胞炎症、免疫、氧化等多项生理过程，对肿瘤患者生理病理状态改善颇具良效。

"三棱-莪术"为治疗"络病"的经典通络药对，癌毒留恋络脉，血瘀、痰浊、寒凝等胶结积聚，三棱、莪术均为具有化瘀散结通络功效的重要中药。三棱水提物和醇提物，如三棱黄酮对 H22 肝癌荷瘤鼠、SGC-7901 胃癌荷瘤鼠均具有显著的抑制作用，机制分析研究还表明三棱黄酮对小鼠体内的血液流变学改变具有十分明显的调节作用，发挥了破血化瘀的功效。"三棱-莪术"药对可通过肿瘤坏死因子信号通路、RNA 聚合酶Ⅱ启动子转录的正调控、类固醇激素介导的信号通路等治疗肝癌。

（3）斑蝥：味辛，性热，有大毒。归肝、胃、肾经。功善破血逐瘀，散结消癥，攻毒蚀疮。

古籍摘录：《神农本草经》："主治寒热，鬼疰，蛊毒，鼠瘘，疥癣，恶疮，疽蚀，死肌，破石癃。"《名医别录》："主疥癣，血积，堕胎。"《药性论》："治瘰疬，通利水道。"《本草纲目》："治疝瘕，解疔毒、制犬毒，沙虱毒、轻粉毒。"《日华子本草》："疗淋疾，敷恶疮瘘烂"。

现代药理：斑蝥素是斑蝥的主要活性成分，它对肝脏和癌细胞有较强的亲和性，极低浓度即引起 HeLa 细胞的明显破坏。小鼠腹腔注射或口服斑蝥素，对腹水型网状细胞瘤和腹水型肝癌有一定抑制作用，其效价与接种瘤细胞的数目密切相关。另有研究证明斑蝥素首先抑制癌细胞蛋白质合成，继而影响 RNA 和 DNA 的合成，最终实现抑制癌细胞生长的目的。

（4）土鳖虫：味咸，性寒。有小毒。归肝经。功善破血逐瘀、续筋接骨。

古籍摘录：《神农本草经·下品》"主心腹寒热，洗洗，血积癥瘕。破坚，下血闭，生子大，良。一名地鳖。"《本草纲目·虫部》："行产后血积，折伤瘀血，治重舌木舌口疮，小儿腹痛夜啼。"

现代药理：有学者研究土鳖虫醇提物对体外培养的 HepG2 和 SGC-7901 细胞增殖及其对 HepG2 细胞的诱导凋亡作用，结果显示其具有诱导 HepG2 肿瘤细胞凋亡并抑制 HepG2

和 SGC-7901 肿瘤细胞增殖的作用，表明土鳖虫醇提物体外抗肿瘤作用较强。

（5）水蛭：味咸、苦，性平。有小毒。归肝经。功善破血通经，逐瘀消癥。

古籍摘录：《神农本草经·下品》："主逐恶血，瘀血，月闭。破血瘕积聚，无子，利水道，生池泽。"《神农本草经百种录·下品》："水蛭最喜食人之血，而性又迟缓善入，迟缓则生血不伤，善入则坚积易破，借其力以攻积久之滞，自有利而无害也。"《医学衷中参西录·水蛭解》："为其味咸，故善入血分；为其原为噬血之物，故善破血；为其气腐，其气味与瘀血相感召，不与新血相感召，故但破瘀血而不伤新血。且其色黑下趋，又善破冲任中之瘀，盖其破瘀血者乃此物之良能，非其性之猛烈也。"

现代药理：研究指出水蛭能够诱导低氧诱导因子（HIF）-1α 的表达、组织血管生成相关因子的活化，抑制微小血管网的形成；同时水蛭水提物能够有效抑制肿瘤细胞增殖，并提升内环境免疫因子水平。

（6）虻虫：味苦，性微寒。有小毒。归肝经。功善破血逐瘀，散积消癥。

古籍摘录：《神农本草经·下品》："主逐瘀血，破下血积，坚痞症瘕，寒热，通利血脉及九窍。"《名医别录·下品》："主女子月水不通，积聚，除贼血在胸腹五脏者，及喉痹结塞。"

现代药理：研究表明高剂量虻虫能显著提高小鼠的免疫功能且能降低瘤指数；高、中剂量虻虫能显著提升瘤组织 IL-2 水平，并能显著提升瘤组织凋亡指数。

4. 其他

（1）地龙：味咸，性寒。归肝、脾、膀胱经。功善清热息风，通络，平喘，利尿。

古籍摘录：《本草纲目·虫部》："性寒而下行，性寒故能解诸热疾，下行故能利小便，治足疾而通经络也"，"主伤寒疟疾，大热狂烦，及大人小儿小便不通，急慢惊风，历节风痛。"《得配本草·虫部》："能引诸药直达病所。解时行热毒，除风湿痰结。利小便，疗黄疸，除脚气，治跌扑，祛虫瘕，破血结。"

现代药理：地龙中的多种活性成分使其具有多种药理作用，最为熟知的是其优异的抗纤溶与抗凝血活性，此外还具有降压、平喘、抗纤维化等其他作用。研究发现其中蚯蚓素、琥珀酸等有效成分能够显著降低肿瘤细胞的增殖率，促进肿瘤细胞凋亡并将其生长周期阻滞于 G_0/G_1 期。郭建等研究显示，给荷瘤小鼠灌服从新鲜地龙中提取的活性蛋白，可抑制肿瘤生长，延长荷瘤小鼠的生存期，提高存活率，并通过促进巨噬细胞吞噬功能、增强 B 细胞反应、增强造血功能等来增强荷瘤小鼠的免疫功能。

（2）三七：味甘、微苦，性温。归肝、胃经。功善化瘀止血，活血定痛。

古籍摘录：《本草求真·血剂》："三七，世人仅知功能止血住痛，殊不知痛因血瘀则痛作，血因散敷则血止。三七气味苦温，能于血分化其血瘀……故凡金刃刀剪所作，及跌扑杖疮血出不止，嚼烂涂之，或为末渗其血，即止。且以吐血、衄血、血痢、崩漏经水不止、产后恶露不下，俱宜自嚼，或为末，米饮送下即愈。"《本草新编》："三七根，止血神药也，无论上、中、下之血，凡有外越者，一味独用亦效，加入于补血补气之中则更神。盖止药得补，而无沸腾之患，补药得止，而有安静之休也。"

现代药理：三七的主要药理活性成分为人参皂苷和独有的三七皂苷 R1、R2 等。三七皂苷对肿瘤细胞的生成、增殖以及 DNA 的合成有很强的抑制作用。三七皂苷 R1 可抑制细胞 DNA 和 RNA 的合成，这种抑制可能导致细胞增殖减慢并干扰细胞的基因表达，促进其分化，进而抑制肿瘤细胞的增殖。许多研究已证实三七总皂苷具有改善血管内皮功能，降低血液黏稠度，抑制血小板活化和聚集的作用，从而能够抗血栓，抗瘤栓形成，抗肿瘤转移。

（3）当归：味甘、辛，性温。归肝、心、脾经。功善补血调经，活血止痛，润肠通便。

古籍摘录：《神农本草经·中品》："主咳逆上气，温疟，寒热洗洗在皮肤中。妇人漏下绝子，诸恶疮疡，金疮。"《本草纲目·草部》："治头痛，心腹诸痛，润肠胃、筋骨、皮肤，治痈疽，排脓止痛，和血补血。"《医学启源·药类法象》："当归，气温，味甘，能和血补血，尾破血，身和血。"

现代药理：当归化学成分种类多样，主要包括挥发油类、有机酸类、多糖类和黄酮类等，其中藁本内酯和正丁烯基苯酞等苯酞类化合物是挥发油的主要成分，阿魏酸是代表性有机酸成分。当归应用于癌症化学预防，可有效起到抗氧化、抗炎、抗纤维化、诱导肿瘤细胞凋亡、抑制肿瘤细胞转移、调节肿瘤微环境等作用。对于结直肠癌、肝癌、淋巴癌、前列腺癌等癌症均有防治作用。

（4）赤芍：味苦，性微寒。归肝经。功善清热凉血，散瘀止痛。

古籍摘录：《神农本草经·中品》："主邪气腹痛，除血痹，破坚积，寒热，疝瘕。止痛，利小便，益气。"《本草求真·血剂》："故凡腹痛坚积，血瘕疝痹，经闭目赤，因于积热而成者，用此则能凉血逐瘀。"

现代药理：赤芍总苷是赤芍的主要活性成分之一。近年来，赤芍总苷的抗肿瘤作用逐渐受到关注。研究显示，赤芍总苷可通过抑制蛋白激酶 B 通路的激活及基质金属蛋白酶 2 和基质金属蛋白酶 9 的蛋白的表达，减弱人肺癌 A549 细胞的增殖、迁移与侵袭性，发挥抗肺癌作用；还可通过调控 miR-200b-3p/FSCN1 轴抑制卵巢癌细胞增殖、迁移和侵袭；网络药理学显示赤芍防治肝癌具有多成分、多靶点、多通路的特点。

（5）白芍：味苦、酸，性微寒。归肝、脾经。功善养血敛阴，柔肝止痛，平抑肝阳。

古籍摘录：《神农本草经·中品》："主邪气腹痛，除血痹，破坚积，寒热，疝瘕，止痛，利小便，益气。"《名医别录·中品》："主通顺血脉，缓中，散恶血，逐贼血，去水气，利膀胱、大小肠，消痈肿，时行寒热，中恶，腹痛，腰痛。"《本草求真·血剂》："赤芍药与白芍药主治略同，但白则有敛阴益营之力，赤则有散邪行血之意；白则能于土中泻木，赤则能于血中活滞。"

现代药理：白芍总苷是从白芍根中提取的有效成分，具有抗炎、抗氧化、护肝和免疫调节等作用，近年来关于白芍总苷抗肿瘤的研究显示，白芍总苷对前列腺癌细胞、胃癌细胞、肝癌细胞、胰腺癌细胞增殖、迁移和侵袭具有抑制作用。

（二）祛毒药

1. 清热解毒

（1）藤梨根：味甘、微酸，性平。功善清热利湿，活血散瘀，祛风通络，解毒消肿。

古籍摘录：《河北中草药》："能清湿热，利黄疸，且有促进食欲、畅通乳络之功。"《青岛中草药手册》："性平，味甘、微酸；入足少阴、阳明经，具有健胃、清热解毒、利湿的功效，用于湿热黄疸和消化不良等症。并善于祛风除湿、消痈医疬、活血利尿消肿，适用于风湿痹痛、关节肿痛，以及疔疮、痈疽、跌打损伤等症。"《浙江民间常用草药》："健胃、活血、催乳、消炎，主治消化不良、呕吐、治跌打损伤、疝肿、产妇乳少等。"

现代药理：藤梨根对抗消化系统肿瘤的作用机制主要体现在抑制肿瘤细胞增殖、诱导肿瘤细胞凋亡、增强免疫作用、逆转多药耐药作用、抑制肿瘤血管生长等方面。藤梨根提取物总皂苷能够抑制肝癌细胞 Bel-74JD2 和 MHCC-97 增殖，同时具有抑制肝癌细胞 Bel-7402 和 MHCC-97 黏附、入侵、流动和迁移的能力。藤梨根提取物能抑制 SGC-7901 细胞的生长，诱导细胞凋亡，诱导凋亡的机制可能是通过激活 p38MAPK 路径和进一步激活 Caspase-9 和多腺苷二磷酸核糖聚合酶（PARP），最终导致细胞凋亡。藤梨根中的三萜化合物具有保肝降酶、提高免疫功能的作用，能够显著提高单核巨噬细胞吞噬指数，提高免疫力低下小鼠溶血素含量。藤梨根制剂具有部分逆转荷瘤裸鼠的多药耐药性的作用，其逆转效果与剂量相关；其作用机制是抑制肿瘤组织细胞膜上 P-糖蛋白（P-gp）的活性或下调其表达，以此增加肿瘤组织细胞内抗肿瘤药物的蓄积浓度，从而起到逆转耐药作用。藤梨根能下调 *uPA*、*uPAR*、*FGFR2* 基因表达，表明其对肿瘤新生血管有抑制作用，能在一定程度上阻断肿瘤的侵袭和迁移。

（2）重楼：味苦、性微寒。有小毒。归肝经。功善清热解毒，消肿止痛，凉肝定惊。

古籍摘录：《神农本草经·下品》："主惊痫，摇头弄舌，热气在腹中，癫疾，痈疮，阴蚀，下三虫，去蛇毒。"《雷公炮制药性解》："蚤休味苦，故入心经，以治惊痫等疾，而能解毒。"

现代药理：其有效成分中的皂苷类，如重楼皂苷 I、重楼皂苷 II、重楼皂苷 VI、重楼皂苷 VII 等，在肿瘤相关研究中应用广泛。这些成分主要通过抑制肿瘤细胞生长、阻滞细胞周期阻滞、促进细胞的凋亡和自噬，以及抑制肿瘤转移、增强化疗敏感性等途径发挥其抗肿瘤作用。重楼总皂苷可上调促凋亡蛋白 Caspase-3、下调抑制凋亡蛋白 Bcl-2 的表达来诱导肺腺癌 A549 细胞凋亡；能通过阻滞细胞于 S 期诱导人鼻咽癌细胞 CNE-22 细胞凋亡、抑制其增殖。重楼皂苷 I 可以抑制 Akt 蛋白的磷酸化水平、通过 GADD45α 途径 P53/GADD45α/JUN 信号通路来诱导非小细胞肺癌 A549 细胞凋亡；通过线粒体碎裂诱导肺癌 NCI-H661 细胞凋亡。此外，重楼有效成分 PP-26 能通过上调 p15 促进结肠癌 SW620 细胞阻滞于 G$_1$ 期并抑制 PI3K/Akt、ERK 信号通路，活化线粒体凋亡通路，诱导结肠癌 SW620 细胞凋亡；重楼有效成分 PP-22 能经线粒体凋亡途径诱导人胃癌 MGC803 细胞凋亡，还能通过抑制 PI3K/Akt 通路来诱导人胃癌细胞 BGC-823 凋亡和自噬。

（3）苦参：味苦，性寒。归心、肝、胃、大肠、膀胱经。功善清热燥湿，杀虫，利尿。

古籍摘录：《神农本草经·中经》："主心腹结气，癥瘕积聚，黄疸，溺有余沥。逐水，除痈肿，补中明目，止泪。"《本草正义》："苦参，大苦大寒，退热泄降，荡涤湿火，其功效与芩、连、龙胆皆相近。而苦参之苦愈甚，其燥尤烈，故能杀湿热所生之虫，较之芩、连力量益烈。近人乃不敢以入煎剂，盖不特畏其苦味难服，似嫌其峻厉而避之也。然毒风恶癞，非此不除，今人但以为洗疮之用，恐未免因噎而废食耳。"

现代药理：研究表明，苦参碱作为中药苦参的主要成分之一，主要通过抑制肿瘤细胞存活与增殖、诱导细胞凋亡、诱导肿瘤细胞自噬、抑制肿瘤细胞干性基因表达、抑制肿瘤细胞耐药、抑制肿瘤上皮间质转化的发生，从而抑制肿瘤的恶性生物学行为，达到抗肿瘤效果；也可通过启动线粒体凋亡途径，或者抑制线粒体自噬、促进线粒体分裂，最终促进肿瘤细胞凋亡，发挥抗肿瘤作用；还可通过调节 TLRs 信号通路，促进炎症细胞因子的分泌，以及联合顺铂等化疗药物增效减毒，共同作用于肿瘤细胞。可见，中药苦参中的有效成分治疗肝癌、肺癌等恶性肿瘤，不仅可通过调节 Caspase、PI3K/Akt-GSK-3β 及 Wnt/β-catenin 等通路抑制肿瘤细胞增殖、促进肿瘤细胞凋亡，还可从表观遗传学角度调控癌症基因表达、提高免疫机体应答等，应用广泛，路径多样。

（4）黄芩：味苦，性寒。归肺、胆、脾、大肠、小肠经。功善清热燥湿，泻火解毒，止血，安胎。

古籍摘录：《名医别录》："主治痰热，胃中热，小腹绞痛，消谷，利小肠，女子血闭、淋露下血，小儿腹痛。"《药性论》："能治热毒骨蒸，寒热往来，肠胃不利，破壅气，治五淋，令人宣畅，去关节烦闷，解热渴，治热腹中绞痛，心腹坚胀。"《雷公炮制药性解》："主崩淋热疸。痛痢恶疮、解毒收口。去翳明目。"

现代药理：黄芩苷、黄芩素、汉黄芩苷及汉黄芩素等成分是黄芩抗肿瘤作用的物质基础，但其机制各不相同。黄芩苷可通过诱导肿瘤细胞凋亡来抑制大鼠胰岛细胞瘤细胞的增殖。黄芩素可使人脐静脉内皮细胞停滞在 G_1/S 期，抑制新生血管形成从而产生抗肿瘤作用；黄芩素还可抑制皮肤癌 A431 细胞的迁移和侵袭达到抗肿瘤目的。最新研究发现，汉黄芩苷能通过诱导肿瘤细胞凋亡而抑制恶性胶质瘤的生长，而汉黄芩素能上调自然杀伤细胞 GraB 等的表达，增强自然杀伤细胞对胃癌 MKN45 细胞的影响，能通过抑制瘤体端粒酶基因 *hTERT* 的表达而抑制人卵巢癌细胞株 SKOV3 裸鼠移植瘤的生长。黄芩茎叶总黄酮也有抗 Walker-256 瘤株肿瘤细胞转移、侵袭的作用。

（5）半边莲：味辛，性平。归心、小肠、肺经。功善清热解毒，利水消肿。

古籍摘录：《本草纲目·草部》："主治蛇虺伤，捣汁饮，以滓围涂之。"《陆川本草》："解毒消炎，利尿，止血生肌。治腹水，小儿惊风，双单乳蛾，漆疮，外伤出血，皮肤疥癣，蛇蜂蝎伤。"

现代药理：半边莲抗肿瘤作用机制主要体现为抑制肿瘤细胞增殖和诱导肿瘤细胞凋亡。半边莲煎剂对小鼠 H22 型肝癌有明显的抑制作用，细胞增殖指数的重要标志物 PCNA 明显下降，可能是通过降低原癌基因 *CerbB-2* 的表达，升高抑癌基因 *P53*、*P27* 的表达和减弱凋亡抑制蛋白 Survivin 的表达来控制肝癌细胞的增殖。半边莲生物碱对胃癌细胞 BG-38 有较强的抑制作用，最高达 90.3%，并且此抑制作用的程度与药物浓度呈正相关。上述两者体现了半边莲直接杀伤和诱导细胞凋亡的双重作用。另有研究表明，中药半边莲发挥抗癌活性作用的可能有效成分为木脂素类化合物，初步阐明了半边莲抗癌活性的物质基础。

（6）龙葵：又名止血草。味苦、微甘，性寒。有小毒，归肝、心、肾经。功善清热解毒，利水消肿。

古籍摘录：《本草纲目·草部》："疗痈疽肿毒，跌扑伤损，消肿散血。"《食疗本草》："主丁肿。患火丹疮，和土杵敷之尤良。"

现代药理：以龙葵为君药的中药制剂龙葵片治疗肝癌效果显著，能有效促进患者肝功能恢复，改善炎症因子水平，提高患者生存率。龙葵碱主要来源于茄科植物马铃薯的块茎及龙葵的全草。研究发现龙葵碱能抑制胶质瘤 U251 细胞的侵袭与迁移，结果表明不同浓度的龙葵碱作用于胶质瘤 U251 细胞后，细胞迁移能力明显减弱，且随药物浓度的升高其抑制能力增强；与对照组相比，龙葵碱给药组 U251 细胞迁移及侵袭数量明显减少，提示龙葵碱能够抑制 U251 细胞迁移和侵袭，该抑制作用呈浓度依赖性。

（7）猫爪草：味甘、辛，性微温。归肝、肺经。功善化痰散结，解毒消肿。

古籍摘录：《中华本草·上册》："解毒、化痰散结"。

现代药理：研究表明猫爪草总苷能抑制 A549 裸鼠移植瘤生长。药理研究发现猫爪草的主要化学成分为皂苷类、脂肪酸类、多糖类、醇及酯类、挥发油类、黄酮类、生物碱及微量元素等成分，其中皂苷类、多糖类、脂肪酸类、醇及酯类是其重要的抗肿瘤活性成分，其抗肿瘤的主要机制有调节机体免疫功能、抑制肿瘤生长增殖、诱导肿瘤细胞凋亡、减少氧化应激损伤。在肝癌、肺癌、乳腺癌、结肠癌、甲状腺癌、恶性淋巴瘤、子宫肌瘤的防治过程中，具有多成分、多途径、多效应的特点。

（8）石见穿：味苦、辛，性平。归肝、脾经。功善清热解毒，活血止痛，散结消肿。

古籍摘录：《中华本草》："活血化瘀、清热利湿、散结消肿。"《本草纲目》："主骨痛，大风，痈肿。"《江苏药材志》："治瘰疬。"《苏州本产药材》："治噎膈，痰饮气喘。"

现代药理：石见穿抗肿瘤的主要机制之一是抑制癌细胞增殖和促进癌细胞凋亡。石见穿多酚作用于多种癌细胞系，均具有细胞毒性作用，可使细胞周期阻滞在 G_0/G_1 期、诱导细胞凋亡和线粒体损伤。石见穿可以抑制肿瘤血管生成和抑制肿瘤细胞转移。石见穿提取物熊果酸和乳腺癌耐药蛋白（breast cancer resistance protein，BCRP）抑制剂 Ko143 通过作用于 BCRP，均能显著影响瑞舒伐他汀在体内和体外的药物动力学，通过下调 BCRP 的表达，抑制乳腺癌细胞对化疗药物的耐药性，从而影响血管生成以抑制乳腺癌发展和转移。

（9）虎杖：味苦，性微寒。归肝、胆、肺经。功善利湿退黄，清热解毒，散瘀止痛，化痰止咳。

古籍摘录：《证类本草》："主暴瘕，酒渍根服之。"《证类本草》："主风在骨节间及血瘀，煮汁作酒服之。"《滇南本草》："攻诸肿毒，止咽喉疼痛，利小便，走经络……治五淋白浊，痔漏，疮痈，妇人赤白带下。"

现代药理：虎杖苷具有广谱的抑制肿瘤细胞增殖的作用，且虎杖苷对正常细胞的毒性较小。虎杖苷还可以抑制裸鼠移植瘤的生长，所以可以推测对动物不良反应较小。通过导致细胞周期 S 期阻滞及诱导凋亡，虎杖苷发挥其抗肿瘤作用。在不显著影响细胞生长浓度的剂量下，在体外虎杖苷可抑制肺癌和乳腺癌细胞的迁移、贴壁能力和侵袭能力，其抑制乳腺癌转移能力的机制可能与下调 N-钙黏着蛋白（N-cadherin）表达，上调 E-链蛋白（E-catenin）、E-钙黏着蛋白表达有关。

（10）白花蛇舌草：味微苦、甘，性寒。归胃、大肠、小肠经。功善清热解毒，利湿通淋。

古籍摘录：《广西中药志》："治小儿疳积，毒蛇咬伤，癌肿。外治白泡疮，蛇癞疮。"《泉州本草》："清热散瘀，消痈解毒。治痈疽疮疡，瘰疬。又能清肺火，泻肺热。治肺热喘促、嗳逆胸闷。"

现代药理：白花蛇舌草能够增强免疫功能，在体内对白血病细胞如急性粒细胞白血病细胞、急性淋巴性白血病细胞有抑制作用；白花蛇舌草素对小白鼠腹水肝癌细胞有抑制、杀灭作用，1mg 白花蛇舌草素于 24 小时内可使 0.2ml 腹水肝癌细胞全部死亡。除肿瘤细胞受抑制外，肿瘤周围组织还有淋巴细胞、中性粒细胞浸润，淋巴结肿大，脾网状内皮细胞增生及肝中淋巴灶形成，库普弗细胞增生肥大明显。

（11）冬凌草：味苦、甘，性微寒。功善清热解毒，活血止痛。

古籍摘录：《贵州草药》："驱风除湿，舒筋活络。"

现代药理：冬凌草中的二萜类成分具有抗癌活性，对这些二萜类成分及其结构修饰物进行抗癌研究是现今的研究热点。国内外对冬凌草的抗菌抗炎研究广泛，且结果显著，发现其对多种炎症性疾病都表现出很好的疗效。同时，冬凌草的黄酮类成分具有增强抗氧化酶活性、提高机体抗氧化能力的作用，其多糖类成分对体液免疫和细胞免疫均有增强作用。

（12）黄连：味苦，性寒。归心、脾、胃、肝、胆、大肠经。功善清热燥湿，泻火解毒。

古籍摘录：《神农本草经》："主热气目痛，眦伤泣出，明目，肠澼腹痛下痢，妇人阴中肿痛。久服令人不忘。"《本草拾遗》："主羸瘦气急。"《本草新编》："安心，止梦遗，定狂躁。"《药品化义》："味苦，苦能燥湿而去垢；性寒，寒能胜热而不滞；善理心脾之火，凡口疮、牙疼、耳鸣、目痛、烦躁、恶心、中焦郁热、呕吐、痞闷、肠痹、下痢、小儿疳积、伤寒吐蛔、诸痛疮疡，皆不可缺。"

现代药理：小檗碱（黄连素）可抑制肿瘤细胞的增殖、迁移和黏附，促进细胞凋亡，从而发挥抗肿瘤的效果。小檗碱抗癌作用的分子机制主要包括阻滞细胞周期、抑制相关蛋白和酶的活性、调节信号通路、诱导细胞线粒体膜电位、降低 IL-6 水平、下调原癌基因表达、阻断钾通道等方面。

（13）蒲公英：味苦、甘，性寒。归肝、胃经。功善清热解毒，消肿散结，利湿通淋。

古籍摘录：《新修本草》："主妇人乳痈肿。"《本草图经》："捣以敷疮。又治恶刺及狐尿刺，摘取根、茎白汁涂之。"《本草衍义补遗》："化热毒、消恶肿结核有奇功……解食毒，散滞气。"《滇南本草》："治妇人乳结、乳痈，红肿疼痛，乳筋梗硬作肿胀，服之立效。敷诸疮肿毒，疥癞癣疮，利小便，祛风，消诸疮毒，散瘰疬结核；止小便血、治五淋癃闭，利膀胱"，"解毒。主治小儿痘疹后感疔毒，痈疽锁喉，偏肿或杨梅等症。"《本草纲目》："掺牙，乌须发，壮筋骨。"

现代药理：研究结果显示蒲公英单味提取物在体外对肝癌细胞、大肠癌 Lovo 细胞的增殖有明显的抑制作用，在体内对肿瘤细胞有明显的抑制作用，表明对肿瘤的治疗有一定的应用价值。蒲公英根有抗致癌作用，经实验研究，蒲公英根中的抗致癌成分主要为蒲公英甾醇及蒲公英赛醇。

（14）大黄：味苦，性寒。归脾、胃、大肠、肝、心包经。功善泻下攻积，清热泻火，凉血解毒，止血，逐瘀通经，利湿退黄。

古籍摘录：《神农本草经》："主下瘀血，血闭，寒热，破癥瘕、积聚、留饮宿食。荡涤肠胃，推陈致新，通利水谷，调中化食，安和五脏。"《名医别录》："平胃，下气，除痰实，肠间结热，心腹胀满，女子寒血闭胀，小腹痛，诸老血留结。"《药性论》："主寒热，消食，炼五脏，通女子经候，利水肿，破痰实、冷热积聚、宿食，利大小肠，贴热毒肿，主小儿寒热时疾，烦热，蚀脓，破留血。"

现代药理：研究表明，大黄素被发现具有抑制胰腺癌细胞增殖的潜力，其机制可能与诱导细胞凋亡机制类似。另有研究发现大黄素、芦荟大黄素及大黄酸能够通过抑制基质金属蛋白酶-9 的基因表达而起到抑制人舌癌 SCC-4 细胞的转移。

（15）栀子：味苦，性寒。归心、肺、三焦经。功善泻火除烦，清热利湿，凉血解毒；外用消肿止痛。

古籍摘录：《神农本草经》："主五内邪气，胃中热气，面赤，酒皰（皶）鼻，白癞赤癞，疮疡。"《本草经集注》："解踯躅毒。"《本草纲目》："治吐血衄血，血痢下血，血淋，损伤瘀血，及伤寒劳复，热厥头痛，疝气，汤火伤。"

现代药理：栀子多糖具有比较广谱的抑瘤效应。研究表明，栀子多糖对 S180 肉瘤细胞和腹水肝癌细胞有明显的抑制作用。活体抑瘤实验发现其抑瘤效果受给药途径的影响，口服给药效果优于注射给药，可能是经过消化过程中某些消化酶的加工增加了其抗肿瘤活性。

（16）夏枯草：味辛、苦，性寒。归肝、胆经。功善清肝泻火，明目，散结消肿。

古籍摘录：《神农本草经》："主寒热、瘰疬、鼠瘘、头疮，破癥，散瘿结气，脚肿湿痹，轻身。"《滇南本草》："祛肝风，行经络。治口眼歪斜，止筋骨疼。舒肝气，开肝郁。治目珠胀痛，消散瘰疬、周身结核、手足周身筋骨酸疼。"《本草纲目》："能解内热，缓肝火。"《本草经疏》："治乳痈、乳岩。"

现代药理：研究发现，夏枯草提取物具有抑制肿瘤细胞增殖的作用。影响肿瘤细胞的分裂，是夏枯草抗肿瘤的内在机制之一。此外，诱导凋亡是夏枯草提取物抗肿瘤的主要机制之一。直接杀伤肿瘤细胞也是夏枯草抗肿瘤的途径之一。

（17）半枝莲：味辛、苦，性寒。归肺、肝、肾经。功善清热解毒，可兼化瘀、利尿，主治咽喉肿痛，疔疮肿毒，毒蛇咬伤，跌仆伤痛，水肿。半枝莲既能清解热毒与蛇毒，又能散瘀凉血，尤善治毒蛇咬伤、疮肿与癌肿。

古籍摘录：《泉州本草》："清热，解毒，祛风，散血，行气，利水，通络，破瘀，止痛。内服主血淋，吐血，衄血；外用治毒蛇咬伤，痈疽，疔疮，无名肿毒。"《广西药植图志》："消炎，散瘀，止血。治跌打伤，血痢。"

现代药理：半枝莲可用于治疗食管癌、胃癌、子宫癌等恶性肿瘤，相关研究发现，半枝莲提取物能调控 E-cadherin、Tspan8 和 CXCR4 侵袭转移相关蛋白的表达，可抑制结肠癌细胞生长和转移。

（18）香茶菜：味辛、苦，性凉。归肝、肾经。功善清热利湿，活血散瘀，解毒消肿。

古籍摘录：《广西中药志》："清热，散血，消肿，解蛇、虫毒。治跌打瘀积，毒蛇咬伤。"《浙江药用植物志》："清热利湿，活血破瘀，解毒。主治湿热黄疸，闭经，乳痈，发背。"

现代药理：香茶菜含有的香茶菜甲素有抗肿瘤及抑制金黄色葡萄球菌的作用，香茶菜甲素还可降低肝损伤大鼠肝内二酰甘油蓄积量，促进变性和坏死的肝细胞修复。

（19）猫人参：味苦，涩，性凉。功善清热解毒，消肿。

古籍摘录：《浙江民间常用草药》："清热解毒。治痈、疖、白带、脓肿。"

现代药理：猫人参在抑制肿瘤生长、延长患者生命、提高免疫力方面具有独特的效果，但其化学成分的系统研究和抗肿瘤药理作用研究尚未见报道。

（20）山慈菇：味甘、微辛，性凉。归肝、脾经。功善清热解毒，消痈散结。

古籍摘录：《景岳全书·大集·本草正（上）·山草部》："治痈疡疔肿疮瘘，瘰疬结核，破皮攻毒，俱宜醋磨敷之……并治诸毒蛊毒，蛇虫狂犬等伤，或用酒调服，或干掺之。亦治风痰痫疾，以茶清研服，取吐可愈。"《本草新编》："山慈菇根，味辛、苦，有小毒。消痈疽、无名疔毒，散隐疹、恶疮，蛇虫啮伤，治之并效……大约怪病多起于痰，山慈菇正消痰之圣药，治痰而怪病自可除也。"《滇南本草》："收敛肺气。消阴分之痰，止咳嗽，治喉痹，止咽喉痛，止血涩血，大肠下血，痔漏疮痈之症。（单方）治痔疮，漏下，脓血痈疽，毒疮红肿不出头者，有脓出头，无脓即散，水煨点水酒服。"《本草拾遗·草部》："主痈肿疮瘘，瘰疬结核等，醋磨敷之。"

现代药理：研究发现山慈菇多糖提高肝癌 H22 细胞小鼠移植瘤中 p53 和 IL-2 的表达水平，改善腹水瘤小鼠的生存状态和延长其生存时间。

2. 以毒攻毒

（1）壁虎：味咸，性寒，有小毒。归肝经。功善散结消肿、祛风通络。

古籍摘录：《本草纲目·鳞部》："盖守宫食蝎虿，蝎虿乃治风要药。故守宫所治风痉惊痫诸病，亦犹蜈、蝎之性能透经络也。且入血分，故又治血病疮疡。"《得配本草·鳞部》："入手少阴经血分。治中风惊痫，疬风瘰疬。"

现代药理：壁虎所含守宫硫酸多糖诱导肝癌细胞分化成熟，抑制肝癌血管生成，促进淋巴细胞增殖，从而对肝癌细胞起到杀伤作用。

（2）全蝎：味辛，性平，有毒。归肝经。功善息风镇痉，攻毒散结，通络止痛。

古籍摘录：《医学衷中参西录·蝎子解》："善入肝经，搜风发汗，治痉痫抽掣，中风口眼㖞斜，或周身麻痹，其性虽毒，转善解毒，消除一切疮疡。"《本草纲目·虫部》："蝎产于东方……故治厥阴诸病。诸风掉眩搐掣，疟疾寒热，耳聋无闻，皆属厥阴风木。"

现代药理：研究证实全蝎镇痛活性肽作用于乳腺癌细胞后可以下调 Oct4、Sox2、N-cadherin、Snail 的表达，上调 E-cadherin 的表达，下调 PTX3 的表达，从而抑制 NF-κB 和 Wnt/β-catenin 通路，抑制乳腺癌细胞的干细胞性、侵袭转移能力，发挥抗肿瘤作用。且全蝎镇痛肽能够抑制结肠癌细胞的增殖，诱导结肠癌细胞的凋亡，抑制结肠癌小鼠移植瘤的生长。

（3）蜈蚣：味辛，性温，有毒。归肝经。功善息风镇痉，攻毒散结，通络止痛。蜈蚣与全蝎功效相似，主治同类，然相比之下蜈蚣力猛性燥，毒性更大，搜风定搐之力更甚，全蝎毒性偏小，息风止痉之力更强。

古籍摘录：《神农本草经·下品》："主鬼疰，蛊毒。啖诸蛇、虫、鱼毒，杀鬼物老精，温疟。去三虫。"《本草纲目·虫部》："小儿惊痫风搐，脐风口噤、丹毒、秃疮、瘰疬、便毒、痔漏、蛇瘕、蛇瘴、蛇伤。"《医学衷中参西录·蜈蚣解》："走窜之力最速，内而脏腑，外而经络，凡气血凝聚之处皆能开之。性有微毒，而转善解毒，凡一切疮疡诸毒皆能消之。"

现代药理：蜈蚣提取物能够抑制宫颈癌 HeLa 细胞的生长，提高 Bax、Caspase-3 的表达，抑制细胞增殖，促进细胞凋亡，并且能够抑制 SD 大鼠胰腺癌的发生和生长，延长大鼠的生存时间。

（4）蟾酥：味辛，性温，有毒。归心经。功善解毒，止痛，开窍醒神。

古籍摘录：《药性论》："如脑疳，以奶汁调，滴鼻中。"《本草汇言》："蟾酥，疗疳积，消臌胀，解疔毒之药也。能化解一切瘀郁壅滞诸疾，如积毒、积块、积脓、内疔痈肿之证，有攻毒拔毒之功也。"

现代药理：蟾酥具有明确的抗癌活性，对肝癌、胃癌、白血病等多种癌症都有治疗作用，主要通过诱导癌细胞凋亡、阻滞细胞周期、诱导细胞分化、抑制细胞增殖、影响肿瘤相关炎症、影响内质网应激、抑制肿瘤血管形成、增强免疫功能及影响细胞自噬等治疗 19 种癌症。其中蟾毒灵、脂蟾毒配基和华蟾毒配基是蟾酥抗肿瘤作用的主要活性成分。蟾毒灵别名蟾毒精，对肝癌、膀胱癌、卵巢癌等均有很好的治疗效果，已有研究证实其具有广谱抗癌、作用高效的特点。脂蟾毒配基是从数百年来一直广泛用于治疗恶性疾病的蟾蜍毒液中分离出来的，是中国治疗晚期肿瘤的临床药物"华蟾注射液"的有效成分。华蟾毒配基也是蟾酥有效活性成分，可治疗如肝癌、乳腺癌等多种肿瘤疾病。

（5）砒石：味辛，性大热，有大毒。归肺、肝经。功善：外用攻毒杀虫，蚀疮去腐；内服劫痰平喘，截疟。

古籍摘录：《日华子本草》："治疟疾、肾气。带辟蚤虱。"《本草纲目·石部》："除齁喘积痢，烂肉，蚀瘀腐瘰疬"，又"蚀痈疽败肉，枯痔杀虫"。

现代药理：砒石升华的精制品为砒霜，其主要成分为三氧化二砷（As_2O_3）。其对癌细胞有特定的毒性，主要通过诱导细胞凋亡杀伤白血病细胞，对急性早幼粒白血病细胞有诱导分化作用。目前研究发现，三氧化二砷还能诱导人肝癌细胞凋亡和明显抑制肝癌细胞增殖及侵袭、抑制 VEGF 的生成，也可诱导多发性骨髓癌细胞凋亡。小量砒石可促进蛋白质合成，激活骨髓造血功能，促使红细胞及血红蛋白新生。

三、代表性方剂

"方剂"一词中，方有规定、规矩之意，正所谓"以规成圆，以矩成方"；而剂通齐，"参差而无杂谓之齐"，有调剂、调和之意。故方剂者，指在辨证审因、确定治法后，遵循组方原则，选用适宜的药物，并明确其用量、剂型及用法而成的药物组合。方剂是治法的体现，是中医疗效的保证。围绕瘀毒互结病机，总绕不开祛瘀法与祛毒法，且随着中医药科学研究的开展，揭示了祛瘀法与祛毒法的部分科学内涵。故本节主要围绕祛瘀类方、祛毒类方及瘀毒同治方展开论述，总结了这些方剂的古代应用与现代研究成果。

（一）祛瘀类方

1. 桃核承气汤

出处：《伤寒论》

原方：桃仁去皮尖，五十个　大黄四两　桂枝去皮，二两　甘草炙，二两　芒硝二两。上五味，以水七升，煮取二升半，去滓，纳芒硝，更上火微沸，下火，先食，温服五合，日三服，当微利。

功效主治：逐瘀泻热。主下焦蓄血证。

方解：本方由调胃承气汤减芒硝之量，再加桃仁、桂枝而成。方中桃仁苦甘平，活血破瘀；大黄苦寒，下瘀泻热。两者合用，瘀热并治，共为君药。芒硝咸苦寒，泻热软坚，助大黄下瘀泻热；桂枝辛甘温，通行血脉，既助桃仁活血祛瘀，又防硝、黄寒凉凝血之弊，共为臣药。桂枝与硝、黄同用，相反相成，桂枝得硝、黄则温通而不助热；硝、黄得桂枝则寒下又不凉遏。炙甘草护胃安中，并缓诸药之峻烈，为佐使药。诸药合用，共奏破血下瘀泻热之功。服后"微利"，使蓄血除，瘀热清，而邪有出路，诸症自平。

古籍摘录：《伤寒论·辨太阳病脉证并治中》第 106 条："太阳病不解，热结膀胱，其人如狂，血自下，下者愈。其外不解者，尚未可攻，当先解外。外解已，但少腹急结者，乃可攻之，宜桃核承气汤。"《伤寒附翼·阳明方总论》："若太阳病不解，热结膀胱，乃太阳随经之阳热瘀于里，致气留不行，是气先病也。气者血之用，气行则血濡，气结则血蓄，气壅不濡，是血亦病矣。小腹者，膀胱所居也，外邻冲脉，内邻于肝。阳气结而不化，则阴血蓄而不行，故少腹急结；气血交并，则魂魄不藏，故其人如狂。治病必求其本，气留不行，故君大黄之走而不守者，以行其逆气；甘草之甘平者，以调和其正气；血结而不行，故用芒硝之咸以软之；桂枝之辛以散之；桃仁之苦以泄之。气行血濡，则小腹自舒，神气自安矣。此又承气之变剂也。此方治女子月事不调，先期作痛，与经闭不行者最佳。"

现代研究：临床观察表明，应用桃核承气汤化裁辅助西医治疗晚期卵巢癌，其 CA125 半衰期的检测值小于 40 天者显著高于对照组，差异有统计学意义。而化疗期间治疗组白细胞计数下降和恶心、呕吐程度较对照组明显减轻。因此，应用桃核承气汤加减辅助西医治疗晚期卵巢癌确有临床应用价值。以荷瘤小鼠为研究模型，观察桃核承气汤对自然杀伤细胞活性的影响，证实了桃核承气汤有明显的抗肿瘤作用，且与化疗药物环磷酰胺合用，能增强自然杀伤细胞的活性，从而增强机体的免疫功能，并可拮抗化疗所致的机体免疫功能下降。

2. 抵当汤

出处：《金匮要略》

原方：水蛭三十个，熬　虻虫三十枚，熬，去翅足　桃仁二十个，去皮尖　大黄三两，酒浸。上四味，为末，以水五升，煮取三升，去滓，温服一升。

功效主治：破血逐瘀。主太阳蓄血重证，以及妇人经血不利瘀热内结证。

方解：抵当汤作为张仲景《伤寒杂病论》中活血逐瘀代表方之一，原方中选用水蛭、大黄、虻虫、桃仁，化瘀消癥作用十分峻猛。方中水蛭破癥、化瘀血、通血脉、利经隧；桃仁破血化瘀，大黄泻浊逐瘀，与桃仁相伍逐下焦湿浊瘀血。

古籍摘录：《金匮要略·妇人杂病脉证并治》："妇人经水不利下，抵当汤主之。亦治男子膀胱满急，有瘀血者。"《伤寒论》第 124 条："太阳病六七日，表证仍在，脉微而沉，反不结胸，其人发狂者，以热在下焦，少腹当鞕满，小便自利者，下血乃愈。所以然者，以太阳随经，瘀热在里故也。抵当汤主之。"

现代研究：王庆才教授在其临床报道中称使用抵当汤治疗膀胱癌疗效明显。沈炀研究表明抵当汤可减轻非肌层浸润性膀胱癌患者术后吉西他滨灌注化疗期间的不良临床症状，改善尿道、肠道不适反应，改善免疫功能，提高患者的生活质量。抵当汤联合利伐沙班治疗恶性肿瘤合并深静脉血栓形成，能减轻肢体肿胀程度，改善凝血指标，且不会增加药物不良反应的发生风险，安全、有效。

3. 大黄䗪虫丸

出处：《金匮要略》

原方：大黄蒸,十分 黄芩二两 甘草三两 桃仁一升 杏仁一升 芍药四两 干地黄十两 干漆一两 虻虫一升 水蛭百枚 蛴螬一升 䗪虫半升。上十二味，末之，炼蜜和丸小豆大，酒饮服五丸，日三服。

功效主治：破血下瘀。主虚劳干血证。

方解：仲景设方用于五劳七伤，虚极羸瘦，腹满不能饮食，内有干血，肌肤甲错，两目暗黑，俗称干血劳的治疗。方用大黄、䗪虫攻下积血，以通其血脉，共为君药；水蛭、虻虫、蛴螬、干漆、桃仁助君药活血通络，攻逐血瘀，为臣药；以芍药、干地黄养阴益血；以白蜜、甘草健脾益气，缓中补虚以防伤正；黄芩开通郁热，酒服以行药势。

古籍摘录：《金匮要略·血痹虚劳病脉证并治》："五劳虚极羸瘦，腹满不能饮食，食伤、忧伤、饮伤、房室伤、饥伤、劳伤、经络营卫气伤，内有干血，肌肤甲错，两目黯黑，缓中补虚，大黄䗪虫丸主之。"《金匮悬解》："凡五劳七伤，不离肝木，肝木之病，必缘土虚。以中气劳伤，己土湿陷，风木郁遏，生气不达，于是贼脾位而犯中原。脾败不能化水谷而生肌肉，故羸瘦而腹满。肝藏血而窍于目，木陷血瘀，皮肤失荣，故肌错而目黑。大黄䗪虫丸，养中而滋木，行血而清风，劳伤必需之法也。"

现代研究：实验研究表明，大黄䗪虫丸可抑制机体肺癌增殖，通过降低脾脏中 Treg 的比例，从而达到改善小鼠免疫的作用。临床研究表明，对于瘀血阻络型原发性肝癌患者，采用大黄䗪虫丸联合肝动脉化疗栓塞术治疗有重要意义，有助于提高免疫力，保护肝功能，降低转移风险，降低化疗不良反应的发生概率。

4. 桂枝茯苓丸

出处：《金匮要略》

原方：桂枝 茯苓 牡丹皮去心 桃仁去皮尖 芍药。上五味，各等分，末之，炼蜜和丸，如兔屎大，每日食前服一丸，不知，加至三丸。小豆大，酒饮服五丸，日三服。

功效主治：活血化瘀，缓消癥块。主妇人癥瘕。

方解：桂枝茯苓丸方出自张仲景《金匮要略》，由桂枝、茯苓、牡丹皮、芍药、桃仁组成，其中桂枝温通经脉、桃仁活血化瘀、茯苓利水渗湿、牡丹皮散血行瘀及芍药柔肝理脾，诸药合用，共奏活血化瘀、缓消癥块之功，使瘀化癥消，诸症皆愈。其治疗女性卵巢囊肿、子宫肌瘤、盆腔炎等疾病均疗效显著。

古籍摘录：《金匮要略·妇人妊娠病脉证并治》："妇人宿有癥病，经断未及三月，而得漏下不止，胎动在脐上者，为癥痼害。妊娠六月动者，前三月经水利时，胎也。下血者，后断三月衃也。所以血不止者，其癥不去故也，当下其癥，桂枝茯苓丸主之。"《金匮要略论注》："药用桂枝茯苓汤者，桂枝、芍药，一阴一阳，茯苓、丹皮，一气一血，调其寒温，扶其正气。桃仁以之破恶血、消癥癖，而不嫌伤胎血者，所谓有病则病当之也。且癥之初，必因寒，桂能化气而消其本寒；癥之成，必挟湿热为窠囊，苓渗湿气，丹清血热，芍药敛肝血而扶脾，使能统血，则养正即所以去邪耳（此方去癥之力不独桃仁。癥者阴气也，遇阳则消，故以桂枝扶阳，而桃仁愈有力矣。其余皆养血之药也）。然消癥方甚多，一举两得，莫有若此方之巧矣。每服甚少而频，更巧。要知，癥不碍胎，其结原微，故以渐磨之。"《金匮要略心典》："桂枝茯苓丸，下癥之力颇轻且缓，盖恐峻厉之药，将并伤其胎气也。"

现代研究：在临床中，桂枝茯苓丸具有控制肌瘤生长、纠正血清学指标、提高化疗敏感性、增强机体抗肿瘤免疫、减少术后复发率、提高患者的生存质量等作用。在实验研究中，桂枝茯苓丸能通过促进线粒体凋亡、增强肿瘤免疫、抑制血管因子、阻滞细胞周期及逆转耐药等多种药理作用，可改善动物及细胞模型的病理状态。桂枝茯苓丸通过多靶点、多途径等机制对卵巢癌起到一定的治疗作用。分析数据表明，桂枝茯苓丸治疗宫颈癌的核心有效活性成分依次为槲皮素、β-谷甾醇、山奈酚、黄芩苷、红景天苷、豆甾醇、谷甾醇等，其治疗宫颈癌的核心靶点依次为 PGR、NCOA2、PTGS1、CHRM1、NR3C2 等。依据 CS 值发现的关键靶点涉及 IL-6、EGFR、MAPK8、CASP3、VEGF、MYC 等，机制则主要涉及酮反应、类固醇激素反应、细胞应激反应等，主要涉及关键信号通路依次为糖尿病并发症中的 AGE-RAGE 信号通路、TNF 信号通路、PI3K-Akt 信号通路、MAPK 信号通路等。上述研究表明，桂枝茯苓丸可通过多靶点、多途径发挥治疗宫颈癌的作用，其治疗机制与调控核心相关蛋白、基因及信号通路密切相关，为基础研究提供参考。

5. 下瘀血汤

出处：《金匮要略》

原方：大黄二两　桃仁二十枚　䗪虫熬，去足，二十枚。上三味末之，炼蜜和为四丸，以酒一升，煎一丸，取八合，顿服之，新血下如豚肝。

功效主治：泻热逐瘀。主产后瘀血腹痛证，亦主经水不利。

方解：下瘀血汤方中大黄推陈逐瘀，桃仁破血润燥，䗪虫开血闭、攻瘀破癥而不伤新血，三味合用其攻血逐瘀之力甚猛，以蜜为丸，是缓其药性，不使骤发，从而达到瘀血尽去之目的，酒煎是欲引药力入于血分。故亦可用于瘀血阻滞引起的经水不利。

古籍摘录：《金匮要略心典·妇人产后病脉证并治》："腹痛服枳实芍药而不愈者，以有瘀血在脐下，着而不去，则非攻坚破积之剂，不能除矣。大黄、桃仁、䗪虫，下血之力颇猛，用蜜丸者，缓其性不使骤发，恐伤上二焦也。酒煎顿服者，补下治下制以急，且去疾唯恐不尽也。"《医宗金鉴·妇人产后病脉证并治》："产妇腹痛，属气结血凝者，枳实芍药散以调之，假令服后不愈，此为热灼血干、着于脐下而痛，非枳实、芍药之所能治也，宜下瘀血，主之下瘀血汤，攻热下瘀血也。并主经水不通，亦因热灼血干故也。"《金匮要略方论本义·妇人产后病脉证并治》："产妇腹痛法当以枳实芍药散，假令不愈者，此为腹中有干血、着脐下，又非止新产血流不快之故，平日之癥血为患也。即前篇所言可以为害于妊娠者也，宜下瘀血汤主之，类于抵当汤丸之用，亦主经水不利，无非通幽开积之治也。和酒为丸者，缓从下治也，服之新血下者，产后之血也，内有如猪肝者，非新血也，干血之邪癥也。此必先服前方不效，而后可用也。"《金匮发微·妇人产后病脉证并治》："下瘀血汤方治，大黄、桃仁，与抵当同，惟用䗪虫，而不用虻虫、水蛭，则与抵当异。此二方所以不同者，不可以不辨也。产后血去即多，不同经闭之证，故不用吮血之虫类，恐兼伤及新血也。䗪虫生于尘秽之中，善于攻窜而又不伤新血，故于产后为宜，虽亦主经水不利，体虚羸者或宜之。要未可去坚癖之干血也。"

现代研究：下瘀血汤能显著抑制 SGC-7901 细胞裸鼠异种移植瘤的生长，改善贫血、减轻氟尿嘧啶所致的肝肾功能损害及骨髓抑制的不良反应；下瘀血汤可提高机体 TNF-α 水平，具有引起肿瘤组织出血坏死及增强机体免疫等功能。另外，网络药理学提示山柰酚、儿茶素、苦杏仁苷、芦荟大黄素、大黄素、大黄酚葡萄糖苷等是其发挥抗肝癌作用的主要活性成分。下瘀血汤抗肝癌的作用机制主要与 PI3K-Akt 信号通路、炎症反应、激素水平调节、cGMP-PKG 信号通路调控的抗血管生成、紧密连接调控的肠屏障、肿瘤细胞的缺氧、应激、激酶结合等途径相关。CASP3、ESR1、PPARG、MYC 是下瘀血汤抗肝癌的潜在核心靶点，分子对接研究显示，大黄酚葡萄糖苷和儿茶素二聚体与这 4 个靶点蛋白有较好的亲和活性。

6. 通窍活血汤

出处：《医林改错》

原方：赤芍一钱　川芎一钱　桃仁三钱，研泥　红花三钱　老葱切碎3根　鲜姜三钱，切碎　红枣去核7个　麝香绢包五厘　黄酒半斤。前七味煎一盅，去滓，将麝香入酒内再煎二沸，临卧服。

功效主治：活血通窍。主瘀阻头面证。

方解：方中麝香辛香走窜，上行至头巅，活血化瘀，行血中之瘀滞，开经络之壅遏，以通经散结止痛，为君药。桃仁、红花、赤芍、川芎，活血化瘀止痛，作为臣药。老葱、鲜姜辛温走散而上行，为佐药。红枣益气养血，黄酒活血上行，为使药。共行通窍活血之功。

古籍摘录：《医林改错》："伤寒、瘟病后头发脱落，各医书皆言伤血，不知皮里肉外血瘀，阻塞血路，新血不能养发，故发脱落。无病脱发，亦是血瘀。"《历代名医良方注释》："妇女干血劳或小儿疳证，都因瘀血内停，新血不生所致，必须活血化瘀，推陈致新。本方用活血通窍之品治疗劳症，深得此法。方中麝香为君，芳香走窜，通行十二经，开通诸窍，和血通络；桃仁、红花、赤芍、川芎为臣，活血消瘀，推陈致新；姜、枣为佐，调和营卫，通利血脉；老葱为使，通阳入络。诸药合用，共奏活血通窍之功。"

现代研究：将通窍活血汤联合吞咽功能训练用于晚期食管癌的治疗，经对比发现，相较于采用单一吞咽功能训练组，联合组临床总有效率更高，说明联合疗法具有更佳的疗效。治疗后两组纳差、吞咽梗阻、疼痛等中医症状评分较治疗前均明显提高且单一训练组低于联合组，说明联合组患者进食情况改善更显著，疼痛程度降低更明显，有助于食管癌患者预后质量的提高。分析原因，可能是通窍活血汤中的中药具有改善细胞乏氧状态及微循环，调节人体免疫等相关作用。

7. 血府逐瘀汤

出处：《医林改错》

原方：桃仁四钱　红花三钱　当归三钱　生地黄三钱　川芎一钱半　赤芍二钱　牛膝三钱　桔梗一钱半　柴胡一钱　枳壳二钱　甘草二钱。水煎服。

功效主治：活血化瘀，行气止痛。主胸中血瘀证。

方解：血府逐瘀汤出自王清任的《医林改错》，是活血化瘀的代表方剂，全方由桃仁、红花、赤芍、川芎、牛膝、生地黄、当归、柴胡、桔梗、枳壳、甘草 11 味中药组成。其中桃仁和红花破血行滞、活血祛瘀止痛，共为君药；赤芍、川芎助君药活血祛瘀；牛膝活血祛瘀止痛；生地黄、当归养血活血；柴胡、桔梗、枳壳同用，理气行滞，使气行血行；桔梗载药上行；甘草调和诸药，亦为使药。全方共奏活血化瘀、理气行滞之效。

古籍摘录：《医林改错》："头痛，胸痛，胸不任物，胸任重物，天亮出汗，食自胸右下，心里热（名曰灯笼病），瞀闷，急躁，夜睡梦多，呃逆，饮水即呛，不眠，小儿夜啼，心跳心忙，夜不安，俗言肝气病，干呕，晚发一阵热。"《血证论》："王清任著《医林改错》，论多粗舛，惟治瘀血最长，所立三方，乃治瘀活套方也。一书中惟此汤歌诀'血化下行不作痨'句颇有见识。凡痨所由成，多是瘀血为害，吾于血症诸门，言之綦详，并采此语以为印证。"

现代研究：贺忠宁研究表明，血府逐瘀汤可能通过多种有效成分发挥治疗血瘀证胰腺癌的作用，通过影响 MAPK3、CALM1、AKT1、HSP90AA1、CREB1 等靶点，进一步影响肿瘤相关、代谢相关、免疫系统相关等通路。谢燕华研究表明，结直肠癌应用血府逐瘀汤与口服卡培他滨联合方案，能有效提高疗效，降低手足综合征的发生率，促进预后生活质量的提升。陈亚杰研究显示，常规治疗方式上施以血府逐瘀汤辅助治疗，肝脏恶性肿瘤患者的血液高凝状态得以改善，对延缓患者生存期，改善患者生活质量具有重要意义。

8. 膈下逐瘀汤

出处：《医林改错》

原方：五灵脂炒，二钱   当归三钱   川芎二钱   桃仁研泥三钱   牡丹皮二钱   赤芍二钱   乌药二钱   延胡索一钱   甘草三钱   香附一钱半   红花三钱   枳壳一钱半。水煎服。

功效主治：活血祛瘀，行气止痛。主瘀血阻滞膈下证。

方解：方用红花、桃仁、五灵脂、赤芍、牡丹皮、延胡索、川芎、当归活血通经，行瘀止痛；香附、乌药、枳壳调气疏肝。与血府逐瘀汤相比，本方活血祛瘀之品较多，因而逐瘀之力较强，止痛之功更好。本方中甘草用量较重，一则是取其调和诸药，使攻中有制；二则是协助主药以缓急止痛，更好地发挥其活血止痛之能。

古籍摘录：《医林改错》："积聚一症，不必论古人立五积、六聚、七癥、八瘕之名，亦不议驳其错，驳之未免过烦……然如故，自然不在肠胃之内，必在肠胃之外。肠胃之外，无论何处，皆有气血。气有气管，血有血管。气无形不能结块，结块者，必有形之血也。血受寒，则凝结成块，血受热，则煎熬成块，竖血管凝结，则成竖条，横血管凝结，则成横条，横竖血管皆凝结，必接连成片，片凝日久，厚而成块。既是血块，当发烧。要知血府血瘀必发烧。血府，血之根本，瘀则殒命。肚腹血瘀，不发烧。肚腹，血之梢末，虽瘀不致伤生。无论积聚成块，在左肋、右肋、脐左、脐右、脐上、脐下，或按之跳动，皆以此方治之，无不应手取效。病轻者少服，病重者多服，总是病去药止，不可多服。"

现代研究：膈下逐瘀汤在提高肝癌患者治疗有效率、改善临床症状、减少化疗不良反应发生率、减轻疼痛、改善患者肝功能、提高免疫功能、缩小实体瘤体积等方面疗效显著，具有较高的安全性和应用价值。其作用机制主要体现在抑制肿瘤生长、抑制肝癌细胞端粒酶活性、抑制肝癌细胞增殖与促其凋亡、对相关基因表达调控的影响等方面。

（二）祛毒类方

1. 白头翁汤

出处：《伤寒杂病论》。

原方：白头翁二两　黄柏三两　黄连三两　秦皮二两。上四味，以水七升，煮取二升，去滓，温服一升，不愈，更服一升。

功效主治：清热解毒，凉血止痢。主热毒痢疾。

方解：方用苦寒而入"阳明血分"之白头翁为君，清热解毒，凉血止痢，《伤寒蕴要全书》曰："治热毒下利，鲜血紫血之药也。"黄连泻火解毒，燥湿厚肠，为治痢要药；黄柏清下焦湿热，两者助君药清热解毒、燥湿止痢而为臣。秦皮"苦寒性涩"，清热解毒而兼以收涩止痢，用为佐使。四药合用，苦寒之中寓凉血之力，清燥之内存收涩之义，共奏清热解毒、凉血止痢之功。

古籍摘录：《伤寒论·辨厥阴病脉证治》："热利下重者，白头翁汤主之。下利，欲饮水者，以有热故也，白头翁汤主之。"《金匮要略·呕吐哕下利》："热利下重者，白头翁汤主之。"

现代研究：根据网络药理学研究，从白头翁汤中共筛选出具有抗肿瘤作用的有效活性成分35种，其中β-谷甾醇、盐酸巴马汀和槲皮素等是最主要的活性成分。上述成分可作用于PGH1和PGH2、人电压门控型钾通道亚家族KCNH2和RXRA等91个潜在的抗肿瘤靶点。同时，白头翁汤可能通过调节TNF、PI3K-Akt、HIF1α和VEGF等信号通路影响肿瘤细胞增殖、迁移、凋亡、血管生成、基因表达等生物学进程来发挥抗肿瘤作用。

2. 犀角地黄汤

出处：《小品方》，录自《外台秘要》。

原方：犀角（水牛角代）一两　生地黄半斤　芍药三分　牡丹皮一两。上药四味，㕮咀，以水九升，煮取三升，分三服。

功效主治：清热解毒，凉血散瘀。主热入血分证。

方解：方用苦咸寒之犀角为君，凉血清心而解热毒，使火平热降，毒解血宁。臣以甘苦寒之生地黄，凉血滋阴生津，一以助犀角清热凉血，又能止血；一以复已失之阴血。用苦微寒之芍药与辛苦微寒之牡丹皮共为佐药，清热凉血，活血散瘀，可收化斑之功。四药相配，共成清热解毒、凉血散瘀之剂。

古籍摘录：《外台秘要》（录《小品方》）："伤寒及温病应发汗而不汗之，内蓄血者，及鼻衄，吐血不尽，内余瘀血，面黄，大便黑，消瘀血方。"《医宗金鉴·删补名医方论》："吐血之因有三：曰劳伤，曰努伤，曰热伤。劳伤以理损为主；努损以去瘀为主；热伤以清热为主。热伤阳络则吐衄；热伤阴络则下血，是汤治热伤也。故用犀角清心去火之本，生地凉血以生新血，白芍敛血止血妄行，丹皮破血以逐其瘀。此方虽曰清火，而实滋阴；虽曰止血，而实去瘀。瘀去新生，阴滋火熄，可为探本穷源之法也。"

现代研究：现代药理研究，犀角地黄汤具有抗炎、增强免疫、促进肿瘤血管正常化等作用。生地含有地黄苷、梓醇、多种氨基酸和糖类，主要药理作用有调节免疫、促进肿瘤血管正常化等功能；赤芍中主要含有丹皮芍药苷等多元酚类化合物，丹皮酚等多元酚类具有抗肿瘤、抗血小板聚集、调节免疫、保肝护肝等作用。犀角地黄汤可明显地下调 TNF-α、单核细胞趋化蛋白（MCP）-1 表达，抑制肿瘤细胞增殖。

3. 黄连解毒汤

出处：《外台秘要》。

原方：黄连三两　黄芩二两　黄柏二两　栀子十四枚。水煎，日分二服。

功效主治：泻火解毒。主三焦火毒热盛证。

方解：方中以黄连为君，既入上焦以清泻心火，盖因心为君火之脏，泻火必先清心，心火宁，则诸经之火自降；又入中焦，泻中焦之火。臣以黄芩清上焦之火，黄柏泻下焦之火。栀子清泻三焦之火，导热下行，用为佐使。诸药相伍，苦寒直折，三焦并清，共奏泻火解毒之效。

古籍摘录：《外台秘要》载："上四味切，以水六升，煮取二升，分二服，一服目明，再服进粥，于此渐瘥，余以疗凡大热盛烦呕呻吟错语不得眠，皆佳，传语诸人，用之亦效，此直解热毒，除酷热，不必饮酒剧者，此汤疗五日中神效。忌猪肉冷水。"

现代研究：体外实验研究表明，黄连解毒汤可有效抑制胃癌 MGC-803 细胞的增殖，且呈现出药物浓度依赖性及时间依赖性。同时黄连解毒汤具有抑制胃癌细胞迁移的能力，推测其机制可能是通过影响凋亡相关蛋白 Bcl-2、Bax 的表达，发挥抗肿瘤作用。同时，黄连解毒汤体内可抑制乳腺癌细胞增殖，其潜在机制可能与降低乳腺癌荷瘤小鼠肿瘤中 M1 型巨噬细胞的比例，增加 M2 型巨噬细胞的比例有关。

4. 凉膈散

出处：《太平惠民和剂局方》。

原方：川大黄二十两　朴硝二十两　甘草二十两　山栀子仁十两　薄荷叶十两,去梗　黄芩十两连翘二斤半。上粗末。每二钱，水一盏，入竹叶七片，蜜少许，煎至七分。

功效主治：泻火通便，清上泄下。主上中二焦火热证。

方解：方中连翘苦、微寒，归心、肺、小肠经，轻清透散，长于清热解毒，透散上焦之热，故重用为君药。大黄、朴硝泻火通便，荡涤中焦燥热内结，以助君药清解上焦之邪热，共为臣药。配黄芩以清胸膈郁热；山栀子仁通泻三焦，以引火下行；薄荷叶清头目，利咽喉，竹叶清上焦之热，两药轻清疏散，助连翘、黄芩清泄上焦郁热，均为佐药。甘草、白蜜既能缓和硝、黄峻泻之力，又能生津润燥，调和诸药，为佐使药。全方配伍，清上之中寓泻下之法，以泻代清，共奏泻火通便、清上泻下之功。

古籍摘录：《太平惠民和剂局方》载："治大人、小儿腑脏积热，烦躁多渴，面热头昏，唇焦咽燥，舌肿喉闭，目赤鼻衄，颔颊结硬，口舌生疮，痰实不利，涕唾稠粘，睡卧不宁，谵语狂妄，肠胃燥涩，便溺秘结，一切风壅，并宜服之每二钱，水一盏，入竹叶七片，蜜少许，煎至七分，去滓，食后温服。小儿可服半钱，更随岁数加减服之，得利下，住服。"

现代研究：现代研究发现凉膈散中的有效成分甘草乙酸乙酯可通过抑制 TLR4 信号通路和 NF-κB 的激活，抑制促炎细胞因子 IL-6 和 TNF-α 的表达，从而发挥抗炎、调节肿瘤微环境的作用。

5. 龙胆泻肝汤

出处：《医方集解》。

原方：（原书无用量记载）龙胆草酒炒，二钱 炒黄芩三钱 栀子酒炒，三钱 泽泻四钱 木通二钱 车前子三钱 当归酒洗，一钱 生地黄酒炒，三钱 柴胡二钱 甘草二钱。

功效主治：清泻实火，清利湿热。主肝胆实火上炎证或肝经湿热下注证。

方解：方中龙胆草大苦大寒，既能泻肝胆实火，又能利肝胆湿热，泻火除湿，两擅其功，故为君药。黄芩、栀子苦寒泻火，燥湿清热，增君药泻火除湿之力，用以为臣。泽泻、木通、车前子渗湿泄热，导肝经湿热从水道而去。肝乃藏血之脏，若为实火所伤，阴血亦随之消灼，且方中诸药以苦燥渗利伤阴之品居多，故用当归、生地黄养血滋阴，使邪去而阴血不伤。肝性喜疏泄条达而恶抑郁，火邪内郁，肝胆之气不疏，骤用大剂苦寒降泄之品，既恐肝胆之气被抑，又虑折伤肝胆升发之机，遂用柴胡疏畅肝胆之气，与生地黄、当归相伍以适肝体阴而用阳之性，并引药归于肝胆之经，此皆为佐药。甘草调和诸药，护胃安中，为佐使之用。诸药合用，苦寒清利，泻中寓补，降中寓升，以适肝性，使火降热清，湿浊得利，则循经所发诸症皆相应而愈。

古籍摘录：（《太平惠民和剂局方》）治肝胆经实火湿热，胁痛耳聋，胆溢口苦，筋痿阴汗，阴肿阴痛，白浊溲血。胁者，肝胆之部也，火盛故作痛；胆脉络于耳，故聋；肝者，将军之官也，谋虑出焉。胆者，中正之官也，决断出焉。胆虚故谋虑而不能决；胆气上溢，故口为之苦；肝主筋，湿热胜故筋痿；肝脉络于阴器，故或汗或肿或痛，白浊溲血，皆肝火也。龙胆草（酒炒）、黄芩（炒）、栀子（酒炒）、泽泻、木通、车前子、当归（酒洗）、生地黄（酒炒）、柴胡、甘草（生用）。此足厥阴、少阳药也。龙胆泻厥阴之热（肝），柴胡平少阳之热（胆），黄芩、栀子清肺与三焦之热以佐之；泽泻泻肾经之湿，木通、车前子泻小肠、膀胱之湿以佐之；然皆苦寒下泻之药，故用归、地以养血而补肝，用甘草以缓中而不使伤胃，为臣使也。东垣无黄芩、栀子、甘草，亦名龙胆泻肝汤，治前阴热痒臊臭。此因饮酒，风湿热合于下焦为邪，厥阴肝脉络于阴器，柴胡入肝为引，泽泻、车前子、木通利小便，亦除臊气。所谓在下者引而竭之。生地黄、龙胆苦寒，以泻湿热。肝主血，当归以滋肝血不足也。一方除当归、生地黄、木通、泽泻、车前子，加人参、五味、天冬、麦冬、黄连、知母，亦名龙胆泻肝汤，治筋痿挛急，口苦爪枯，亦治前证。加人参者，扶土所以抑木；用二冬、五味者，清金亦以平木，润燥所以养筋；用黄连、知母者，上以泻心火，下以泻肾火，一为肝子，一为肝母也。

现代研究：研究发现，龙胆泻肝汤可明显减少 Th17 细胞水平以及降低 IL-17 的表达水平，提高 CD8+ T 细胞及 Treg 水平以及 IL-10 的水平，从而发挥对 Th17/Treg 免疫平衡的调控作用，调节免疫微环境，从而抑制体内肿瘤细胞增殖。

（三）瘀毒同治方

1. 鳖甲煎丸

出处：《金匮要略》。

原方：鳖甲十二分，炙　乌扇三分，烧　黄芩三分　鼠妇三分，熬　干姜三分　大黄三分　桂枝三分　石韦三分，去毛　厚朴三分　紫葳三分　阿胶三分，炙　柴胡六分　蜣螂六分，熬　芍药五分　牡丹皮五分，去心　䗪虫五分，熬　蜂窠四分，炙　赤硝十二分　桃仁二分　瞿麦二分　人参一分　半夏一分　葶苈一分，熬。以上二十三味，为末，取煅灶下灰一斗，清酒一斛五斗，浸灰，候酒尽一半，着鳖甲于中，煮令泛烂如胶漆，绞取汁，纳诸药，煎为丸，如梧桐子大。空心服七丸，日三服。

功效主治：行气活血，祛湿化痰，软坚消癥。主疟母、癥瘕。

方解：方中鳖甲入肝软坚化癥，桃仁、牡丹皮、紫葳、赤硝、大黄、䗪虫、蜣螂、鼠妇、蜂窠破血逐瘀；厚朴、半夏、葶苈、柴胡消痰理气；瞿麦、石韦利水祛湿；黄芩、干姜、桂枝能和少阳调寒热，以上诸药共助消癥化积之用；佐以人参、阿胶、芍药补气养血，以扶正气；灶下灰、清酒引药入血分，增强活血化瘀之效。综合全方，以寒热并用，攻补兼施，行气祛湿，破瘀消癥。对于疟母成块，癥瘕积聚，确有摧坚攻积、除邪安正之效，使气行血畅，湿去痰化，而癥瘕自消。

古籍摘录：《金匮要略·疟病脉证并治》："病疟，以月一日发，当以十五日愈；设不差，当月尽解；如其不差，当云何？师曰：此结为癥瘕，名曰疟母，急治之，宜鳖甲煎丸。"《金匮要略论注》："药用鳖甲煎者，鳖甲入肝，除邪养正，合煅灶灰浸酒去痕，故以为君；小柴胡、桂枝汤、大承气汤，为三阳主药，故以为臣，但甘草嫌柔缓而减药力，枳实嫌破气而直下，故去之，外加干姜、阿胶，助人参白术养正为佐；瘕必假血依痰，故以四虫、桃仁合半夏消血化痰；凡积必有气结，气利而积消，故以乌扇、葶苈子利肺气，合石韦、瞿麦清气热而化气散结，血因邪聚则热，故以牡丹皮、紫葳去血中伏火、膈中实热为使；《千金方》去鼠妇、赤硝，而加海藻、大戟以软坚化水更妙。"《诸病源候论·癥瘕病诸候》："癥瘕者，皆由寒温不调，饮食不化，与脏气相搏结所生也。"《金匮悬解·外感杂病·疟病（五章）》："病疟以此月之初一日发，五日一候，三候一气，十五日气候一变，故当愈。设其不瘥，再过一气，月尽解矣，如其仍然不瘥，此其邪气盘郁，结为癥瘕，名曰疟母。当急治之，宜鳖甲煎丸，鳖甲行厥阴而消癥瘕，半夏降阳明而消痞结，柴胡、黄芩，清泻少阳之表热，人参、干姜，温补太阴之里寒，桂枝、芍药、阿胶，疏肝而润风燥，大黄、厚朴，泻胃而清郁烦，葶苈、石韦、瞿麦、赤硝，利水而泻湿，丹皮、桃仁、乌扇、紫葳、蜣螂、鼠妇、蜂窠、䗪虫，破瘀而消癥也。"

现代研究：肿瘤的发生、生长及转移与肿瘤细胞所处的内外环境有着密切联系。研究发现，鳖甲煎丸能抑制二乙基亚硝胺诱导大鼠肝癌的发生、发展，且转化生长因子（TGF）-β1、基质金属蛋白酶（MMP）2、超氧化物歧化酶（SOD）、环氧合酶（COX）-2、VEGF、微血管密度（MVD）的表达水平均显著降低，表明鳖甲煎丸可能通过改善肝癌细胞微环境，抑制肝脏微血管生成达到抑制肿瘤发生、发展的作用。鳖甲煎丸可显著抑制HepG2 细胞 VM 的生成及肝癌细胞中 RhoA、ROCK1 的表达，降低细胞培养上清液中VE-cadherin、PI3K 的表达水平。这表明鳖甲煎丸可能通过抑制肝癌细胞中 RhoA/ROCK 通路信号分子及 VE-cadherin、PI3K 的表达以抑制肝癌细胞血管拟态形成。通过研究鳖甲煎丸对肝癌皮下转移瘤小鼠肿瘤新生血管结构及功能的影响，发现鳖甲煎丸能降低肿瘤组织微血管密度计数、周细胞覆盖率、血管基膜面积、血管通透性及乏氧区域面积。这表明鳖甲煎丸可能通过使肿瘤血管正常化，减少肿瘤乏氧面积，降低血管通透性等方面改善肿瘤微环境以抑制肿瘤生长。

2. 仙方活命饮

出处：《校注妇人良方》。

原方：白芷六分 贝母一钱 防风一钱 赤芍一钱 当归尾一钱 甘草节一钱 皂角刺炒，一钱 穿山甲炙，一钱 天花粉一钱 乳香一钱 没药一钱 金银花三钱 陈皮三钱。用酒一大碗，煎五七沸服。

功效主治：清热解毒，消肿溃坚，活血止痛。主阳证痈疡肿毒初起。

方解：方中金银花性味甘寒，最善清热解毒疗疮，前人称之为"疮疡圣药"，故重用为君。然单用清热解毒，则气滞血瘀难消，肿结不散，又以当归尾、赤芍、乳香、没药、陈皮行气活血通络，消肿止痛，共为臣药。疮疡初起，其邪多羁留于肌肤腠理之间，更用辛散的白芷、防风相配，通滞而散其结，使热毒从外透解；气机阻滞每可导致液聚成痰，故配用贝母、天花粉清热化痰散结，可使脓未成即消；穿山甲、皂角刺通行经络，透脓溃坚，可使脓成即溃，均为佐药。甘草节清热解毒，并调和诸药；煎药加酒者，借其通瘀而行周身，助药力直达病所，共为使药。诸药合用，共奏清热解毒、消肿溃坚、活血止痛之功。

古籍摘录：《校注妇人良方》："治一切疮疡，未成者即散，已成者即溃，又止痛消毒之良剂也。"《血证论》："此方纯用行血之药，加防风、白芷，使达肤表；加山甲、皂刺，使透乎经脉。然血无气不行，故以陈皮、贝母散利其气，血因火结，故以银花、花粉清解其火。为疮证散肿之第一方。诚能窥及疮由血结之所以然，其真方也。第其方乃平剂，再视疮之阴阳，加寒热之品，无不应手取效。"

现代研究：现代药理研究证实，加味仙方活命饮中多种有效成分均有一定的抑瘤作用，方中天花粉对多种恶性肿瘤腹水有抑制作用。防风多糖对 S_{180} 腹水瘤具有明显的抑制作用。

3. 四妙勇安汤

出处：《验方新编》。

原方：金银花三两 玄参三两 当归二两 甘草一两。水煎服，一连十剂，药味不可少，减则不效，并忌抓擦为要。

功效主治：清热解毒，活血止痛。主热毒炽盛之脱疽。

方解：方中金银花甘寒入心，善于清热解毒，故重用为主药，当归活血散瘀，玄参泻火解毒，甘草清解百毒，配金银花以加强清热解毒之力，用量亦不轻，共为辅佐。四药合用，既能清热解毒，又能活血散瘀。

古籍摘录：《验方新编·头部》："头角太阳生疮。此症有因好服春方药而生者，有因食煎炒浓味而生者。初起用金银花二斤，煎汤饮数十碗，方可少解其毒。然必溃烂，再用金银花、元参各三两，当归二两，甘草一两，水煎，日服一剂，七日始可收口。又手脚指头生疮，亦多不救，亦可以此法治之。"

现代研究：研究表明，四妙勇安汤有较强的拮抗炎症反应的功能。体外实验研究证明，四妙勇安汤可降低 IL-6、TNF-α 的分泌量及 VEGF 生成量，可以改善缺氧 HUVEC 细胞中 IL-6、TNF-α 及 VEGF 的表达水平。同时，四妙勇安汤能有效抑制炎症因子的分泌，促进内皮细胞的增殖，具有抗炎及促进肿瘤血管正常化的作用。

4. 养正散结汤

出处：陈更新教授经验方

组成：黄芪 15g　党参 15g　半枝莲 15g　胆南星 10g　佛手 10g　山慈菇 10g　姜黄 10g　莪术 10g。水煎服。

功效主治：益气养阴，祛瘀散结。

方解：方中太子参、百合、甘草益气养阴，加上佛手、莪术、胆南星、山慈菇等理气化痰、祛瘀散结之品，组成养正散结汤。

现代研究：现代研究发现，养正散结汤不仅在体内外均具有显著的抑制胃癌生长作用，而且具有良好的阻断胃癌癌前病变的临床治疗作用，达到未病先防的目的。养正散结汤治疗胃癌的潜在机制可能与上调抑癌性 miRNA let-7a、抑制其靶基因 c-MYC 蛋白的表达有关，进而诱导胃癌细胞的凋亡达到抑制胃癌细胞增殖的目的。同时，根据临床研究，养正散结汤联合放化疗治疗胃癌根治术后患者，可延长其生存时间，通过提高 CD4+T 细胞及自然杀伤细胞的占比来改善患者的免疫功能。

5. 四虫片

出处：国医大师尚德俊以经验方

组成：地龙、全蝎、蜈蚣、土鳖虫、原方无剂量。

功效主治：解毒镇痉、活血化瘀、通络止痛。

方解：四味虫类药物中，均有活血之功效，其中土鳖虫破瘀血，蜈蚣、全蝎、地龙通经络，可以祛除血瘀日久产生的瘀毒。土鳖虫、蜈蚣、全蝎均可消癥散结，对于瘀毒化生的痰毒有很好的清除功效。地龙、土鳖虫性寒，蜈蚣、全蝎味辛能散，能祛热毒之邪。四药等分为用，没有按照经方的君臣佐使来组方，而是相须相使，相辅为用，以祛除瘀毒为主，兼以清化痰毒、祛散热毒，对于瘀毒日久所致痰、瘀、热毒互结之症，尤为有效。

现代研究：现代研究发现，四虫片能体外抑制人肝癌细胞系 HepG2 的增殖，诱导其凋亡。同时，王猛等发现四虫片可以抑制人源胃癌细胞系 AGS 和 MKN45 的增殖及迁移，促其凋亡。此外，从分子生物学角度发现，四虫片的抗肿瘤特性至少部分是通过下调 Akt 信号通路来介导的。最后，四虫片已应用于临床，且在四虫片联合化疗治疗胃癌的研究中显现出较好的疗效，显著提高患者血液中 CD4+T 细胞的占比，降低患者血清肿瘤标志物的表达，并减少不良反应的发生。

第三章 肿瘤"瘀毒"理论的现代分子生物学研究

"瘀毒"作为肿瘤发生、发展的核心病机，丰富了中医肿瘤病因病机理论。然而，中医理论的发展，少不了现代医学的参与，中医理论的可定性、可量化、可重复的客观评价标准是其面向国际化的必然需要。而"瘀毒"分子生物学的研究，正是搭建传统中医病因病机理论与现代医学连接的桥梁。目前，在大量的临床与实验性研究基础上，"瘀毒"现代分子生物学的面纱已被部分揭开。现就"瘀毒"理论分子生物学研究的进展进行阐述，以供各位学者参考。

第一节 "瘀毒"理论的分子生物学基础

一、瘀的分子生物学基础

瘀作为肿瘤的重要病因病机要素，在肿瘤发生、发展中起到重要作用，它可以是狭义的瘀血，也可以是局部瘀滞不通的状态，在肿瘤患者上主要以"血瘀证"的形式体现。通过大量临床研究发现，"瘀"的分子生物学指标主要与微循环障碍、血液流变学改变、凝血-纤溶系统失衡、血管内皮功能障碍、血脂异常和炎症等密切相关。

（一）瘀与微循环障碍

微循环是指微动脉、毛细血管和微静脉之间的血液循环，微循环影响着组织与细胞间的物质、信息和能量传递，包括组织和血液之间的营养、氧气、代谢产物的交换等。此外微循环还会影响组织灌注以及血液分配。当微循环出现障碍时，体表或体内的微血管与血液循环发生功能性紊乱，如出现血管收缩，血流速度减慢，红细胞聚集，局部或广泛的微循环灌流不畅，造成局部或全身的缺氧、缺血或代谢障碍，甚至出现微血栓、血液暂停、组织功能衰竭或坏死等病理情况。微循环障碍引起的病理表现存在于心脑血管疾病、糖尿病、肿瘤等诸多疾病之中。其中，根据世界卫生组织统计，微循环障碍引发的疾病高达414种，其中肿瘤类疾病高达30多种。因此，对微循环障碍的研究刻不容缓。

中医认为"气为血之帅，血为气之母"，气能够推动血的循行，而血又可以载气、养气。倘若气机失调，如气虚、气滞等，均可导致血行的异常。气虚无力推动血液运行，气滞则血液运行不畅，久之则促使瘀血的生成，而瘀血并无濡养功能，瘀久则脏腑失于濡养，旧血不去，新血难生，继而脏腑功能失调。瘀血致病，病证繁多，常者多刺痛，甚者成癥瘕积块，难以自愈。这一过程的临床表现与微循环障碍致病相似。

在针对微循环的研究中，球结膜微血管因为位置相对表浅，方便观察，是最常使用的观测部位。徐宗佩等在临床研究中通过对比"久病入络"患者血瘀证证候评分及与球结膜微循环的关系，表明了"血瘀证"与微循环障碍有相关性。血瘀证患者常伴有舌质青紫的症状，为明显的微循环障碍，具体表现为异形微血管丛新生，红细胞、血小板的聚集，血流减慢等。此外魏艾红等发现白血病血瘀证的患者更易出现舌质紫暗、微血管增宽、数目增多，同时患者血管内皮细胞的线粒体增多、肿胀，血管内血流缓慢等表现，证明血瘀证患者存在微循环障碍，并且与病情轻重相关。不同疾病的血瘀在微循环障碍上具有不同的特点，例如，恶性肿瘤患者微循环多呈高凝状态，有局部瘀血等现象；心肌炎患者则主要表现为血流缓慢，大部分患者出现粒缓流等特点；而冠心病患者则常出现管袢形态改变，且由于冠心病患者全身微小血管广泛存在粥样硬块沉着，故可见微血管内皮细胞受损等。由此可见，血瘀证指标的微循环监测对多种疾病具有一定的诊断和治疗意义。

（二）瘀与血液流变学改变

血液流变学主要是研究血液循环中的血液以及其组成成分的流动和变化规律，包括宏观血液流变学和微观血液流变学。血液流变学改变主要体现在血液的流速、流态、黏滞性、凝固性、血沉、血液及血管壁应力分布等方面；微观血液流变学多体现在红细胞聚集性、红细胞变形性、血小板聚集性、血小板黏附性等。在生理活动中，正常的血液流变状态是维持代谢功能和组织灌注的基本条件，当血液流变学发生改变时可能会引起机体血液循环障碍，引发多种疾病。血液流变学的改变具体可包括：①血小板黏附性升高、红细胞变形、白细胞聚集等血细胞形态的改变；②血管壁剪应力、剪切率等物理性质的改变；③红细胞膜蛋白、膜受体表达，钙离子等血液分子物质改变。临床上常常通过检测全血黏度、血沉、血浆黏度、血细胞比容、血小板聚集率等观测血液流变学改变。

中医瘀血成因中，气、血、痰、湿等病理产物均会影响血的流动性，导致脉道不通的状态。或者病人气血亏虚，气虚无力推动血行，血液流动缓慢；血道枯竭，血液流通道路受阻，均会导致血行不畅。临床上，凡因各种因素致病引起的血液运行不畅，甚至血不循经离开脉道而留存体内均可形成瘀血证。血瘀的本质是在"血行"方面，表现为"血行失度"或"血脉不适"。而中医所指出的"血脉"或"血行"大体相当于现代医学科学的"血液和血管"或"血液循环"。在这方面，中国医学科学院等首先应用现代血流动力学，尤其是现代微循环的理论、技术和方法，对各种"血瘀证"患者进行了实验研究。结果表明，各种"血瘀证"患者大多显示出全身或局部的血流动力学异常，表现为血流量减少和外周血流阻力增加，以及微循环障碍，微血管内的血流缓慢等。因此，可以认为，这与血液流变学改变时血液流动性、凝滞性、血液黏度的变化相似。

不同病种血瘀证的血液流变性改变具有共同的特征，主要表现为血液流变学呈现出"浓"、"黏"、"凝"、"聚"的状态。①"浓"：血细胞的数量在一定程度上增加，表现为血细胞比容增加，球蛋白、β-脂蛋白、胆固醇、三酰甘油等数量明显增加；②"黏"：血液的全血黏度以及血浆黏度不同程度地增加；③"凝"：血液的凝固性增加，血液中纤维蛋白原含量增加，纤溶活性降低，血浆复钙的时间在一定程度上缩短；④"聚"：红细胞以及血小板在血浆中电泳的速度减慢，血小板对腺苷二磷酸（ADP）类诱导物质的聚集性亦有所增加。在动物实验中，肾上腺素和冰水浴共刺激建立的寒凝血瘀模型大鼠的全血黏度、血浆黏度、血细胞比容等显著上升，表明寒凝血瘀大鼠的血液流变学出现异常，使用活血化瘀药物乳香治疗后，能有效改善模型大鼠的血液流变学。

（三）瘀与凝血-纤溶系统失衡

凝血系统能够调节血液凝固，凝血机制包括抗凝和凝血两个方面。纤溶系统能够将血液凝固的过程中形成的纤维蛋白分解。凝血-纤溶系统功能的运行对于维持血管的畅通和血液的正常功能具有重要的作用。而当凝血-纤溶系统失去平衡时，血液将处于血栓前状态，甚至形成血栓，最终可能会导致部分血栓性疾病。临床中凝血-纤溶系统的失衡主要表现在：①凝血因子含量增高或者活性增强；②抗凝因子含量减少或者结构异常；③纤溶因子含量减少或者功能异常。

部分学者认为血栓是"瘀血"的客观物质，血栓前状态与血瘀证发展趋势一致，凝血-纤溶系统失衡或是血瘀证发展的关键因素。此外凝血-纤溶系统失衡导致的改变与"气虚、气滞无法推动血行"相类似，而血栓形成导致的局部肿胀、疼痛等临床表现与气滞血瘀的表现相吻合。

在盐酸肾上腺素复合冰水浴诱导的大鼠急性血瘀证模型中，模型大鼠的凝血酶原时间和凝血酶时间显著缩短，纤维蛋白原（fibrinogen，FIB）含量显著升高。研究表明血瘀证模型大鼠的血液呈现出高凝状态，其凝血-纤溶系统失衡。在针对晚期恶性肿瘤患者的临床研究中亦发现血瘀证与晚期肿瘤患者血液高凝状态高度相关，其中 FIB 与血瘀证评分呈正相关。

肿瘤的发生发展与凝血功能的关系十分密切。首先，肿瘤细胞可以表达包括促凝血蛋白、微粒、纤溶蛋白在内的凝血因子，其中在促凝血蛋白中，最为常见的是组织因子（tissue factor，TF）。肿瘤细胞所表达的 TF 水平增加，以及血小板、单核细胞和基质细胞所大量释放的 TF 是促凝血剂活性的主要来源。TF 在凝血因子Ⅶ、Ⅸ等参与下会将凝血酶原转化为凝血酶，作用于 FIB 从而形成纤维蛋白，同时 TF 会影响肿瘤细胞的迁移及侵袭。除了 TF 之外，癌症促凝剂（cancer procoagulant，CP）也可直接激活因子 X，而不依赖于凝血因子Ⅶ。促凝血蛋白如乙酰肝素酶（heparinase，HPSE），可上调 TF 的表达，增强 TF 的活性，增强 Xa 因子随后激活凝血系统。其次，肿瘤组织常常会压迫邻近的血管从而影响静脉血流，诱导炎症细胞因子的产生而导致血液高凝状态。以上的内在机制影响了肿瘤患者的预后，增加了并发症及死亡风险。高凝状态也会随着肿瘤的发生、发展从而进一步恶化。

（四）瘀与血管内皮功能障碍

血管壁内表面覆盖着单层内皮细胞，内皮细胞能够释放部分血管舒张因子如 NO、PGI_2 等，同时也可释放血管收缩因子如 ET、血栓素 A_2（thromboxane A2，TXA_2）等，共同调节血管张力，维持血管生理功能。当内皮细胞受到氧化低密度脂蛋白、氧化应激等病理因素刺激时，可能会出现内皮功能异常，进而引发血管内皮功能障碍。血管内皮功能障碍主要表现为血管张力调节障碍、内皮炎症增强、氧化应激、白细胞黏附异常、内皮屏障功能受损以及内皮增殖与迁移能力异常等。

中医强调脉与气血的关系，《灵枢·本脏》记载："经脉者，所以行血气而营阴阳、濡筋骨、利关节也。"经脉是气血运行的通道，也能濡养气血。脉道壅塞、损伤可引起气滞血瘀，正如《临证指南医案·胁痛》云："久病在络，气血皆窒。"《临证指南医案·痹》云："经年累月，外邪留着，气血皆伤，其化为败瘀凝痰，混处经络。"这些论述与现代血管内皮功能障碍和血液流变学的认识有相似之处。

现代研究表明血瘀证的病理改变与血管内皮细胞功能密切相关。血管内皮细胞不仅是血液和血管平滑肌的屏障，还是高度活跃的代谢库。血管内皮细胞对血管的舒缩功能以及维持血液的流动性具有重要作用。江泳等在一项针对 2 型糖尿病患者的临床研究中发现，兼有血瘀证的患者血浆内皮素表达显著增高，一氧化氮含量显著降低，证明血瘀证患者血管舒张因子分泌减少，血管收缩因子分泌增加，而出现显著的血管内皮功能障碍。

（五）瘀与血脂异常

血脂为血浆中性脂肪和类脂的总称，能够用于反映人体脂肪代谢。血脂主要包括胆固醇（cholesterol，CHOL）、三酰甘油（triglyceride，TG）、磷脂（phospholipid，PLP）、游离脂肪酸（free fatty acid，FFA）等，其中总胆固醇、三酰甘油、低密度脂蛋白胆固醇（lowdensity lipoprotein cholesterol，LDL-C）、高密度脂蛋白胆固醇（high density lipoproteir cholesterol，HDL-C）为临床常用于观测的血脂指标。当人体内脂蛋白出现代谢异常时，称为血脂异常。根据临床实际，血脂异常可分为以下几种临床分型：①高胆固醇血症，单纯血清胆固醇升高；②高三酰甘油血症，单纯血清三酰甘油升高；③混合型高脂血症，血清胆固醇、三酰甘油均升高。血脂异常是动脉粥样硬化和冠心病的危险因素，此外血脂异常对于血液流变学、微循环和血管内皮功能也会造成一定的影响。

中医对脂质论述较早，《黄帝内经》谓其为"脂"、"膏"也。《灵枢集注》也指出"中焦之气，蒸津液化，其精微溢于外则皮肉膏肥，余于内则膏脂丰满"。水谷精微有余则化生膏脂，膏脂在内堆积，反渗入血，致血液黏滞，凝着不行，气机不畅，久而必成气滞血瘀之证。《灵枢·血络论》载："……阳气蓄积，久留而不泻者，其血黑以浊，故不能射。"阳气积蓄久留而不外泻，易致瘀浊，表明了瘀与膏浊常常同时出现致病。

王燕报道高脂血症患者全血黏度、血浆黏度要明显高于健康人。亚白柳等提出高脂血症可以诱导血液微循环发生改变。Granger DN 研究显示高脂血症会引起微血管内皮细胞氧化应激反应增强，血小板黏附增加，表面炎性反应增强，导致内皮损伤。另有研究表明，活血化瘀类中药土鳖虫以及活血化瘀方丹参饮、失笑散、活络效灵汤、桃红四物汤等能够有效改善高脂血症模型动物的高血脂。实验发现丹参-降香油作用于冠心病心肌缺血血瘀证小型猪后，小型猪血清中血清总胆固醇、三酰甘油、低密度脂蛋白胆固醇、载脂蛋白 B（ApoB）和血浆 FIB 水平降低，凝血酶原时间（PT）、部分活化凝血活酶时间（APTT）和凝血酶时间（TT）延长，表明丹参-降香油能够降低冠心病心肌缺血血瘀证小型猪血脂，并改善凝血指标异常。临床研究发现，63 例原发性肺癌患者治疗前后血瘀量化值的改变与凝血功能（AT-Ⅲ、D-二聚体、FIB、APTT、FDP）以及血脂指标（TC、LDL、HDL）的改变呈正相关，这表明肺癌患者中的血瘀与凝血功能和血脂异常有密切联系。1019 例血脂异常患者的主要实性证候要素为血瘀证（576 例，占 56.5%）、痰浊证（497 例，占 48.8%），证候排名在前 2 位的为痰瘀互阻证（260 例，占 25.5%）、阴血津虚证（99 例，9.7%），证明血脂异常与血瘀关系密切，临床治疗时两者需兼顾。

（六）瘀与炎症

炎症是机体组织受到有害刺激物的刺激后产生的以防御反应为主的基本病理过程。临床上常常通过白细胞计数、血沉、急性时相蛋白浓度、降钙素、C 反应蛋白、血清淀粉样蛋白 A 等检测炎症的发生与轻重。根据炎症的轻重，炎症可表现出局部的红、肿、热、痛、功能障碍以及末梢血白细胞计数改变以及发热等全身反应。

因此，部分中医学者认为炎症归属于"热毒"范畴，实际上，炎症与瘀的关系同样紧密。从炎症和瘀的发病原因来看，情绪激动、压力紧张、应激状态是炎症的诱因，同样也是瘀血证形成的原因。《灵枢·百病始生》曰："卒然外中于寒，若内伤于忧怒，则气上逆，气上逆则六输不通，温气不行，凝血蕴里而不散，津液涩渗，著而不去，而积皆成矣。"从炎症和瘀的病理变化来看，炎症介质诱导的血管内皮损伤、血栓形成、血液流变学改变、微循环障碍、局部瘀血的病理变化与中医由于气滞、痰浊等因素导致的血行不畅、瘀血内停的病机演变具有相似性。从炎症和瘀的临床表现来看，炎症导致的局部组织红、肿、热、痛等临床表现与血行停滞，气机不通，郁而化热，血不利则为水所导致的临床症状具有一致性。

在针对血瘀证患者的研究中发现，气虚血瘀证、气滞血瘀证、寒凝血瘀证三种不同血瘀证分型患者的 C 反应蛋白均有不同程度升高，超氧化物歧化酶均有不同程度降低，提示炎症反应是血瘀证一个典型的表现。此外在不同疾病的发展过程中，致病作用的炎症因子如 IL-6、TNF-α、黏附分子的表达也与血瘀证有着密切的关系。实验观察血瘀证（慢性心肌缺血）小型猪术后 4 周血浆白细胞（WBC）、IL-1、IL-6、IL-8 和 TNF-α 水平比假手术组高；术后 8 周血浆 WBC、IL-1、IL-6、IL-8 均恢复至正常水平，而 TNF-α 水平仍持续高水平，这表明炎症反应是主导小型猪慢性心肌缺血血瘀证的病理机制之一。血府逐瘀汤含药血清抗动脉粥样硬化实验中发现，用药物血清干预以后 TLR4、My-D88、TRAF-6、NF-κB、LOX-1、TNF-α、VCAM-1 及 ICAM-1 的表达升高，这表明血府逐瘀汤能抑制 TLR4/NF-κB 信号转导通路及下游 TNF-α、LOX-1、VCAM-1 及 ICAM-1 等炎症因子的表达。在临床中也发现血府逐瘀胶囊辅助治疗慢性阻塞性肺疾病高龄患者后，患者 APTT、PT 显著缩短，D-二聚体、C-反应蛋白（CRP）、IL-6 水平和 PCO_2 显著降低，TAT 水平明显降低，凝血功能与炎症指标相关性分析结果提示 DD、FIB、FDP、vWF、ADAMST-13 高度相关，这表明血府逐瘀胶囊联合治疗能够明显调节慢性阻塞性肺疾病高龄患者的高凝状态、改善炎症指标。

二、毒的分子生物学基础

《诸病源候论》记载"诸恶疮皆由风湿毒所生也",宋代杨士瀛也明确指出"癌或上高下深,岩穴之状,颗颗累赘……毒根深藏,穿孔透里",说明"毒"与恶性肿瘤有着密切的联系。毒是有形的有害物质,肿瘤之毒包括食物、酒精、药物及微生物等外来毒邪以及由血糖、血脂、水饮等异常代谢产生的内生毒邪。张光霁教授提出的肿瘤"瘀毒致病"理论认为,"毒"包含了瘀血所产生的各种病理性产物,具有强烈致病性质,可导致机体结构和功能损伤,是促进恶性肿瘤发生、发展的关键因素。目前已知,机体脏腑平衡失调、正虚邪积是癌毒产生的前提。当机体处于炎症状态时,机体免疫机制对肿瘤的抑制与肿瘤对宿主免疫功能的遏阻、癌基因与抑癌基因的失衡,是癌毒产生的根本原因。现代研究表明,免疫微环境在恶性肿瘤中发挥了重要作用,慢性炎症常常是恶性肿瘤发生的决定性因素。"以毒攻毒"是中医药治疗肿瘤的治法之一,化痰软坚、清热解毒等中药通过抗炎、调节免疫等作用,攻除或化解癌毒,进而抑制肿瘤发生、发展。这提示了癌毒与免疫炎性微环境密切相关。此外,李杰教授提出的恶性肿瘤"五期演变"理论认为,癌毒是肿瘤发生的核心,"毒"的生物学基础类似于癌细胞发生干性化,其增殖、侵袭能力增强,且对抗肿瘤治疗耐受。而抵抗治疗存活后的干性化癌细胞,可诱导免疫重塑、代谢重编程、异常血管新生及恶病质形成等,促进肿瘤的发展和转移。因此,肿瘤细胞是癌毒核心。

"毒"是在脏腑功能失调基础上,各种致病邪气长期积累不化的病理产物。"瘀毒互结"是肿瘤的一大核心病机;瘀毒互结中的毒,是指癌毒。国医大师周仲瑛认为,癌毒是在多种内外因素作用下,人体脏腑功能失调,继而产生的一种对人体有明显伤害性的病邪,是导致肿瘤发生的一种特异性致病因子。现代医学理论认为,"毒"与肿瘤微环境关系密切。

肿瘤微环境是指肿瘤细胞在增殖、侵袭和转移过程中密不可分的局部外环境,其由肿瘤细胞、炎症细胞、免疫细胞、脂肪细胞、成纤维细胞、血管相关内皮细胞及细胞外基质、细胞趋化因子、生长因子、基质降解酶等组成。肿瘤微环境中的炎症细胞、炎症因子、趋化因子等与肿瘤毒邪存在很大的相似性,都能进一步诱导肿瘤的发生、发展。肿瘤相关巨噬细胞(tumor-associated macrophage,TAM)在 LPS、IL-4 等诱导下可极化为 M1、M2 型;TAM 的极化与"毒"之变化多端的特性相似,其释放的炎症因子,与"毒"之病理产物相类似,故而 TAM 与"毒",应属中西医对肿瘤病理的不同角度的理解,其本质是一致的。

(一)毒与炎性微环境

肿瘤炎性微环境是肿瘤相关慢性炎症所诱导的炎症细胞大量分泌炎症介质,包括生长因子、血管生成因子及基质降解酶等所致,在促进肿瘤的增殖、转移中均起到重要作用。肿瘤组织内存在大量的炎症细胞浸润,许多研究者已将肿瘤的炎性特质看作是肿瘤的"第七大特征"。流行病学研究显示,炎性肠病、幽门螺杆菌感染、肝炎病毒感染、慢性反流性食管炎等慢性炎症均是诱发肿瘤的高危因素。在炎症反应刺激下,肿瘤组织持续不断地从周围"招募"淋巴细胞、粒细胞、浆细胞等炎症细胞,分泌大量炎症介质,以启动肿瘤相关的特异性信号转导通路,促进组织损伤及异常修复反应,而这反过来又刺激难以清除的炎症反应，形成恶性循环的炎性微环境，加重组织的异常修复与肿瘤细胞的侵袭。

炎性微环境主要通过炎症反应调控机体异常免疫、促进新生微血管形成以及诱导干细胞增殖分化等，从而影响肿瘤的发生发展。在调控肿瘤干细胞方面，特异的肿瘤炎性微环境通过分泌大量的 IL-6、IL-8、TNF-α、TGF-β 等炎症细胞因子，使肿瘤干细胞表现出特殊的自我更新和分化能力，如诱导肿瘤干细胞的恶性增殖与分化突变表型，干扰细胞更新的重要信号转导通路，表达多种耐药性转运蛋白等，从而促进肿瘤的生长和转移。在促进肿瘤新生血管和淋巴管的生成方面，炎性微环境通过促进促血管和淋巴管内皮生长因子生成、减少抑制因子的分泌，为肿瘤新生血管和淋巴管的生成创造有利条件。在一定条件下巨噬细胞还可转化为淋巴管内皮细胞，直接参与淋巴管的生成。在迄今发现的 20 多种多肽类血管生长因子中，VEGF 是针对内皮细胞特异性最高、促血管生长作用最强的生长因子，其不但可增加血管通透性以使与血管生成相关的分子及细胞穿越管壁，还可招募源于循环及骨髓系统的内皮细胞集于新生血管处，促进新血管系统形成。这在为肿瘤组织提供足够营养物质的同时，也影响了药物抗肿瘤治疗的临床疗效。

TAM 在恶性肿瘤相关炎症中起主导作用，是构成肿瘤炎性微环境，促进肿瘤发生、进展的重要调节因子。新近研究表明，巨噬细胞的 M1 和 M2 两种极化状态，具有双重的促进肿瘤生长和抗肿瘤活性。巨噬细胞最初被发现参与抗肿瘤免疫，是因为它们能够识别非自我细胞并最终吞噬它们。然而，越来越多的实验研究和临床证据表明，TAM 还可以矛盾地增强肿瘤的发展和转移能力。以胃癌为例，其肿瘤微环境的一个特征是由幽门螺杆菌感染而引起的慢性炎症，这种炎症能促进细胞存活、激活干细胞和上皮增殖等信号途径的上调。幽门螺杆菌和其他病原体通过削弱 M1 型巨噬细胞的反应，使其处于类 M2 状态，并增加活性氧（reactive oxygen species，ROS）诱导的巨噬细胞凋亡率，从而增加肿瘤进展的风险。M2 型巨噬细胞水平在印戒细胞癌和黏液腺癌中较低，但在低分化腺癌中较多。Meta 分析显示胃组织浸润的 M2 巨噬细胞数和总 TAM 可能是胃癌患者的不良预后因素，而 M1 巨噬细胞浸润可能与良好的生存率相关。

肿瘤炎性微环境中的炎症细胞、炎症因子、趋化因子等与毒邪存在很大的相似性，都能进一步诱导肿瘤的发生、发展。"毒"，无外乎外邪袭体抑或是体内脏腑本身功能失常，阴阳失调继而产生痰、瘀、水饮等病理产物堆积，日久不去，相互搏结，久而久之形成有形肿块。如《诸病源候论·积聚病诸候》所言："诸脏受邪，初未能成积聚，留滞不去，乃成积聚。"而肿瘤发病多因气机郁滞，不能正常代谢输布体内津液，以致津凝为痰，血结为瘀，诱发毒邪，毒与痰瘀互相搏结形成肿瘤。同时诸毒内生，阻滞气机，酿生痰、瘀，进一步促进肿瘤生长，肿瘤形成后又产生痰、瘀等病理因素，使毒与痰浊、瘀血、湿浊等病理因素胶结存在、互为因果、兼夹转化、共同为病。这与炎性微环境能够诱导肿瘤形成，肿瘤形成后又可以维持肿瘤炎性微环境，从而形成"炎–癌转化"的恶性循环十分相似。炎症及其炎性微环境是肿瘤癌毒的现代生物学基础之一。

（二）毒与免疫微环境

中医理论认为正气不存，邪气内干。肿瘤的发生其实就是在本虚的基础上，多种致病因素内外综合作用下，导致体内阴阳失衡，瘀血、癌毒等病理产物蓄积的恶性循环过程。

肿瘤免疫微环境以免疫抑制为核心特征，在肿瘤细胞的产生、增殖过程中发挥着决定性作用。免疫微环境对肿瘤的作用是双向的，按功能不同可分为抗肿瘤免疫微环境和促肿瘤免疫微环境。促肿瘤免疫微环境主要体现在诱导免疫抑制和免疫逃逸。恶性肿瘤发展与机体免疫功能状态密切相关，免疫功能抑制是恶性肿瘤转移、复发和预后差的重要原因之一。异常免疫抑制与免疫逃逸是肿瘤细胞浸润的基础，也是促进肿瘤复发转移的重要因素。肿瘤炎性微环境也能诱导免疫逃逸，促进肿瘤细胞侵袭、转移。

机体主要通过调节效应性 T 细胞（effector T cell）与调节性 T 细胞（regulatory T cell, Treg）的平衡来控制免疫反应。在炎症环境下，机体组织局部的炎性反应使得大量 Treg 渗透并聚集在周围组织中，不同 Treg 亚群及其产生的 TGF-β、IL-4 和 IL-10 等对淋巴细胞、巨噬细胞、树突状细胞、肥大细胞等的分化与成熟进行严密监控，阻止其激活与趋化，促进肿瘤的免疫抑制与逃逸。异常的 T 细胞组成，不仅不能清除肿瘤细胞，反而可通过一系列的免疫负调节作用，促进肿瘤的生长、侵袭与转移。除了 T 细胞外，其他免疫细胞也可参与肿瘤微环境的免疫调控，如 B 淋巴细胞可分泌 IgG 直接杀伤肿瘤细胞，自然杀伤细胞能释放穿孔素、表达 Fasl 或通过激发抗体依赖细胞介导的细胞毒性直接杀伤肿瘤细胞；亦可分泌 γ 干扰素（IFN-γ）、TNF-α 等免疫因子，通过免疫调节作用间接拮抗肿瘤生长。

肿瘤免疫微环境介导机体出现免疫抑制与免疫逃逸状态，与癌毒发病隐匿，损伤正气的特点相似。在炎性微环境及免疫微环境释放的炎症介质、免疫因子等物质，其性质与"毒"所产生的病理产物相类似。这些物质可促进肿瘤生长，同时肿瘤的生长也进一步诱导炎症介质的累积、生长因子的表达，促进肿瘤的转移，这与"毒"的凶顽及流窜特性一致。此外，炎性微环境中的免疫抑制与肿瘤病机中的正气亏虚有明显的相似性。临床上肿瘤患者广泛存在正气亏虚，这使得机体免疫功能低下，对肿瘤细胞监视不力，不能及时将其消灭，最终导致肿瘤细胞的不断增殖、侵袭以及转移。予以扶正祛邪治疗，能够有效提高肿瘤患者的免疫力，促进肿瘤细胞凋亡，抑制血管生成和转移，发挥抗肿瘤作用。综上所述，肿瘤癌毒的生物学基础可能与肿瘤微环境密切相关。

（三）毒与肿瘤外泌体

肿瘤外泌体是肿瘤微环境的重要组成部分，其在肿瘤免疫、炎性、缺氧及酸性微环境中发挥重要的调控作用，可抑制免疫应答、提高肿瘤的侵袭转移及耐药能力。肿瘤外泌体的上述作用，与癌毒所表现的瘀、热、痰、湿互结病理状态及其耗损正气、走注流窜以及凶顽缠绵的致病特性相似，因此，肿瘤外泌体是癌毒病机的重要生物学内容。

外泌体是一类由哺乳动物细胞向细胞外释放的、直径 50～150nm 的双层囊泡小体，其包含多种蛋白质、脂质及核酸等成分。肿瘤相关外泌体可影响 T 细胞、自然杀伤细胞、树突状细胞及 γδT 细胞等免疫细胞的活性，抑制机体免疫应答，其作用机制类似癌毒介导的机体正气虚损。外泌体是介导细胞间信息交流的载体。研究发现，肝癌细胞通过分泌直接靶向 PTEN 的外泌体 miRNA-21，激活肝星状细胞中的 PDK1/Akt 信号转导通路，使其转化为肿瘤相关成纤维细胞，重塑细胞外基质，促进肿瘤转移，该作用类似于癌毒的流窜特性。

外泌体除了功能与癌毒特性相似以外，其在肿瘤发生、发展中的作用与虚、瘀、热毒等病理状态的形成类似。在调控肿瘤相关微环境方面，研究发现，低氧诱导的神经胶质瘤细胞通过外泌体 miR-29a、miR-92a 促进功能性骨髓来源的抑制性细胞（myeloid-derived suppressor cell，MDSC）的分化、增殖能力，介导癌毒致虚病理状态肿瘤免疫抑制性微环境的形成，是虚毒的客观表现。在脑转移细胞的外泌体中存在较高水平的细胞迁移诱导和透明质酸结合蛋白（cell migration-inducing and hyaluronanbinding protein，CEMIP），而脑内皮细胞和小胶质细胞摄取含有 CEMIP 的外泌体后，通过上调前列腺素内过氧化物合酶 2（prostaglandin-endoperoxide synthase 2，PTGS2）、肿瘤坏死因子及 CCL/CXC 趋化因子配体（CXCL）编码的促炎细胞因子诱导肿瘤血管新生和炎症形成，与热毒所致病理状态类似。

肿瘤缺氧微环境是肿瘤细胞快速增殖的产物，同时也是肿瘤血管异常新生和肿瘤转移的环境基础。肿瘤相关巨噬细胞来源的外泌体中含有巨噬细胞特有的 HIF-1α 稳定长链非编码 RNA（HISLA），HISLA 可抑制 HIF-1α 的降解，使肿瘤有氧糖酵解增加，加重肿瘤局部缺氧状态，并促进酸性微环境形成，进一步促进外泌体的释放和肿瘤细胞间质黏附分子的表达；而间充质干细胞来源的过表达 HIF-1α 的外泌体可通过齿状蛋白 1（jagged1）促进肿瘤异常血管生成，有助于肿瘤的转移。上述作用与瘀毒、痰毒所致脏腑失养、迫血妄行而导致癌毒经气血经脉侵袭转移相似。

（四）毒与肿瘤细胞

"正虚伏毒"是近年由周仲瑛等学者提出的恶性肿瘤核心病机。"伏毒"可因内生或外感产生，兼具隐匿难查之"伏邪"特点以及毒性峻猛之"毒邪"特点。伏毒在体内与痰瘀相搏结，留滞于至虚之处，借助体内精微物质以自养，同时影响脏腑功能，使气血津液不能正常化生，转变为适于肿瘤生长的病理产物。田建辉等学者认为，"伏毒"为高危人群或术后患者体内已经存在发生转化的细胞、肿瘤干细胞、循环肿瘤细胞、休眠肿瘤细胞及免疫抑制因素（如调节性 T 细胞、髓源性抑制细胞）等。"伏毒"与现代医学非可控炎症致病机制相同，与肿瘤形成、复发及转移息息相关。

肿瘤干细胞（cancer stem cell，CSC）具有自我更新的能力，能够无限增殖，在肿瘤发生、发展、转移及耐药过程中发挥着关键作用。休眠肿瘤细胞是指肿瘤病灶切除后，患者体内仍存在少量处于静止期的肿瘤细胞，其具有增殖潜能，能在根治术后的长达数年或数十年的时期内保持休眠状态并在机体免疫抑制、外科手术等状态下激活，引起肿瘤的复发和转移。休眠肿瘤细胞这种长期存在于人体且"伏而不显"的特点与伏毒完全相符。循环肿瘤细胞是指从原发肿瘤或者继发肿瘤上脱落，经历上皮间质转化，最终进入血液循环的肿瘤细胞。经历免疫逃逸过程的循环肿瘤细胞（circulating tumor cell，CTC）可躲避影像学检查，潜伏在外周血内，经血液循环定植到不同特性的器官，并在缺氧、炎性微环境中形成转移灶，介导肿瘤的复发。"伏毒"致病具有隐匿性和不可预测性。

（五）毒与癌基因

恶性肿瘤最根本的特征是细胞失控性生长，原癌基因所编码的蛋白质是细胞信号转导通路的组成部分，如发生突变，可使细胞获得加速分裂的功能。细胞原癌基因主要包括表皮细胞生长因子（epidermal growth factor，EGF）、络氨酸激酶跨膜受体等生长因子受体、络氨酸激酶、适配蛋白等信使及 c-MYC 等原癌基因和转录因子。这些原癌基因在进化上具有高度保守性，在正常情况下处于相对静止状态，诸多致癌因素通过不同机制和途径，使得原癌基因通过点突变、基因扩增和染色体重排等方式被激活而形成具有致癌作用的癌基因。癌基因的致病特点与"伏毒"致恶性肿瘤具有相似性，可归于"伏毒"生物学基础。

三、瘀毒的分子生物学基础

肿瘤的发生、发展是一个动态演变的过程，在本虚的基础上，瘀毒缠绵胶着，简而言之，肿瘤的发生、发展就是以瘀毒互结为最终病机表现的病理过程，其始终处于动态演变过程之中。总体来说，肿瘤早期及癌前病变阶段往往以"瘀"这一病理征象出现为主。随着疾病的不断进展，逐渐演变出"瘀久化毒"的病象。在肿瘤形成、进展期及中晚期，则是以"瘀毒互结"为重要病机表现，瘀越重而毒越烈，毒越剧而瘀越深，量变转变为质变，这也是肿瘤的核心特征。现代医学的研究从分子层面验证了"瘀毒互结"病机的存在。瘀的分子基础和毒的分子基础相互影响、相互促进，呈现出难分难愈的情况。

（一）血液流变学与肿瘤微环境的关系

1. 血小板与免疫细胞、炎症因子

目前，血小板可以保护肿瘤细胞不受自然杀伤细胞的攻击已经被广泛认可：一方面，活化的血小板可以通过对肿瘤细胞表面进行聚集包裹，阻隔自然杀伤细胞对肿瘤细胞的杀伤作用；另一方面，通过将自身的 MHC I 转移到肿瘤细胞表面，降低自然杀伤细胞对肿瘤细胞的识别能力。此外，活化后的血小板会启动其表面膜分子肿瘤坏死因子相关配体，逃避自然杀伤细胞的杀伤作用。而受到血小板包裹的肿瘤细胞一部分可以通过避免与自然杀伤细胞及其分泌的 γ 干扰素接触，另一部分通过 GITRL 与自然杀伤细胞表面受体 GITR 相互作用，抑制自然杀伤细胞的功能。另外，血小板本身分泌的 TGF-β 不仅可以抑制自然杀伤细胞的功能还可以抑制 T 细胞的作用，血小板产生的外泌体则通过刺激巨噬细胞增加细胞因子的分泌，如 IL-6、IL-10、TNF-α 等，从而促进肿瘤的进展。

血小板与白细胞、中性粒细胞也可以相互作用。在血小板与白细胞作用下，炎症细胞和炎症因子不断聚集于局部，使组织处于持续损伤和异常修复状态；血小板与中性粒细胞作用，则会形成血小板-中性粒细胞聚集物，使中性粒细胞不断募集到炎症部位，持续释放酶和炎症因子，两者均可造就炎性微环境，为肿瘤细胞的增殖提供有利条件。此外，血小板还可以通过释放诱导炎症的趋化因子和细胞因子来吸引单核细胞，还可以释放其他炎症介质激活单核细胞或调节单核细胞免疫表型及其自身功能。而活化的血小板可以通过合成释放炎症介质、招募更多的血小板[如血小板黏附在内皮和（或）内皮下间隙，促进炎症细胞的募集]形成血小板微粒，并作用于白细胞，从而通过调控炎症反应等多种方式，进一步增强免疫抑制在内的肿瘤炎性微环境程度。血小板与单核细胞可以直接相互作用，形成异型细胞的复合体。有研究表明，血小板-单核细胞聚集与心血管疾病等多种疾病具有相关性。其中，血液中的血小板-单核细胞聚集则是血小板活化的敏感性标志物，在和健康对照组相比之下，急性心肌梗死的患者可以检出更多的血小板-单核细胞聚集物，并且在有并发症的患者中进一步升高。在动物实验中发现，血小板与单核细胞聚集可以使单核细胞向 M1 表

型极化。更有研究指出，在一定的环境之下，血小板还可以调节单核细胞的表型。

不仅如此，血小板与嗜酸性粒细胞、树突状细胞，以及 T 细胞、B 淋巴细胞都有一定的联系。如活化的血小板可通过释放的血小板因子 4（platelet factor 4，PF4）、CXCL4-RANTES、血清素（serotonin）等多种因子进一步调节 T 细胞的功能。更有研究表明，血小板与 B 细胞体外共孵育后，IgG1、IgG2、IgG3 等分泌增加，说明血小板可促进 B 细胞抗体的分泌以改变适应性免疫。

同样的，在肿瘤组织的血管中，血小板不仅可以释放有利于肿瘤细胞增殖和促进肿瘤分化的细胞因子，还可以与肿瘤细胞、血管内皮细胞等形成血小板-癌细胞的复合体，加速肿瘤细胞的侵袭和转移。另有肿瘤周围聚集的血小板，不仅可以在肿瘤周围构建出适宜肿瘤生长的微环境，还可以帮助肿瘤细胞逃避免疫细胞的监视和攻击，促进肿瘤细胞存活并成为肿瘤播散的帮凶。因此，血小板同样也在参与肿瘤免疫抑制、微环境的重塑中起着重要作用。

2. 凝血-纤溶系统与免疫细胞、炎症因子

血液的正常流动依赖于血浆凝血-纤溶系统的动态平衡，组织型纤溶酶原激活物（tissue type plasminogen activator，t-PA）和纤溶酶原激活物抑制物（plasminogen activator inhibitor，PAI）相互制约，调整和维护了正常血浆纤溶活性。目前 PAI 主要包括 PAI-1、PAI-2、PAI-3 等，其中 PAI-1 的活性占 99%，起到最为主要的作用。各种原因引起的体内凝血-纤溶系统异常均可影响人体正常的生理功能。在肿瘤发生、发展过程中，凝血系统被激活以后，经过一系列多种凝血因子参与的复杂酶促反应后，由凝血酶和纤维蛋白承担最后的重要环节，加速了肿瘤进展。PAI-1 除了肿瘤细胞能表达外，正常内皮细胞、血小板也能分泌，其可通过抑制 t-PA、尿激酶型纤溶酶原激活物（urokinase type plasminogen activator，u-PA）两者活性，使纤维蛋白与凝血酶之间的活化和抑制失衡，干扰血栓正常溶解过程，其表达亢进易形成高凝状态，并且参与肿瘤细胞自身增殖、侵袭及肿瘤微环境形成。有研究报道，体外培养的内皮细胞显示出 PAI-1 的上调，从而影响炎症细胞因子 IL-1 和 TNF-α 的表达。血管外，PAI-1 表达的调节涉及多种细胞类型，例如在成纤维细胞中，PAI-1 合成随着 TGF-β 和 IL-6 的反应而增加。而巨噬细胞是血管外空间 PAI-1 的另一来源，PAI-1 介导的信号转导的内在机制涉及巨噬细胞募集，以及激活 JAK/STAT 信号转导。此外，PAI-1 还能直接抑制内皮细胞表面 FAS 配体的裂解，进而阻断肿瘤细胞凋亡信号转导。同时通过抑制 u-PA 使肿瘤细胞基质降解减少，促进肿瘤组织微环境血管生成，从而加快肿瘤迁移。

在炎症环境下，血管受损暴露出内皮下基质，随后血小板被释放出的物质激活并在血管损伤的部位迅速黏附，聚集形成血栓，在促炎细胞因子的激活作用下，血小板止血功能被放大，加速凝血过程。血小板被激活后会进一步释放出血小板衍生颗粒，如 α 颗粒、溶酶体和致密颗粒，在炎症条件下调控止血和血栓的形成。血小板衍生生长因子（platelet-derived growth factor，PDGF）是一种以 α 颗粒的形式储存于血小板中的促有丝分裂因子，能刺激特定细胞群分裂增殖；还能募集周细胞进而刺激肿瘤血管的发生。有文献报道，在肝癌发生、发展中，当肝脏受损时，巨噬细胞、血小板、受损的内皮细胞均可分泌 PDGF，故可通过抑制其受体进而抑制肿瘤生长。

（二）内皮细胞与肿瘤微环境的相互作用

1. VEGF 家族与肿瘤微环境

VEGF 家族是一类促血管内皮生长因子，具有促进血管内皮细胞增殖、迁移，血管生成、血管通透性增加等作用。血管内皮生长因子家族包括 VEGF-A、VEGF-B、VEGF-C、VEGF-D、VEGF-E 和胎盘生长因子（placental growth factor，PGF）等。在肿瘤环境中，VEGF 主要由肿瘤细胞、基质细胞、内皮细胞等分泌，肿瘤细胞能够通过促进 VEGF 的分泌，导致肿瘤血管快速生长并形成适合肿瘤生长的肿瘤微环境。血管生成对肿瘤的生长、增殖和转移至关重要。VEGF 是血管生成的主要调控因子，通过与其主要受体 VEGF-R2 结合，激活促血管生成信号通路，调节新血管的形成。靶向血管生成信号通路已被批准为多种肿瘤类型的标准治疗方法。越来越多的证据表明，VEGF 不仅能促进血管生成，还能介导免疫抑制微环境。最近的研究发现，VEGF 的表达也与癌症患者的免疫抑制有关。通过评估抗血管生成试剂与免疫治疗相结合的治疗效果，在临床前和临床研究中对这种联系进行了研究。然而，抗 VEGF 策略如何增强免疫治疗的机制尚不完全清楚。研究发现，在荷瘤动物中，VEGFR2 在肿瘤相关髓系细胞上的表达选择性升高，具体表现为，VEGF 诱导 VEGFR2+髓系细胞的免疫抑制表型，并直接上调程序性细胞死亡配体 1（programmed cell death ligand-1，PD-L1）的表达；同时 VEGF 阻断可以抑制 VEGFR2+髓系细胞的免疫抑制表型，增加 T 细胞的活化，提高免疫检查点阻断的效果。这表明 VEGF 抑制增强免疫抑制可能与 VEGFR2+髓系细胞有关。

研究表明 VEGF 可通过自分泌或旁分泌机制与肿瘤细胞上表达的受体相互作用，促进肿瘤的发生和进展。在肿瘤中，VEGF 可以通过直接或间接作用影响免疫功能。研究表明 VEGF-A 的表达可以增强 T 细胞表面 PD-1 和其他抑制性检查点（如 CTLA-4）的表达，抑制 CD8+T 细胞的活性，使 T 细胞处于进行性功能障碍的状态，最终使得肿瘤能够通过抑制 T 细胞的功能而逃避免疫识别。而外源性增加的 VEGF 可以直接抑制淋巴结和脾脏中 T 细胞的数量，使 T 细胞与 B 细胞的比率降低。此外 VEGF 还能够通过调节 Fas 配体的水平间接调节 T 细胞的功能。树突状细胞功能障碍是导致抗肿瘤免疫缺陷的机制之一。VEGF-A 能够通过直接抑制早期造血祖细胞或通过上调 PD-1 来抑制树突状细胞的成熟，最终将减少 T 细胞在肿瘤中的浸润，抑制自然杀伤细胞的功能从而产生免疫抑制效果。

肿瘤微环境中受肿瘤影响的免疫细胞也可以对 VEGF 的表达产生影响。在肿瘤相关巨噬细胞中，M1 型肿瘤相关巨噬细胞能够上调 VEGF-A 的表达，而 M2 型肿瘤相关巨噬细胞可以直接释放 VEGF-A、VEGF-C 等血管内皮生长因子，造成肿瘤血管异常。

2. 其他因子与肿瘤微环境

在肿瘤中，内皮细胞和免疫细胞、炎症因子之间存在着相互作用，内皮细胞上黏附分子的抑制将抑制免疫细胞或炎症因子渗入肿瘤微环境，而受到肿瘤微环境影响的免疫细胞亦可以产生多种因子，导致血管异常生成。

肿瘤内皮细胞可以抑制 T 细胞进入肿瘤微环境并抑制 T 细胞活化。细胞黏附分子，在白细胞黏附至内皮细胞的过程中以及炎症细胞迁移到组织或黏附依赖性免疫反应中发挥着重要作用。肿瘤内皮细胞可以通过下调参与白细胞结合的黏附分子的表达如细胞间黏附分子（ICAM-1/2、CD34）等，减少白细胞移动至肿瘤微环境。可溶性 E 选择素是黏附分子选择素家族成员之一，具有内皮特异性，可介导单核细胞、嗜酸性粒细胞和嗜碱性粒细胞等炎症细胞与内皮细胞黏附，炎症细胞与内皮细胞相互作用发生级联反应，是导致内皮屏障损伤的重要原因。叉头框转录因子 M1（FOXM1）可以同时调节肿瘤相关内皮细胞和炎症因子。在 FOXM1 基因缺失的小鼠诱导肺癌模型中发现，FOXM1 基因缺失可以导致血管周围炎症细胞浸润增加，BAL 液中炎症细胞增多，肺部炎症调节因子 Flk-1 和 FoxF1 的表达降低。

　　肿瘤影响的炎症细胞和免疫细胞也会对肿瘤血管产生影响。CD163 阳性的肿瘤相关巨噬细胞在肿瘤区域的浸润增加以及 TIE-2 阳性的单核细胞在肿瘤中的浸润可以增加肿瘤血管的异常增殖，并使胰腺导管腺癌患者的总体生存率降低和无复发生存率升高。树突状细胞是有效且专门的抗原呈递细胞，其在启动和扩增针对癌症的先天性和适应性免疫应答中起关键作用。肿瘤细胞可通过分泌抑制性细胞因子逃避免疫攻击，多种抑制性细胞因子单独或协同地损害树突状细胞的免疫功能。VEGF 已被确定为肿瘤微环境中的主要细胞因子。实验发现 VEGF 可通过 VEGF-R2 介导的 RhoA-cofilin1 途径损害髓样树突状细胞的迁移能力和免疫功能，这表明 VEGF 可使髓样树突状细胞的运动受损从而导致肿瘤免疫逃逸。

　　而炎症细胞因子可以诱导血管内皮功能障碍，下调内皮细胞血栓调节蛋白的表达，促进纤溶酶原激活物抑制剂的合成，上调内皮细胞中异质细胞黏附分子的表达，促使血液处于高凝状态。在胰腺癌患者中，细胞黏附分子表达的上调可以促进白细胞黏附于内皮细胞，为炎症细胞通往血管提供通道。白介素因子的表达变化与晚期胰腺癌的不良预后有关。肿瘤微环境中的炎症细胞因子 γ 干扰素和 TNF-α 可以通过 HIF-1α 信号通路刺激间充质干细胞表达高水平的 VEGF，促进肿瘤血管生成，最终导致小鼠结肠癌的生长。

　　此外，肿瘤中异常的血管无法行使正常功能，导致肿瘤局部出现缺氧和酸性微环境。T细胞和自然杀伤细胞等免疫细胞，在酸性环境下将变成无反应状态，随后发生凋亡。而酸性环境将有利于肿瘤进行免疫逃逸并维持肿瘤生长。而缺氧可以通过多种机制抑制免疫效应细胞的功能，使 HIF-1α 降解减少，促进肿瘤相关巨噬细胞由 M1 型向 M2 型转化，上调CC 趋化因子配体 2、CC 趋化因子配体 28 和 Fasl 的表达，增加 Treg 募集，上调 Fasl 及 VEGF 辅助受体神经菌毛蛋白 1 的表达，使 CD8$^+$T 细胞的浸润减少并抑制其功能，上调免疫抑制性细胞因子如 VEGF、IL-10、IL-6、TGF-β1 和 PGE2 等，免疫检查点分子，淋巴细胞活化基因 3，程序性死亡蛋白 1 和程序性死亡蛋白配体 1 等的表达，从而影响免疫细胞的募集、分化、成熟及迁移。

　　肿瘤相关巨噬细胞（TAM）不同于单核细胞，在大多数人类肿瘤中是 M2 型极化的巨噬细胞，分泌大量的 VEGF 促进血管生成。尽管体外研究表明 γ 干扰素可以抑制肿瘤微环境中单核细胞向 M2 型巨噬细胞分化，并将 TAM 从 M2 型转化为 M1 型，从而抑制其分泌VEGF 的能力，但其在体内对 TAM 的影响尚不清楚。实验结果表明，γ 干扰素组单核巨噬细胞数显著高于对照组，TAM 分化率（TAM 数/单核巨噬细胞数×100%）、小鼠 VEGF 浓度和微血管密度显著低于对照组。提示 γ 干扰素可诱导单核巨噬细胞向肿瘤微环境募集，但对其有抑制作用，体内可分化为 TAM，从而降低肿瘤组织中 VEGF 浓度和血管生成。

第二节　"瘀毒"理论下的药物起效分子生物学机制

一、祛瘀药抗肿瘤的分子机制研究进展

（一）调控恶性肿瘤细胞癌基因及抑癌基因表达

癌基因（oncogene），又名致癌基因，是一种能使正常细胞转变成癌细胞的基因。原癌基因一般与细胞的增殖生长与分化相关，功能正常的原癌基因不会导致癌症，当原癌基因发生点突变、片段丢失、复制等突变后，就可能转化为癌基因。目前研究比较广泛的癌基因有 ras 基因、c-MYC 基因等。抑癌基因（tumor suppressor gene）也称肿瘤抑制基因，是一类抑制细胞过度生长、增殖，从而遏制肿瘤形成的基因，常在恶性肿瘤中发生突变或者失活，常见的抑癌基因有 P53、PTEN、Rb 等。研究发现活血化瘀类中药如丹参、姜黄和红花等可以通过调控肿瘤细胞中癌基因或抑癌基因的表达来发挥抗肿瘤作用。

癌基因中的 c-MYC 基因是一种可易位基因，当 c-MYC 易位到 lg 位点的高活性转录区时可以组成一个高转活性的重排基因，从而启动 c-MYC 基因的转录，最终使 c-MYC 的表达增强。c-MYC 可以促进细胞分裂和无限增殖，与多种肿瘤的发生、发展有关。实验发现丹参醇提物丹参酮Ⅱ可以通过抑制 c-MYC 原癌基因的表达，抑制 U251 胶质瘤细胞的增殖，起到抗癌作用。姜黄素可以抑制细胞中 c-MYC 基因和核蛋白 β-catenin 的表达来抑制肺癌 A549 细胞的生长。

抑制癌基因 P53，能编码位于细胞核内的转录因子 P53 蛋白。P53 蛋白能通过调控细胞周期，促使受损细胞出现凋亡，从而避免细胞癌变。P53 基因在正常情况下对细胞的分裂起着减慢或者监视的作用，P53 基因的改变可能是人类肿瘤产生的重要发病因素之一。研究发现，丹参提取物二氢丹参酮（dihydroisotanshinone I，DHT）能够增加抑癌基因 P53 的蛋白表达，降低 Glil mRNA 表达，并提高 HHIP mRNA 表达水平来抑制胃癌 MGC803 细胞的增殖。从姜黄等中药中提取的姜黄素可以上调 P53 基因表达、下调 Bcl-2 基因表达诱导人结肠癌 SW620 细胞凋亡。此外，川芎的提取物川芎嗪也可以通过调节突变体 P53 蛋白的表达诱导细胞凋亡来杀伤人肝癌 HepG2 细胞。

抑癌基因 PTEN，即人第 10 号染色体缺失的磷酸酶及张力蛋白同源的基因，可能通过去磷酸化参与细胞调控，可以通过负性调控 Akt/PKB 信号通道发挥抑癌基因的作用，在肿瘤发生、发展中起到重要作用。实验研究表明，红花中的红花多糖可以通过增强 PTEN 基因的表达、降低肿瘤组织中 Ang-2 的表达来抑制荷瘤小鼠肿瘤组织的生长；从莪术提取的莪术油能够上调抑癌基因 PTEN 蛋白的表达，下调 Ki67 蛋白的阳性表达率，进而抑制 HepA 肝癌的生长。

（二）阻滞肿瘤细胞分裂周期

细胞周期是指持续分裂的真核细胞从一次有丝分裂结束后继续生长再到下一次分裂结束的循环过程。癌变的细胞常有异常的分裂周期。肿瘤的细胞周期时间短，分化程度低，能量代谢和物质代谢水平高，能始终保持旺盛的增殖活性，其细胞始终处于细胞周期中，

属于不断分裂的细胞群，肿瘤的这种异常分裂与肿瘤发生、发展息息相关。活血化瘀类中药如川芎、郁金、莪术等可以通过阻滞细胞周期来抑制肿瘤生长。

细胞周期分为间期和分裂期两个阶段，其中间期又可以分为三期，分别为：①DNA合成前期（G_1期），主要合成RNA和核糖体；②DNA合成期（S期），主要合成DNA和组蛋白；③DNA合成后期（G_2期），有丝分裂的准备期，DNA合成结束。分裂期也称为M期，需经过前、中、后、末期，是一个连续变化的过程，此时母细胞分裂成两个子细胞。在细胞周期的过程中G_1期到S期以及G_2期到M期对于细胞的生长发育具有重要意义。研究发现，从川芎中提取的川芎多糖能够将人肝癌细胞HepG2阻滞在G_1期从而影响其增殖最终达到抑制肝癌的效果。温郁金醚提物中的二萜类化合物C可以通过将胃癌SGC-7901细胞周期阻滞于G_0/G和S期，并减少G_2/M期细胞的比例，从而抑制SGC-7901增殖。莪术提取物莪术油作用于肺癌A549细胞后，A549细胞中G_0/G_1、G_2/M期的细胞比例显著升高，S期细胞比例显著降低，A549细胞凋亡率上升、增殖受到抑制，提示莪术油可以通过阻滞细胞周期抑制肺癌。李玉云等研究发现三七总皂苷使K562细胞阻滞在G_0/G_1期，并抑制其增殖和促进凋亡，这表明三七总皂苷可能是通过阻滞K562细胞周期来影响白血病进展。蒋君男通过实验发现丹参酮ⅡA能阻滞人肝癌HepG2细胞在G_0/G_1期，抑制细胞有丝分裂来抑制细胞增殖。张正顺等发现，当归挥发油可以将肺腺癌GLC-82细胞周期阻滞于G_2期从而抑制其生长。

（三）诱导肿瘤细胞凋亡

细胞凋亡是一种细胞程序性死亡，细胞凋亡是由基因控制的细胞自主的、有序的死亡。细胞凋亡可以由生理或病理性因素引起。在细胞凋亡的过程中，细胞缩小，细胞内DNA被核酸内切酶降解成180～200bp片段。细胞凋亡主要由膜受体途径和线粒体途径介导。不管在哪一条途径中，胱天蛋白酶（caspase）都是必不可少的。细胞凋亡受到凋亡促进因子和凋亡抑制因子的调控。活血化瘀类中药如丹参、延胡索和鸡血藤等可以通过诱导肿瘤细胞凋亡直接杀伤肿瘤细胞。

中药川芎中的川芎素能够通过抑制Lovo细胞及裸鼠肿瘤组织中的抑凋亡因子Bcl-2及Pro-Caspase3的表达，在体内外抑制结直肠癌生长。杜洪亮等研究发现，在唾液腺肿瘤A253细胞中，姜黄素能够通过靶向miR-155-5p/TP53INP1轴，调控A253细胞氧化应激，起到促进A253细胞凋亡的作用。在人急性髓系白血病细胞株K562中，姜黄素可以通过调控Bax、BCL-2和Caspase-3的表达，将细胞周期阻滞在G_0/G_1期，最终诱导K562细胞发生凋亡。同样的在人神经母细胞瘤SK-N-SH、SH-SY5Y细胞中，姜黄素能够通过靶向ROS影响细胞内质网应激和自噬诱导SK-N-SH、SH-SY5Y细胞凋亡。孙刚等研究发现丹参提取物丹参酮ⅡA能够通过降低线粒体膜电位和促进线粒体释放细胞色素C来诱导宫颈癌HeLa细胞凋亡。在胆囊癌SGC-996细胞中，研究者发现二氢丹参酮Ⅰ能够通过下调LINC01694诱导SGC-996细胞凋亡，并能够抑制细胞中的上皮间质转化。丹参的有效成分之一丹参新酮，研究人员发现其能够通过改变白血病THP-1细胞中Bax/Bcl-2的比值，激活促凋亡因子Caspase-3来促进THP-1细胞凋亡。董梁等的研究表明川芎提取物川芎内酯可通过降低线粒体膜电位，使线粒体膜的通透性增加，来诱导结肠癌细胞凋亡。梁颖等发现红花提取物红花多糖可以通过抑制 PI3K/Akt 通路诱导宫颈癌细胞凋亡。张弘等研究发现莪术提取物莪术醇可以上调 AIF、EndoG 表达，通过非 Caspase 依赖通路诱导胃癌 SGC7901 细胞凋亡。唐杰等研究发现三棱中的常春藤皂苷元可通过调节线粒体凋亡途径从而诱导乳腺癌细胞、结肠癌细胞等肿瘤细胞凋亡，而发挥抗肿瘤作用。此外莪术提取物莪术醇、延胡索提取物四氢帕马丁以及丹参提取物丹参酮 IIA 可以通过线粒体途径分别诱导黑色素瘤 B16-F10 细胞、人肝癌 SMMC-7721 细胞和宫颈癌 HeLa 细胞发生凋亡。

（四）抑制端粒酶的表达

端粒酶是一种由 RNA 和蛋白质组成的核糖核蛋白复合体，为端粒 DNA 延长提供 RNA 模板序列，将端粒 DNA 加至真核细胞染色体末端，把 DNA 复制损失的端粒填补起来，使端粒修复从而使其不会因为细胞分裂而损耗。在正常人体细胞中，端粒酶的活性受到严密的调控，只有在干细胞、生殖细胞和造血细胞这些必须不断分裂复制的细胞之中，才能检测到具有活性的端粒酶。端粒酶过度活化可以使染色体端粒的长度保持平衡，从而使细胞分裂的能力增加。端粒酶的过度活化与肿瘤发生关系密切。活血化瘀类中药丹参、莪术、西红花等可以通过抑制肿瘤细胞端粒酶活性来抑制其无限分裂的能力，进而抑制肿瘤生长。

研究发现，端粒酶抑制剂比传统的癌症化疗和基因疗法有更精准的特异性及更少的不良反应，并且应用范围更广，对晚期扩散肿瘤也能起到抑制作用。宋毅等以白血病 HL60、K562 细胞为靶细胞，使用透射电镜观察丹参酮 IIA 干预后的 HL60、K562 细胞，并检测丹参酮 IIA 处理前后 HL60、K562 细胞端粒酶活性的改变，发现丹参酮 IIA 能够抑制 HL60、K562 细胞端粒酶的活性，从而抑制细胞的增殖并诱导细胞凋亡。黄小荣等发现姜黄素可以通过下调 hTERT mRNA 的转录水平并且抑制肝癌细胞 Hep-2 的端粒酶活性来抑制 Hep-2 细胞的增殖活性，从而达到抑瘤的效果。在人卵巢癌 SKOV3 细胞中，姜黄提取物姜黄素可以通过抑制 SKOV3 细胞端粒酶活性，并且对 SKOV3 细胞有较好的杀伤作用。姜黄提取物姜黄醇能够通过抑制人乳腺癌 MCF-7 细胞中端粒酶活性，增强 MCF-7 细胞对放射的敏感性，与放疗起到协同治疗乳腺癌的作用。此外 Liu 等发现西红花提取物可以降低肝癌 QGY-7703 细胞中端粒酶的活性与 hTERT 的表达水平，使用西红花提取物干预后，肿瘤细胞衰老的比例显著增加，细胞形态发生改变，最终诱导肝癌细胞发生细胞周期阻滞和凋亡。

（五）抑制肿瘤血管形成

血管生成是新的微血管发展成血流供应系统的生理过程。美国摩西·犹大·福克曼（Moses Judah Folkmom）教授在 20 世纪 70 年代提出，肿瘤会吸引宿主的血管，促使附近的微血管生长并为肿瘤提供氧气、养分，同时排出肿瘤所产出的废物。肿瘤血管具有无序迂曲、粗细不匀、分支过多的特点，此外肿瘤血管内的内皮细胞形态异常、重叠生长。阻断肿瘤血管生长是抗肿瘤治疗的方法之一。活血化瘀类中药如马钱子、红花、水蛭等可以通过抑制肿瘤血管来对抗肿瘤生长。

王艳采用多种技术研究丹参的活性成分丹参酮 I 的作用机制，表明丹参酮 I 能够通过在缺氧和常氧条件下降低 p-Tyr705-Stat3 水平并抑制缺氧诱导的 HIF-1α 的蓄积，从而在多个环节抑制新生血管生成。孙惜时等研究发现川芎嗪能够通过抑制机体内促血管生成因子的表达，从而实现抑制肺癌、胃癌、黑素瘤、大肠癌等多种恶性肿瘤的血管生成。方红等在使用姜黄素与内皮抑素联合治疗小鼠移植肉瘤的研究中发现，姜黄素与内皮抑素联合使用能够降低微血管密度，抑制肿瘤血管生成，抑制肿瘤的生长，对实体肿瘤的抗血管生成治疗具有协同作用。此外马钱子的提取物士的宁能够通过下调血管生成拟态标志蛋白VEGF、VE-cadherin、EphA2、基质金属蛋白酶 9、基质金属蛋白酶 2 的表达水平，进而抑制乳腺癌血管生成来延缓乳腺癌进展。红花提取物羟基红花黄色素 A（hydroxysafflor yellow A，HSYA）可以通过抑制小鼠 Lewis 肺癌移植中 VEGF mRNA 的表达，降低微血管密度（MVD）的数量，抑制肺癌血管的形成。姜黄提取物姜黄素在体外能够抑制 VEGF 诱导的人脐静脉内皮细胞（HUVEC）增殖和迁移，在体内能减少血管数目，抑制体内血管生成，表明姜黄素能通过抑制黑色素瘤血管形成来抑制其生长和转移。李小菊等发现水蛭能通过降低 HIF-1α 蛋白、mRNA 水平和降低 HIF-1α 介导的靶基因 VEGF mRNA 的表达来抑制肿瘤血管生成，并改善肿瘤缺氧微环境，发挥抗肿瘤作用。一定浓度的红花组分羟基红花黄色素 A 可以抑制肿瘤生长。其机制与抑制 VEGF、HIF-1α 蛋白的表达，减弱 KDR 蛋白磷酸化及其基因表达，从而抑制内皮细胞活化阻碍肿瘤血管新生以及降低肿瘤缺氧微环境对血管生成的诱导有关。水蛭素活性因子对 S180 肿瘤和 CAM 新生血管具有较强的抑制作用。Sui 等研究发现，丹参酮ⅡA 磺酸钠能够抑制裸鼠大肠癌移植瘤的微血管生成，并下调 HIF-1α 的表达抑制肿瘤血管新生。陈敏远等研究表明，大黄素可能通过下调 Ang-2、Tie-2 及 VEGF 等的表达，对胰腺癌 SW1990 细胞裸鼠原位移植瘤的新生血管有抑制作用。蒲公英提取物对在体胶质瘤有明显抑制作用，其作用机制可能与抑制胶质瘤 VEGF 及 VEGFR 表达以抗血管生成作用有关。川芎嗪能够通过阻断骨形成蛋白（bone morphogenetic protein，BMP）/Smad/分化抑制因子-1（inhibitor of differentiation protein 1，Id-1）信号通路，抑制人微血管内皮细胞（human microvascular endothelial cell line-1，HMEC-1）增殖、迁移和毛细血管形成，并通过血管生成障碍，抑制 A549 裸鼠移植瘤的生长。丹参中的一种水溶性药效成分丹参素能够通过重建肿瘤血管，改善肿瘤缺氧的微环境，从而达到提高 Lewis 肺癌小鼠放疗作用的目的。此外，丹参根中的一种脂溶性成分丹参酮ⅡA 能够通过阻断 VEGF/VEGFR 信号通路，抑制肿瘤血管生成，导致细胞周期阻滞，最终抑制肿瘤生长，促进肿瘤细胞凋亡。

（六）提高机体的免疫功能

肿瘤与人体免疫功能有两层关系：①肿瘤免疫逃逸，肿瘤细胞能够通过多种机制躲避人体免疫系统的识别；②破坏机体免疫功能，使免疫细胞失去攻击肿瘤细胞的能力。基于此肿瘤免疫疗法展开了广泛的研究。肿瘤免疫疗法通过识别肿瘤细胞表面的肿瘤抗原，激活人体免疫系统最终起到治疗肿瘤的作用。在现如今的恶性肿瘤治疗中，肿瘤免疫疗法多种多样，如单克隆抗体疗法、免疫检查点阻断剂疗法、过继细胞疗法、溶瘤病毒疗法、肿瘤疫苗等。然而现有的免疫疗法很容易带来免疫相关不良反应。相较而言，中药则更具有安全性，通过多靶点、多途径的作用，可以贯穿肿瘤治疗的始终，通过调节免疫系统发挥抗肿瘤的疗效。活血化瘀类中药如斑蝥、莪术、赤芍等可以增强人体免疫系统对肿瘤的识别和杀伤能力。

　　吴明媛通过观察赤芍总苷对肉瘤小鼠淋巴细胞的作用发现，赤芍总苷能够增强自然杀伤细胞的杀伤活性，激活 Mφ 并提高其抗原提呈能力，能够调节 CD4$^+$/CD8$^+$ 比值失衡，并纠正荷瘤机体中 Th1/Th2 漂移现象，维持 Th1 的优势状态，重建机体免疫功能以达到抗肿瘤的作用。许政旭等发现黔产莪术油能够下调直肠腺癌 SW1463 细胞中 Toll 样受体 TLR2、TLR4 蛋白的表达，并抑制 TGF-β1 的表达，通过增强免疫，进而促进直肠腺癌细胞凋亡。罗庆东研究了医圣张仲景的名方"鳖甲煎丸"抗肝癌的效果，鳖甲煎丸有着活血化瘀、软坚散结的功效，通过对 H22 小鼠肝癌细胞荷瘤小鼠的治疗发现，鳖甲煎丸可以有效抑制肝癌的生长，同时研究发现肝癌小鼠外周血中的 CD4$^+$T 细胞数量增加，CD8$^+$T 细胞数量减少，这改变了 Th1/Th2 漂移现象，纠正了免疫失衡的状态。

　　临床研究证明，临床研究表明复方斑蝥胶囊联合 mFOLFOX6 化疗，能够显著提高对照组 T 细胞亚群 CD4$^+$、CD3$^+$ 和 CD4$^+$/CD8$^+$ 的水平，提高患者的免疫力，并改善晚期结肠癌患者的临床症状，治疗晚期结肠癌。对于化疗后气阴两虚型膀胱癌患者，丹参饮可以有效提高患者 CD4$^+$、CD3$^+$ 和 CD4$^+$/CD8$^+$ 水平及降低免疫球蛋白 M、免疫球蛋白 A 与自然杀伤细胞水平，表明在化疗时使用丹参饮可以调节患者的免疫功能。

（七）对放化疗的增效减毒作用

　　放疗和化疗是治疗恶性肿瘤有效的方法之一，然而，放疗和化疗会对身体造成巨大的损害。临床中使用的放化疗的方法不仅能够杀伤肿瘤细胞，对于正常机体组织也有较强的不良反应。放化疗常见的不良反应有胃肠道反应、骨髓抑制、恶心和呕吐等，更严重的甚至引起神经毒性。这些不良反应明显降低了患者的生活质量和健康状况，并严重影响预后。相较而言，中药有着更独特的优势，既能增强机体对放化疗药物的敏感性，又能改善放化疗后的不良反应，从而达到增效降毒的目的。

　　周玲玲等发现复方莪术油微球经肝动脉栓塞治疗大鼠移植性肝癌具有较显著的效果，此外复方莪术油微球可显著减轻丝裂霉素微球单用引起的大鼠免疫功能下降，有明显减毒增效作用。王朋等采用化瘀消瘤方加减配合 OLF（奥沙利铂+CF+氟尿嘧啶）方案治疗晚期胃癌患者，增效减毒效果明显。何为等表明，香榆祛瘀合剂防治直肠癌保肛术后放疗致急性放射性直肠炎具有较好的临床疗效，此外明显延缓了放射性直肠炎出现时间，减轻了放射性直肠炎严重程度，有效降低了放疗的不良反应。在使用吉西他滨和顺铂联合用药的化疗方案（GP 方案）的晚期非小细胞肺癌患者中，使用斑蝥酸钠维生素 B$_6$ 注射液的患者 CD4$^+$、CD3$^+$、CD8$^+$T 细胞及 CD4$^+$/CD8$^+$、自然杀伤细胞百分数升高，疼痛缓解总有效率增加，临床证明斑蝥酸钠维生素 B$_6$ 注射液联合 GP 方案治疗晚期非小细胞肺癌可提高疗效，增强患者免疫功能，减轻癌症患者痛楚。

　　齐元富选择 60 例肺癌血瘀型患者，随机分为两组同时进行化疗，对其中的一组同时使用大黄䗪虫丸进行中药抗肿瘤治疗。统计比较发现，大黄䗪虫丸可以调节细胞免疫功能，改善肿瘤高黏度，调节血管内皮因子。同时，还能减轻化疗所带来的不良反应，并具有保护机体免疫器官的功效。这表明，活血化瘀药具有一定的增效减毒作用。

（八）改善血液流变学，消除微循环障碍

血液流变学是研究血液及其血浆和血细胞流动性的一门学科，血液流动性的改变可出现在肿瘤发生、发展的过程中。微循环是指微静脉与微动脉之间微血管中的血液循环，是血液与组织细胞进行物质交换的场所。微循环基本功能是实现物质交换，向各组织细胞输送营养和排除代谢产物。根据众多临床研究显示，癌症患者通常有血液流变学异常，主要表现为各种凝血、抗凝、纤溶和其他全身指标水平的显著变化。同时，血液的高凝状态也是肿瘤转移的重要原因。如肿瘤细胞介导的血小板聚集（tumour cell-induced platelet aggregation，TCIPA）能够促进肿瘤转移。通过改善患者的血液高凝性，能防止肿瘤细胞在血液循环中存活，这也是目前抑制肿瘤生长和转移的重点研究方向之一。

因此，通过促进血液循环和消除瘀血，对改善血液高凝状态和微循环非常重要。作为常规药物，活血药是抑制患者血栓形成的有效手段，有利于降低患者血栓形成的发生率，抑制肿瘤生长和转移，从而预防并发症，降低患者死亡率。大量研究文献表明活血化瘀类中药如丹参、川芎和三七等及其有效成分对于改善血液流变学以及微循环具有较好的效果。

张济周等发现，三七通过作用于 CTSB 基因，使肺癌细胞 CTSB mRNA 及蛋白表达下调，D-二聚体降低，血液黏度改变，从而实现抗肿瘤作用。樊淑梅等研究表明丹参注射液能够改善胃癌术后患者血液高凝状态并减少深静脉血栓形成的发生。此外，研究发现丹参也能够改善食管癌、贲门癌患者术后血液流变性和甲皱微循环，有减轻术后血黏度上升和微循环障碍的作用。陈少贤等研究发现川芎提取物川芎嗪给药后能够降低肺癌患者血小板聚集、黏附及凝血因子活性，证明川芎嗪能够改善肺癌患者的血液高凝状态。

陈亚杰观察了 48 例肝脏恶性肿瘤高凝状态的患者，并使用血府逐瘀汤对症治疗。结果显示，血府逐瘀汤不仅可以抗血小板因子活化，同时降低了血液黏度，这改善了患者血液的血流状态，加速新陈代谢，提高了患者的生活质量，延长了患者的生存时间。

二、祛毒药抗肿瘤的分子机制研究进展

（一）抑制肿瘤增殖

清热解毒药的抗肿瘤活性较强。如白花蛇舌草、半枝莲、蒲公英、三叶青、穿心莲、冬凌草、龙葵、青黛、白头翁等均有不同程度的抑制肿瘤作用。半枝莲中的抗肿瘤化学成分众多，Wei 等通过半枝莲乙醇提取物（EESB）对结直肠癌异种移植模型小鼠的影响发现，EESB 通过抑制 Wnt/β-连环蛋白（β-catenin）信号通路的表达来抑制肿瘤细胞增殖。田苗苗等研究发现蒲公英提取物对 SK-BR-3、T47D 乳腺癌细胞的增殖均有一定的抑制作用，对 T47D 乳腺癌细胞增殖的抑制作用更明显。三叶青提取物对人黑色素瘤细胞、人宫颈癌细胞、胃癌细胞和膀胱癌细胞具有抑制作用，蒋维尔等通过试验发现三叶青有效部位可有效地抑制人乳腺癌细胞 MCF-7 的增殖和迁移。郭洪梅等研究报道白花蛇舌草能够通过抑制 MAPK 信号通路的活化，进而抑制人肺癌细胞株 A549 和 PC-9 细胞的增殖。Xu 等研究发现冬凌草甲素在裸鼠模型中能抑制肿瘤的生长，其作用机制可能为抑制局部黏着斑激酶-细胞外信号调节蛋白激酶 1/2 信号通路从而调节小细胞肺癌细胞的迁移和上皮间质转化。紫杉醇可

通过阻止这一解聚过程而干扰肿瘤细胞的有丝分裂，使瘤细胞周期阻滞于 G_2/M 期而抑制肿瘤细胞增殖。徐吟亚等采用流式细胞仪检测紫杉醇诱导的 Lewis 肺癌细胞的凋亡率及细胞周期，发现紫杉醇能够明显诱导肺癌细胞凋亡，并使瘤细胞周期阻滞于 G_2/M 期，下调 Bcl-2 蛋白，上调 Fas 蛋白，促进凋亡、抑制肿瘤细胞增殖。王海伦等采用原位末端标志法检测白藜芦醇对 Lewis 肺癌细胞凋亡的影响，发现对照组凋亡指数较低，而中、高剂量白藜芦醇可显著提高肿瘤细胞的凋亡指数，提示白藜芦醇能够促进 Lewis 肺癌细胞凋亡，抑制肺癌发展。蛇床子素具有双向调节作用，可能在低浓度时对 MCF-7 细胞显示出雌激素样的刺激增殖活性，随着浓度的升高，其抑制肿瘤细胞增殖的活性也越强，具有浓度依赖性。

（二）诱导细胞凋亡

清热解毒药抗肿瘤的疗效不仅取决于该药杀伤肿瘤细胞的能力，也取决于该药诱导细胞凋亡的能力。V. Rajkumar 等通过研究西藏胡黄连的甲醇和水提取物诱导细胞凋亡的能力，观察到西藏胡黄连的甲醇和水提取物在一定剂量下具有细胞毒性，能够靶向细胞凋亡。罗梅秀等试验得出三叶青乙酸乙酯提取物能通过 Caspase 家族、Bcl-2 基因家族信号通路调控肝癌细胞 HepG2 凋亡，上调 Caspase-3 和 Bax 表达量，下调 Bcl-2 表达水平，表明三叶青乙酸乙酯提取物具有诱导 HepG2 细胞凋亡的作用。曲佳等通过体外和人多发性骨髓瘤裸鼠模型体内试验，观察得出冬凌草甲素能激活凋亡通路来诱导人多发性骨髓瘤 ARH-77 细胞凋亡，且浓度与细胞早期凋亡率呈正相关。孙婧等观察发现，连翘中分离得到的五环齐墩果烷型三萜类化合物安博立酸可以通过下调 SGC-7901 细胞 Pro-Caspase3、6、8、9 蛋白和 Bcl-2 蛋白表达水平，上调 Bax 蛋白水平来诱导人胃癌细胞株 SGC-7901 凋亡。

白花蛇舌草各活性单体能显著抑制小鼠结肠癌细胞 CT-26 的增殖，诱导细胞凋亡。蒲公英可以抑制体外培养的肿瘤细胞生长，蒲公英根提取物——蒲公英多糖具有诱导肿瘤细胞凋亡、抑制肿瘤细胞增殖的作用以及抑制肿瘤引起的炎症反应。有相关实验研究发现重楼皂苷Ⅶ可通过下调 NF-κB/MMP-9/VEGF 信号通路对肝癌细胞发挥抗血管生成和抗转移的作用；通过 PP2A/AKT 途径增强卵巢癌细胞动力相关蛋白的线粒体定位功能，促进线粒体分裂和活性氧（reactive oxygen species，ROS）产生，从而诱导线粒体功能障碍导致的线粒体途径凋亡。重楼皂苷Ⅶ还可通过抑制人骨肉瘤细胞中的 H_2O_2 水平和 JNK 通路诱导细胞凋亡以及通过干预 ROS 抑制 AKT/mTORC1 信号通路促进神经胶质瘤细胞凋亡。

（三）促进肿瘤细胞死亡

某些清热解毒药具有促进肿瘤细胞死亡的作用。刘晨江等研究发现冬凌草粗制剂对 HeLa 细胞有明显的细胞毒作用，对艾氏腹水癌（EAC）及 S180 肿瘤均有明显抗肿瘤作用；冬凌草甲素对人肝癌 BEL-7402 细胞有一定的杀伤作用；冬凌草甲素对 E-CA "指数生长期"、"坪期"细胞均有明显的抑制作用，对周期中细胞（S 期细胞和非 S 期细胞、M 期细胞）和非周期中细胞均有不同程度的杀伤作用。细胞活力测定表明，黄芩素对肝癌细胞具有明显的细胞毒作用。黄芩素通过 Wnt/β-catenin 信号通路依赖机制调控 Cyclin D1 的转录，诱导肝癌细胞 G_0/G_1 期细胞凋亡和细胞周期阻滞，从而促进肿瘤细胞死亡。姚存姗等以高压氙灯光照系统为激发光源，以小鼠移植性肿瘤为动物模型，通过对 EAC 细胞的体外实验和对

S180 实体瘤的体内光动力研究，观察忍冬藤两种提取物的光敏化作用。结果两种提取物对 EAC 细胞都有明显的光动力灭活作用，提示忍冬藤提取物通过促进肿瘤细胞死亡而发挥抗肿瘤作用。二氢丹参酮 I 可能通过下调 NF-κB、p65 和 Bcl-2 蛋白表达，抑制 NF-κB 信号通路，诱导细胞凋亡，以抑制人卵巢癌细胞株 SKOV3 增殖和迁移，促进肿瘤细胞死亡。

（四）调节机体免疫功能

肿瘤免疫治疗可通过调节或修复失衡的免疫系统，最终利用自身免疫系统对肿瘤细胞进行识别与杀伤。现代药理学研究表明白花蛇舌草具有显著的抗肿瘤作用，这正是白花蛇舌草被临床广泛应用于肿瘤免疫治疗的主要原因。单保恩等研究发现，白花蛇舌草含有的多糖类成分能够促使 T 细胞自分泌因子分泌，提高单核巨噬细胞系统的吞噬功能，促进人 T、B 淋巴细胞和单核细胞发挥协同作用，同时发现其多糖类成分对小鼠的胸腺指数和脾脏细胞的增殖活性有很强的促进作用。白花蛇舌草通过增强机体的免疫活性，发挥抗肿瘤作用。化疗是肿瘤治疗的有效手段之一，化疗的基本思路是杀死一切快速分裂的细胞，癌细胞肯定属于这个范畴。但参与清除肿瘤的免疫细胞也是快速分裂的细胞之一。这无疑对人体的免疫系统带来严重的负面影响，然而，白花蛇舌草多糖类化合物对化疗药物如环磷酰胺所引发的体液免疫和细胞免疫应答抑制以及造血系统损伤具有一定的保护作用。经研究发现，高、低剂量半枝莲黄酮均可显著提高胸腺指数、脾脏指数，调节机体免疫机制，抑制 S180、U-14、EAC 和 HepA 实体瘤生长。袁辉等发现半枝莲多糖的低、中、高剂量均可抑制 HeLa 肿瘤细胞增殖，其机制是半枝莲多糖通过激活机体免疫系统，提升 VEGF、IL-2 等分泌水平增强机体免疫力。GONG T 等首次证明，半枝莲中的黄酮类成分黄芩苷可以激活 Th1、Th2、Th17 细胞提高机体免疫，从而发挥其抑制肿瘤生长的作用。广东医科大学叶华团队等更早证明了，半枝莲多糖可调节 C26 荷瘤小鼠 Th1/Th2 亚群细胞平衡。另有研究称，半枝莲多糖可能通过改善 S180 荷瘤小鼠红细胞膜的功能状态，提高膜的流动性，增强红细胞的免疫功能，从而发挥其抗肿瘤作用。RNF31 在肿瘤组织中表达异常，明显影响患者的预后。通过大量的免疫学和生化研究实验发现 RNF31 是 NF-κB 信号转导中的 E3 泛素连接酶。蒲公英甾醇可促进 RNF31 降解以及与 p53 蛋白相互作用，并促进 P53 经泛素化-蛋白酶体途径降解，从而发挥抑制 RNF31 蛋白表达作用，改善免疫功能。于新慧等用蒲公英水提液给免疫功能低下的模型小鼠灌服，结果显示蒲公英可增强巨噬细胞吞噬功能，提高小鼠抗体生成水平和巨噬细胞的吞噬率，通过改善机体的免疫抑制状态，增强和调节机体免疫功能。三叶青在调节免疫细胞、激活免疫系统方面作用显著。如廖雨琴等发现低浓度的三叶青水提取物、醇提取物均可显著促进人树突状细胞吞噬功能、提高 CD80 和 CD86 的表达及 IL-12 的分泌，进而增强免疫功能。李萍等研究提示三叶青多糖对 ConA 诱导的免疫性肝损伤的保护作用的机制之一可能是增强 Treg 免疫，抑制 Th17 细胞免疫，维持机体 Treg/Th17 免疫平衡状态，进而抑制炎症级联反应，最终起到抗肝损伤作用。在肿瘤免疫微环境中，机体免疫系统出现严重失衡，具体主要体现为 T 细胞亚群的改变。三叶青则有显著调节失衡的 T 细胞亚群的作用，进而迅速激活细胞免疫与体液免疫，起到抗肿瘤作用。

解毒药通过调节免疫系统来抗肿瘤的机制与中医"扶正"思想不谋而合，此外，解毒药对肿瘤细胞还具有直接杀伤作用，是一类典型的扶正祛邪中药，具有较好的抗肿瘤药物开发前景。

（五）改善肿瘤炎症反应

炎症对于决定复杂肿瘤微环境中多种成分的细胞命运至关重要，通过相互干扰有效地形成宿主反应。炎症与抗癌治疗的疗效密切相关，更重要的是，包括化疗和放疗在内的许多标准护理疗法都会引发炎症反应，从而严重影响肿瘤微环境。一旦充分考虑到这些因素，就为新的组合治疗概念创造了新的可能性，中草药则在治疗过程中发挥着不可忽视的作用。白花蛇舌草中提取的有效成分如鸡矢藤苷化合物、总黄酮类、环烯醚萜类化合物等均可通过阻滞促分裂原活化蛋白激酶、NF-κB 抑制促炎反应的细胞因子和介质。可能会抑制炎症发生时 iNOS、TNF-α、IL-6、IL-1β mRNA 的表达，从而发挥抗炎作用。尽管一些抗炎药如阿司匹林，可显著降低癌症发病率及死亡危险，但一些促炎细胞因子或刺激物（TNF-α、cGAS-STING 通路激活剂）可以促进免疫细胞向感染组织渗透，进而显著提高肿瘤治疗的效果，这表明炎症是把"双刃剑"。例如，白花蛇舌草多糖高、低剂量组小鼠血清 γ 干扰素和 IL-2 水平均显著增加，提高荷瘤小鼠血清细胞因子水平可能是白花蛇舌草多糖抑制肾癌荷瘤小鼠肿瘤生长的潜在机制。YU J 等测定了半枝莲挥发油对 17 种微生物的抑制作用，发现革兰氏阳性菌，包括耐甲氧西林的金黄色葡萄球菌，比革兰氏阴性菌和酵母菌对油更敏感。有研究表明，半枝莲的乙醇和乙酸乙酯提取物可增强单核巨噬细胞（RAW264.7 细胞）功能从而发挥抗炎作用，推测其机制可能与 NF-κB 信号通路的抑制有关。

在某些情况下，需要一种促炎状态来实现 T 细胞募集和免疫治疗。然而，抗炎方法有助于改变周边细胞的极化，最终有助于改善标准细胞毒性治疗的效果。因此，不存在"一刀切"的方法，充分了解肿瘤微环境中各种成分的参与情况，包括肠道微生物组及其相互作用，尤其是在治疗期间更为关键。因此如何调控炎症以改善癌症治疗的疗效，仍然是当前国际前沿领域的重要科学问题。

（六）逆转肿瘤多药耐药性

肿瘤细胞与药物进行反复接触时，药物敏感性会降低或者消失，甚至会影响其他药物敏感性。因此，多药耐药性是困扰肿瘤治疗的一大难题，中药对肿瘤细胞多药耐药性的逆转具有天然优势。白花蛇舌草乙醇提取物使 A549/DDP 耐药细胞对 DDP 的耐药倍数由10.294 下降至 5.586，显著降低 A549/DDP MRP mRNA 和蛋白的表达，逆转肺腺癌 A549/DDP细胞对 DDP 的耐药。白花蛇舌草水提取物对多药耐药白血病细胞 HL260/ADR 的生长具有极强的抑制作用。已有研究证明凋亡与肿瘤耐药相关，Bcl-2 蛋白的过表达与肿瘤的耐药有关，调控 Bcl-2 蛋白的表达是针对化疗耐药的重要策略。白花蛇舌草和半枝莲乙醇提取物可能通过下调 Bcl-2 蛋白表达逆转肝癌细胞的多柔比星耐药。贾玉柱等利用三叶青联合介入治疗对模拟人类肝细胞肝癌的兔 VX2 肝癌模型进行研究，结果发现肿瘤大小、生长率及坏死率等各方面指标均出现大幅度提升，提示三叶青具有逆转多药耐药性及保肝作用。何佳奇等研究三叶青总黄酮与吉非替尼联合用药，结果发现 PTEN/PI3K/Akt 信号通路是逆转肺腺癌细胞对吉非替尼耐药性的关键通路。李旭芬等在研究苦参碱对 K562 及其多药耐药细胞 K562/Vin 的生物学作用中发现,苦参碱可显著逆转 K562/Vin 细胞对长春新碱的耐受性。

解毒药含有多种药理活性,尤其是在抗肿瘤多药耐药性方面疗效确切。目前,对部分解毒药的化学成分和药理作用及其机制等方面的研究已经取得了一定的进展,但由于中药成分复杂、使用方式多样,使得解毒药的研究还存在着很多问题,如药理方面多集中在其粗提物,或不同部位的研究上多见重复性研究,且体外研究远多于体内研究;在质量控制方面依旧薄弱,在研究方法上,尤其是药理作用机制、质量控制的探索上依旧采用传统方法,对新兴的研究手段如系统生物学、整合药理学等技术方法几乎未有涉及,使得药材的研究偏离了传统的中医药整体作用,这值得广大临床和科研工作者深思。

第三节　瘀毒同治抗肿瘤实践——丹参联合三氧化二砷

方从法出,法随证立,本团队通过多年的前沿基础研究发现,"瘀毒" 是导致肿瘤发生的关键病因,"瘀毒互结" 是导致肿瘤进展的关键病机,在此基础上团队进行了丹参联合三氧化二砷的瘀毒同治临床抗肿瘤实践。

恶性肿瘤归属于中医 "积聚"、"癥瘕" 范畴。中医理论认为 "久病多瘀"、"瘀阻气血",肿瘤的产生与瘀血关系密切,瘀血是导致恶性肿瘤产生的重要因素,存在并贯穿于肿瘤的整个病理过程。《血证论》载:"瘀血在经络脏腑之间,则结为癥瘕。"《中藏经》谈:"夫痈疽疮肿之所作也,皆五脏六腑蓄毒之不流则生矣,非独营卫壅塞而发者也。" 指出肿瘤的发生为脏腑经络之瘀血、内毒凝滞而成。瘀毒乃机体脏腑亏损,气血化生不足,气机升降失调的病理产物。瘀毒可与其他病邪或病理产物相兼为患,其所致肿瘤等具有缠绵难愈、复杂多变的特点,非一般中药能治疗。张光霁教授在大量文献和实验研究的基础上创造性地提出中医肿瘤瘀毒互结的相关理论,认为因瘀致毒、因毒致变、瘀毒互结是中医肿瘤的关键病机之一,构建了 "活血化瘀、以毒攻毒" 的肿瘤 "瘀毒同治" 法,首创以毒攻毒代表中药砒霜制剂——砷注射液联合活血化瘀代表中药丹参活性成分制剂——丹参酮胶囊抗肿瘤的干预策略,开创了 "瘀毒同治" 治疗肝癌的先河。

一、丹参抗肿瘤作用研究

丹参是活血化瘀类中药的代表性药物,目前已经广泛应用于肺癌、胃癌等肿瘤的治疗中,其所含丹参酮等活性成分的抗肿瘤作用机制也得到了较深入的研究。

(一) 丹参抗肺癌作用研究

肺癌又称原发性支气管肺癌(bronchogenic carcinoma),是指起源于支气管黏膜、腺体或肺泡上皮的肺部恶性肿瘤,其发病率和死亡率位居恶性肿瘤之首。肺朝百脉,当内外因导致肺失宣降,血行不畅,则易产生瘀血,可发为肺癌。此外肺癌发生后,肿瘤阻滞胸中气血,可进一步加重瘀阻。近年来,许多医家在运用瘀血理论指导肺癌防治方面上取得了一定进展，提出了"肺病多瘀"的病机理论，以及"治肺当活血"治疗肺癌等疾病的治疗大法。近年研究表明，瘀血存在并贯穿于肿瘤的整个病理过程，恶性肿瘤患者临床多表现出一些血瘀的证候，尤其是肺癌患者容易合并血液高凝状态，根据"有是症，用是药"的原则，采用活血化瘀之法可取得较好的疗效。丹参是活血化瘀类中药的代表性药物，目前已经广泛应用于抗肿瘤的治疗。丹参脂溶性成分——丹参二萜醌（DT）部位在体外对肺癌细胞有良好的抑制作用。作用机制研究结果表明，在体外，丹参二萜醌能浓度依赖地抑制人肺腺癌 PC9 细胞增殖，促进肿瘤细胞凋亡，该作用与改变 PC9 细胞线粒体膜电位，上调细胞内 ROS 含量，上调内质网应激（ERS）凋亡通路 IRE1α、BIP、Caspase-12、TRAF2 等蛋白表达和 PERK、EIF2a 蛋白磷酸化水平有关。肺癌移植瘤裸鼠的研究结果显示，DT 能显著抑制 PC9 肺癌移植瘤的生长，该作用与降低荷瘤模型动物血清 TNF-α、IL-6 水平，抑制肿瘤组织 c-JUN 和 COX-2 蛋白表达，改善肿瘤炎性微环境及肿瘤微循环障碍程度，活化 ERS/IRE1α 和 PERK-EIF2a-ERS 凋亡途径，介导肿瘤细胞凋亡有关。

（二）丹参抗胃癌作用研究

胃癌（gastric cancer）是临床常见消化道肿瘤。中医认为，胃癌病机以脾胃虚弱为本，以气滞血瘀、痰阻癌毒相互胶结为其标。在内伤、外邪多种因素作用下，机体或中气不足，血运无力，而致气虚血瘀；或过食辛辣刺激，或久病不复而耗伤胃津，使胃络失其濡润，致使血行迟滞而夹瘀；或过食生冷、脾阳不振，不能温化水湿，导致中焦湿阻血瘀；或情志不调，肝失疏泄，致使中焦气机失畅，而致气滞血瘀。胃癌患者临床常见舌质紫暗、胃脘刺痛、出血色暗等血瘀现象，血瘀是胃癌形成的关键，活血化瘀是胃癌常用治法。丹参等活血化瘀类方剂药物能改善微循环和胃黏膜局部血流量，促进血管内皮细胞损伤修复，抑制其异常增殖，能有效改善胃组织"血瘀"状态，阻断胃癌癌前病变的进一步发展。

研究表明，丹参所含二氢丹参酮Ⅰ、丹参酮ⅡA、隐丹参酮均具有抗肿瘤活性。二氢丹酮Ⅰ可通过活性氧介导的氧化应激诱导胃腺癌 AGS 细胞凋亡，抑制 HIF1-α 和 NOS2 的表达，抑制 AGS 细胞的抗氧化应激，提高胃癌患者的总生存率；动物实验证实，二氢丹参酮Ⅰ可以在 HCG27 和 AGS 人胃癌细胞中诱导活性氧生成，诱导氧化应激和细胞凋亡，抑制胃癌进展；参酮ⅡA 可剂量-时间依赖地下调 COX-2 及 NF-κB 通路相关蛋白表达，抑制 COX-2/PGE$_2$ 及 NF-κB 通路信号转导，从而抑制人胃癌 SGC7901 细胞增殖，促进肿瘤细胞凋亡。此外，丹参酮ⅡA 可改善胃癌细胞对多柔星的耐药，其与多柔比星联用能减少耐多柔比星细胞株 SNU-719R 及 SNU-620 细胞的 G$_2$/M 期细胞，增加 p21、p53、Bax 和 LC3B-Ⅱ表达水平，降低 Cyclin B1、CDK1、Bcl-2 和 p62 的表达水平。

隐丹参酮可以降低幽门螺杆菌感染引起 CagA 蛋白表达介导的 SHP2 蛋白和磷酸化 SHP2 蛋白的表达，抑制胃癌细胞 AGS 细胞的增殖、迁移和侵袭；丹参酮呈剂量依赖性地抑制人胃癌细胞 HGC-27 和 AGS 生长，可抑制 Cyclin D1、p-STAT3 蛋白表达，将 HGC-27 细胞阻滞在 G$_1$/G$_0$ 期，与三氟胸苷（FTD）联用具有协同抗胃癌作用；隐丹参酮能时间-剂量依赖地抑制人胃癌 BGC-823 细胞增殖，上调 GSK-3β 蛋白及 mRNA 表达，降低 DVL2、β-catenin、Cyclin D1 蛋白及 mRNA 表达；通过 miR-124 靶向抑制 *PKM2* 基因的转录表达，抑制胃癌细胞的侵袭、转移；隐丹参酮可抑制人胃癌 SGC-7901 细胞增殖及其 VEGF mRNA

的表达；浓度依赖地诱导胃癌细胞凋亡。

异隐丹参酮通过增加 p53、p21 表达，降低 Cyclin D1、Bcl-2 表达，抑制胃癌 BGC-823 和 SGC-7901 细胞增殖，增加细胞 G_0/G_1 期阻滞和凋亡。

（三）丹参抗肝癌作用研究

肝癌（liver cancer）是发生于肝脏或从肝脏开始的恶性肿瘤，属中医学"癥瘕"、"肝积"、"胁痛"范畴。肝癌是在机体正气亏虚的基础上，外邪侵袭或情志失调致肝失条达，气机不畅，久则血瘀，瘀血阻滞肝络日久而形成积证。肝癌病性属本虚标实，其中标实以血瘀多见，活血化瘀是中医治疗肝癌的基本大法之一，其可改善机体或脏腑瘀血状态，使气血运行流畅，阻断瘀血向瘀毒转变进而促进肿瘤发生、发展的过程。丹参为临床活血化瘀治疗肝癌的代表中药。

Ma 等发现丹参酮ⅡA 能够介导 SMAD7 和 YAP 相互作用诱导肝癌细胞凋亡，通过诱导 TGF-β 信号通路失活发挥诱导肝癌细胞凋亡和抑制肿瘤细胞生长的作用。Qing 等发现丹参酮ⅡA 通过降低 Src 激酶活性抑制 Src-fak 通路，还能显著降低 HepG2 和 BEL-7402 细胞中 p38MAPK 和 Akt 的磷酸化水平，同时下调 p53、CDK1 mRNA 表达，上调 p21 表达，导致细胞出现 G_1/S 期阻滞，抑制肝癌细胞的增殖、迁移和侵袭能力，研究发现丹参酮ⅡA 能够通过抑制上皮间质转化、基质金属蛋白酶 2 表达，抑制肿瘤血管生成以发挥抑制肝癌转移的作用。

隐丹参酮可通过抑制 GfX4 和 xCT 表达使 HepG2 细胞中 ROS 累积，导致细胞发生铁死亡；可抑制 PI3K/AKT/mTOR 信号通路，诱导 HepG2 细胞自噬。丹参酮可以通过抑制 VEGF/VEGFR 信号通路，将肝癌细胞分裂阻滞在 G_0/G_1，达到抑制肝癌细胞的增殖及迁移和侵袭能力的效果。

（四）丹参抗乳腺癌作用研究

乳腺癌（breast cancer，BC）是发生在乳腺导管上皮或乳腺小叶的恶性肿瘤，是女性最常见的恶性肿瘤，发病率占女性恶性肿瘤的第 1 位。中医学将乳腺癌归属于"翻花奶"、"奶岩"、"乳石痈"、"乳岩"等范畴，将其发病机制归为气滞血瘀、正气不足、忧思郁怒、肝脾失调、痰瘀毒积。

丹参酮ⅡA 是中药丹参的主要药效成分之一，丹参酮ⅡA 可以直接抑制乳腺癌 MDA-MB-231 的增殖，诱导 MCF7 细胞发生凋亡。丹参酮ⅡA 可通过抑制 DNA 合成，抑制 NF-κB、AP-1 的活性，进而抑制 COX-2 的表达，从而抑制乳腺癌细胞的增殖；此外，丹参酮ⅡA 还可抑制血管生成，将小鼠乳腺细胞周期阻滞于 G_0/G_1 期，对 MMTV-PyMT 小鼠自发性乳腺癌有预防作用。研究表明，丹参酮ⅡA 可逆转肿瘤多药耐药，丹参酮ⅡA 可上调人乳腺癌细胞（MCF-7）的 ERα、C-fos、nm23-1 mRNA 及其蛋白表达，下调 c-myc、P-gp、BCRP、MRP1 mRNA 及蛋白表达，调控多种 ABC 转运体尤其是 ABCG2、ABCC1 基因和蛋白表达，还可抑制 β-catenin 核转位，从而提高乳腺癌细胞对多柔比星的化疗敏感性，改善其预后。

研究发现，隐丹参酮可通过促进粒细胞样髓源抑制细胞和三阴性乳腺癌（TNBC）细胞铁死亡，抑制肿瘤生长；隐丹参酮对 MCF7 细胞有显著增殖抑制作用，并影响细胞周期时相分布，可能与 P53 蛋白的上调和 Cyclin B1 蛋白的下调及 CDK1 激酶活性的抑制有关；隐丹参酮能下调 C-Src/FAK 通路和基质金属蛋白酶 2，调节 STRT3/HIF-1α 信号通路，促进线粒体自噬，抑制三阴乳腺癌 MDA-MB-231 细胞活性、迁移和侵袭；可通过调节 BCRP 蛋白功能活性进而发挥对 ERα+乳腺癌细胞增殖抑制作用。

丹酚酸 B 能够通过促进肿瘤血管壁成熟细胞覆盖，加强肿瘤内皮细胞间紧密连接，从而改善血管渗漏，促进血管携氧功能，促进乳腺癌小鼠肿瘤血管正常化。二氢丹参酮 I 能够将细胞周期阻滞在 G_1 期，抑制 PI3K/AKT 信号通路的转导，有效抑制人乳腺癌 MCF-7 细胞增殖；能够促进 Caspase-3、Caspase-9、Bax 蛋白的表达，抑制 Bcl-2 蛋白的表达，从而提高 MCF7 细胞凋亡率。

（五）其他

二氢丹参酮 I 纳米粒（DI-BPA-NPs）可以清除宫颈癌细胞系 HeLa 细胞内 ROS，进一步激活 AKT、P53 和 MAPK 等相关信号转导通路，调控细胞 G_2/M 期相关蛋白的表达，诱导 G_2/M 期阻滞，抑制宫颈癌细胞增殖和迁移。丹参酮 II A 可通过调控 JAK2/STAT3 信号通路影响 HeLa 细胞的增殖与凋亡，通过靶细胞内质网途径，降低 P-ERK、Cyclin D 表达量，抑制宫颈鳞状细胞癌 Siha 细胞增殖。丹参酮 II A 还能经由 COX-2 途径下调 β-catenin 表达，抑制 Wnt/β-catenin 信号转导通路，下调 VEGF 的转录表达，抑制大肠癌肿瘤血管新生。丹酚酸 B 能抑制大肠癌细胞增殖，诱导其凋亡。可通过抑制 OX20T/miR-34a/S0X2 信号轴，剂量依赖性地抑制人结肠癌细胞系 Love 细胞的侵袭转移；能上调大肠癌 HCT-116 细胞内 ROS 含量，阻滞细胞周期于 G_0/G_1 期，抑制肿瘤细胞增殖并促进细胞凋亡。二氢丹参酮通过抑制 c-MYC 蛋白表达，阻断 Wnt/β-catenin 信号转导，有效抑制大肠癌 SW480 细胞增殖。

综上论述，丹参及其活性成分对肿瘤新生血管及不同肿瘤细胞侵袭转移的抑制作用，是丹参"活血祛瘀"抗肿瘤的现代科学内涵。

二、三氧化二砷（As₂O₃）抗肿瘤作用研究

中医理论认为，郁结体内的"癌毒"是癌瘤形成的重要原因。癌毒盘踞，掠夺气血津液以自养，久而成瘤。由于肿瘤的形成过程缓慢，毒邪深陷，常规中药难以奏效，故临床常辨证选用一些有毒之品，借其峻猛之性，取开结拔毒之效，以毒攻毒，达到攻克癌毒的目的。

三氧化二砷分子是传统中药矿物药砒霜的主要成分。明代《本草纲目》中记载用于"蚀痈疽败肉"，到 20 世纪 70 年代开始被研究用于急性早幼粒细胞白血病（acute promyelocytic leukemia，APL）的治疗，并于 2000 年被美国食品药品监督管理局（Food and Drug and Drug Administration，FDA）批准为治疗 APL 的一线药物，沿用至今。随着 As_2O_3 抗 APL 等作用研究的深入，其在治疗乳腺癌、肝癌和神经胶质瘤等实体瘤方面的活性及其促进肿瘤细胞凋亡、抑制血管新生等抗肿瘤机制也被逐渐发现。

（一）三氧化二砷治疗白血病研究

白血病是造血干细胞的恶性克隆性疾病。在中医学归属于"急劳"、"热劳"、"髓劳"、

"血证"、"髓枯"、"虚劳"等范畴。三氧化二砷（As_2O_3）又称砒霜，它能快速降解早幼粒细胞白血病（PML）-RARα 融合蛋白和野生型 PML 蛋白，对 APL 细胞发挥剂量依赖的双重效应，低浓度（约 $0.6\mu mol/L$）诱导细胞分化，高浓度（约 $2\mu mol/L$）诱导细胞凋亡。研究证实，低浓度 As_2O_3 作用于 PML-RARα 融合蛋白的 PML 区域，引起人 APL 细胞 NB4 细胞分化。As_2O_3 常和全反式维 A 酸联用治疗 APL，可降低不良反应发生率和复发率。

As_2O_3 可以通过下调 β_1-整合素水平减少肿瘤细胞对骨髓基质细胞的黏附。研究发现，As_2O_3 可明显降低慢性髓细胞性白血病（CML）各期骨髓细胞 VEGF 的表达水平；能够部分下调 CML 单个核细胞的 BCR/ABL 融合蛋白和 STAT1 蛋白，抑制 BCR/ABL 融合蛋白的 PTK 活性，使细胞的恶化趋势延缓。吕珏冰等将具有调节靶基因表达的 miRNA 转染至肿瘤细胞与 As_2O_3 联合应用，对 K562 细胞的增殖抑制表现为相加作用，可提高肿瘤细胞对 As_2O_3 的敏感性，减少其不良反应。

（二）三氧化二砷抗胃癌研究

As_2O_3 用于胃癌细胞中能发挥良好作用，可抑制胃癌细胞侵袭转移，抑制肿瘤血管形成。As_2O_3 通过降低胃癌细胞的增殖活性，增加胃癌细胞的凋亡率，抑制胃癌侵袭力来发挥抗肿瘤作用，同时 As_2O_3 能诱导胃癌细胞产生自噬，而抑制自噬能进一步增强 As_2O_3 对胃癌细胞的抗癌作用。胃癌组织中 VEGF 的表达与胃癌的浸润深度、淋巴结转移及 TNM 分期相关。As_2O_3 可通过抑制 VEGF 及其受体家族 Flt-1、KDR、VEGFR-3 的表达，抑制肿瘤血管及淋巴管的生成及胃癌细胞 SGC7901 的生长。As_2O_3 能够抑制胃癌细胞 MGC803 的增殖及迁移，将细胞阻滞于 G_2/M 期，并通过降低细胞内线粒体膜电位、活化 Caspase-3、断裂细胞的 DNA 及激活 Akt 信号通路促进细胞凋亡和抑制胃癌细胞增殖。此外，As_2O_3 通过下调 P-gp 与 Bcl-2 蛋白表达，延缓人胃癌 MGC803 细胞耐药性发生。

（三）三氧化二砷抗肝癌研究

研究发现，As_2O_3 可有效阻断肝癌细胞生长但不影响人体正常细胞或组织的生长发育。一定浓度的 As_2O_3 可下调细胞中 RhoA、Cdc42、Rac1、基质金属蛋白酶-9 蛋白表达水平及凋亡基因 Bcl-2 的蛋白和 mRNA 表达水平，上调促凋亡基因 Bax、Caspase-3 的蛋白和 mRNA 表达水平，从而抑制肝癌细胞迁移和侵袭，促进肝癌细胞凋亡。肝癌细胞的生长和转移与器官内 VEGF 的表达具有密切联系，As_2O_3 能有效抑制 VEGF 的表达，阻止癌细胞的扩散和增殖。

肝动脉化疗栓塞（TACE）联合 As_2O_3 可有效抑制肿瘤组织生长，促进肿瘤细胞凋亡。As_2O_3 通过抑制 Twist 的活化阻断肝细胞上皮间质转化，增强 TACE 的治疗效果。研究发现，As_2O_3 联合索拉非尼等靶向药物治疗肝癌可降低其毒性反应，增强对肝癌 HepG2 细胞增殖的抑制作用。As_2O_3 与其他中药联合应用也具有减毒增效作用。研究表明，淫羊藿苷和 As_2O_3 联用可有效抑制肝癌细胞 SMMC-7721 和 HepG2 的生长；与射频消融术联用，可阻断线粒体呼吸链，增加肿瘤细胞内 PO_2，提升癌细胞对射频消融术的敏感性。

（四）其他

As_2O_3 可增加 G_0/G_1 期细胞数量，阻滞细胞 S 期至 G_2/M 期进展，促进宫颈癌细胞凋亡。

As$_2$O$_3$ 对宫颈癌有很好的放化疗增敏作用，能减少化疗药物的剂量并降低其不良反应，增强临床抗肿瘤效果。As$_2$O$_3$ 可明显抑制乳腺癌细胞系 MCF-7 的生长，该作用与将细胞阻滞在 G$_1$/S 期，下调肿瘤细胞 Bcl-2 表达以及上调 P53 基因表达有关。As$_2$O$_3$ 能够通过下调 Bcl-2、CDK1、c-MYC、Cyclin-B1、Cyclin-D1、GSK-3β 蛋白表达，上调 Bax 蛋白表达，激活 Caspase-9、Caspase-3 蛋白酶，阻滞细胞周期，抑制人肺癌细胞 NCI-H460 及小肠癌 HIC 细胞的增殖，诱导细胞凋亡。此外，As$_2$O$_3$ 对食管癌、结肠癌、胆囊癌、胰腺癌、人鼻咽癌、膀胱癌、骨肉瘤等也具有防治作用。

　　综上所述，对不同肿瘤细胞增殖的抑制作用及凋亡的诱导作用，是 As$_2$O$_3$ "以毒攻毒"抗肿瘤作用的客观体现。

三、三氧化二砷（As$_2$O$_3$）联用丹参酮"瘀毒同治"抗肝癌作用研究

　　肝癌的发病率和死亡率分别位于恶性肿瘤的第四位和第三位，已是中国当前面临的极为严峻的公共健康问题。肝癌属中医学"癥瘕"、"鼓胀"、"肝积"、"胁痛"范畴，气机紊乱、脏腑失调、气滞血瘀、瘀久生毒、瘀毒互结是肝癌发生、发展的关键病机，活血化瘀、以毒攻毒，瘀毒同治是中医治疗肝癌的基本大法。肿瘤的"瘀毒同治"即通过活血化瘀，改善机体或脏腑瘀血状态，使气血运行流畅；通过以毒攻毒，消除体内毒邪，从而有效阻断肿瘤的发生、发展。从肿瘤的特有恶性属性及其微环境的特异性来讲，肿瘤及其微环境的特性是一种特殊的、异质的"毒"。因此，活血祛瘀，以毒攻毒，瘀毒同治，破解瘀毒互结，有效控制癌毒的进一步发展及其对机体的危害，以实现"邪去则正安"的效果。根据上述理论，张光霁教授率领团队对历代医家肿瘤病机认识进行梳理，发现肝癌患者气滞血瘀型最为常见，临床常用以毒攻毒、活血化瘀兼以扶正等多种中药配伍应用抗肝癌。结合现代临床，张光霁教授创新性地提出中医肿瘤瘀毒互结的相关理论，认为因瘀致毒、因毒致变、瘀毒互结是中医肿瘤的关键病机之一，首次提出消滞化瘀、以毒攻毒，瘀毒同治的肿瘤治则，并选用以毒攻毒代表中药——三氧化二砷（As$_2$O$_3$）与活血化瘀代表中药丹参活性成分——丹参酮联用开展"瘀毒同治"抗肝癌作用及机制研究。

　　As$_2$O$_3$ 注射液联合丹参酮胶囊抗肝癌体内外药效学研究结果证实，As$_2$O$_3$ 注射液联合丹参酮胶囊在体内外均具有协同抗肝癌作用，体内尚具有增效减毒作用。组分配伍及作用机制研究结果发现，丹参中的隐丹参酮是联合 As$_2$O$_3$ 治疗肝癌的较佳瘀毒同治组分，两者配伍可在体内外有效抑制肝癌进展，最佳配比为 10：1。隐丹参酮联合 As$_2$O$_3$ 治疗肝癌的机制与激活 AMPK 信号通路、抑制 HIF-α/NF-κB 信号通路，调控巨噬细胞和肿瘤细胞的糖代谢，提升巨噬细胞吞噬能力，逆转巨噬细胞 M1、M2 型极化有关。

　　瘀毒互结是原发性肝细胞癌的基本病机，中晚期肝癌患者尤为明显。临床常用以毒攻毒、活血化瘀兼以扶正等多种中药配伍应用抗肝癌，从而产生相须、相使的临床疗效。As$_2$O$_3$ 注射液和丹参酮胶囊、隐丹参酮等联合应用，能发挥以毒攻毒、化瘀消滞兼以扶正之协同抗肝癌作用，可为设计合理的中晚期肝癌联合治疗方案提供科学依据。

参 考 文 献

陈可冀，史大卓，徐浩，等，2011. 冠心病稳定期因毒致病的辨证诊断量化标准[J]. 中国中西医结合杂志，31（3）：313-314.

樊经洋，翟双庆，2022.《黄帝内经》疫病理论探源与发微[J]. 中华中医药杂志，8（8）：4225-4231.

楼招欢，杨波，沈炜，等，2015. 丹参二萜醌部位高速逆流色谱制备工艺及体外抗肿瘤活性研究[J]. 中草药，1（5）：679-682.

王伟进，张晓路，2019. 中国癌症的现状与疾病负担[J]. 中国经济报告，（4）：63-73.

张光霁，徐楚韵，2019. 基于中医病机"瘀毒互结"致病理论的肿瘤"瘀毒同治"特色理论及抗肿瘤创新药物研究[J]. 浙江中医药大学学报，5（10）：1052-1057.

郑东京，郑东海，郑伟鸿，等，2014. 郑伟达从瘀毒论治肺癌经验探析[J]. 世界中西医结合杂志，9（12）：1278-1280.

周岱翰，2022. 论中医肿瘤学的治疗特色与疗效优势[J]. 中医肿瘤学杂志，8（3）：76-82.

Hanahan D，2022. Hallmarks of cancer：new dimensions[J]. Cancer Discovery，12（1）：31-46.

Xia C F，Dong X S，Li H，et al，2022. Cancer statistics in China and United States，2022：profiles，trends，and determinants[J]. Chinese Medical Journal，135（5）：584-590.